Saúde na Terceira Idade

HERMÓGENES

Saúde na Terceira Idade

SER JOVEM É UMA QUESTÃO DE POSTURA

Apresentação e consultoria
DR. LUÍS MÁRIO DUARTE
Neuropsiquiatra

Revisão técnica
MARIA BEATRIZ PAGLIARO
Terapeuta holística

20ª edição

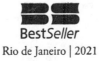

Rio de Janeiro | 2021

CIP-BRASIL. CATALOGAÇÃO NA PUBLICAÇÃO
SINDICATO NACIONAL DOS EDITORES DE LIVROS, RJ

H475s

Hermógenes
Saúde na terceira idade: ser jovem é uma questão de postura /
Hermógenes. – 20ª ed. – Rio de Janeiro: Best Seller, 2021.

ISBN 978-85-465-0168-7

1. Geriatria. 2. Idosos - Saúde e higiene. 3. Autorrealização. I. Título.

CDD: 613.0438
CDU: 613.98

18-54142

Vanessa Mafra Xavier Salgado – Bibliotecária – CRB-7/6644

Texto revisado segundo o novo Acordo Ortográfico da Língua Portuguesa.

SAÚDE NA TERCEIRA IDADE
Copyright © 1996 José Hermógenes de Andrade Filho

Layout de capa: Julio Moreira
Imagens de capa: Cristiana Isidoro
Ilustrações: Dinarte Design

Nota da editora: Para definições dos termos de origem sânscrita,
consulte o glossário ao final desta obra.

Todos os direitos reservados. Proibida a reprodução, no todo ou em parte, sem
autorização prévia por escrito da editora, sejam quais forem os meios empregados.

Direitos exclusivos de publicação em língua portuguesa para o mundo
adquiridos pela
Editora Best Seller Ltda.
Rua Argentina, 171, parte, São Cristóvão
Rio de Janeiro, RJ – 20921-380
que se reserva a propriedade literária desta obra

Impresso no Brasil

ISBN 978-85-465-0168-7

Seja um leitor preferencial Record.
Cadastre-se no site www.record.com.br e receba informações
sobre nossos lançamentos e nossas promoções.

Atendimento e venda direta ao leitor
sac@record.com.br

Ao Deus uno e único, meu onipotente,
onipresente e onisciente médico, ao qual me
entrego, no qual confio, do qual recebo agradecido
tudo o que me concede.

A
Ana Lúcia e Ana Cristina, filhas amadas,
dons divinos nesta presente existência.

Aos dedicados geriatras,
na pessoa do Dr. Mario Filizolla,
um pioneiro.

A você que decidiu escalar a montanha antes
que a noite chegue.

Sumário

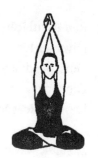

*Apresentação da
edição revista* 09

PARTE 1: Os fundamentos 15

Introdução 17
Funciona mesmo! 23
Entropia 32
O normal e o natural 40
Mais, muito mais 49
Medicina natural 56

PARTE 2: Tratamento e treinamento 65

Ginástica para não jovens 67
Remédios alternativos 71
Medicina ortomolecular 76
Treinamento antidistresse 85
A defesa da vida 94

PARTE 3: Autotreinamento 101

O método 103
Caminhada 110
Automassagem 118
Pavanamuktásana 122

Remusculação 140

Diversas técnicas 150

Tensão e distensão 164

Dieta para viver feliz 176

Desintoxicação 185

PARTE 4: Viver em alta frequência 197

A alegria e a beleza de viver 199

Positividade 214

Terapia da retidão 256

Sexo e amor 267

A sintonia da palavra 282

A sintonia do silêncio 293

Logoterapia: a apoteose 301

PARTE 5: Hatha yoga 313

A energia da vida 315

Respiração e vida 320

Sua sessão diária de hatha yoga 333

PARTE 6: Para terminar 373

Sugestões para um dia feliz e positivo 375

Clube da saúde na terceira idade 379

Glossário 383

Notas 403

Bibliografia 415

O autor 427

Apresentação da edição revista

O sistema de yoga é muito antigo, provas arqueológicas apontam para a existência dessas práticas há pelo menos sete mil anos. É comum associarmos o yoga à imagem de um homem idoso, sábio e saudável. Essa percepção está correta, pois os exercícios e a vivência dos princípios dessa filosofia milenar não só são rejuvenescedores e prolongadores da existência, mas também iluminam a consciência, mergulhando-a em um oceano de paz e felicidade.

O professor Hermógenes é um exemplo da eficiência e da eficácia do yoga, já chegou à oitava década de vida e seu equipamento, como se refere ao seu corpo físico, encontra-se hígido, todos os seus órgãos e sistemas funcionam perfeitamente. É ágil e preciso em seus movimentos, os músculos são fortes e alongados, as articulações são livres e amplas. Seus sentidos colhem suave e docemente os estímulos ambientais, seu coração bate em

JOSÉ HERMÓGENES

um ritmo impressionantemente estável e impulsiona o sangue enriquecido por vasos desobstruídos. Sua respiração absorve o oxigênio e o *prana* entregando-os a pulmões de capacidade volumétrica de um atleta. Seu sistema digestivo apresenta alta eficiência, com uma alimentação equilibrada e frugal absorve nutrientes e elimina resíduos sem qualquer problema, as glândulas digestivas funcionam com perfeição. Seus rins filtram as escórias e as eliminam por um sistema urogenital livre dos padecimentos comuns aos homens de sua idade. Suas glândulas secretam harmoniosamente no complexo concerto de *feedbacks*, levando preciosas mensagens às células alvo. Seu cérebro é rápido, sua memória é prodigiosa, seu humor contagiante, todas as suas funções cognitivas estão preservadas e ativas. Seu espírito é sereno e bondoso. Permanecer ao seu lado para beber de sua sabedoria e repousar em sua paz é um privilégio. Afinal, alguns homens sabem envelhecer com dignidade e saúde, como carvalhos centenários e frondosos.

Nada mais oportuno, portanto, do que escrever este livro para todos os seres humanos que desejam uma terceira idade cheia de "juventude", já que o próprio professor Hermógenes é a prova inconteste dos benefícios da prática do yoga. O autor aguardou pacientemente o desdobrar dos anos para redigi-lo, pois sempre pautou seus ensinamentos com a exemplificação. Precisou atingir a terceira idade e demonstrar com o seu corpo e alma os resultados alcançados.

Os yogues contam o tempo de seu corpo não pelos anos vividos, mas pela frequência das batidas de seu coração e de sua respiração, logo os yogues possuem outro conceito de terceira idade, esta não é entendida como a decadência do corpo e da mente, ao contrário, é o atingimento da plenitude dos poten-

Saúde na terceira idade

ciais do espírito, pois compreende-se que uma vida bem vivida deve ser coroada por uma "velhice" produtiva. Na Índia antiga, após cumpridos os deveres para com a sociedade e a família como cidadão e chefe de família, respectivamente, o homem estava habilitado a retirar-se para cultivar o espírito e realizar-se, retornando em seguida para compartilhar sua felicidade e conhecimentos com toda a sociedade.

O yoga milenar sempre defendeu uma postura que somente agora a geriatria moderna ensina: pode-se envelhecer de forma saudável; envelhecimento é diferente de estar doente, os anos apenas reduzem as reservas funcionais ou homeostática dos órgãos e sistemas — esse processo é conhecido como home-ostenose. Um homem idoso doente está simplesmente enfermo, e não porque atingiu determinada idade. As doenças nos idosos apenas assumem aspectos peculiares. Na Índia existe o interessante conceito de *mahasamadhi* para os que praticam o yoga, explico melhor, os yogues não morrem, simplesmente abandonam o corpo no momento apropriado. A morte não vence o tenaz apego ao corpo após uma luta titânica, apenas é convidada para uma saída de cena do personagem principal quando termina a peça. Não é necessário adoecer para morrer, portanto.

A expectativa de vida aumentou muito no século XX, sobretudo com os avanços da medicina e a industrialização. Os yogues, no entanto, sempre foram longevos e saudáveis em todas as épocas da humanidade. Sem qualquer dúvida podemos afirmar que a prática do yoga, mesmo iniciando-a na terceira idade, pode melhorar acentuadamente a qualidade e a quantidade de vida, pois o sistema é aplicável aos seres humanos de todas as idades, tomando-se os cuidados pertinentes a cada fase da vida.

JOSÉ HERMÓGENES

Este livro, enfim, oferecerá as orientações adequadas e necessárias para uma prática eficiente. Se houver dedicação aos exercícios, poderão constatar os benefícios rapidamente e somar-se à legião de yogues hígidos e felizes representados na figura belíssima do professor Hermógenes. Aproveitem a leitura, este manual de saúde, felicidade e sabedoria nasceu das mãos de um autêntico guru, que do alto de sua experiência e anos bem vividos ilumina e dissipa as trevas que atemorizam os nossos dias efêmeros neste mundo.

Namastê!

Rio de Janeiro, 15 de maio de 2003
Luís Mário Duarte
Médico psiquiatra e neurologista

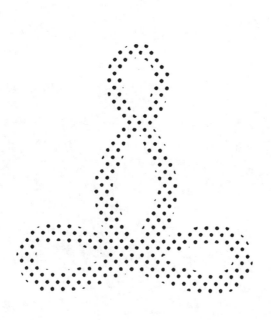

PARTE 1

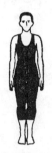

Os fundamentos

Introdução

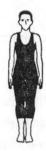

Passa de meio-dia.
O declínio começou.
Aqui, no vale, as sombras chegam mais cedo.
Subirei a montanha.
Lá no alto os últimos fulgores do sol serão meus.
E quando a noite chegar vai me encontrar lá no alto.

Hermógenes

Tratar doenças não é comigo. Posso ajudar seu treinamento para a saúde e para curtir os últimos esplendores do sol lá em cima.

Vejo a "terceira idade" não como triste decadência penosa. Vejo como uma fase oportuna para uma decisiva guinada no rumo da ascensão. É a fase mais propícia para escapar do vale

JOSÉ HERMÓGENES

e galgar o alto da montanha, para uma verdadeira superação humana. O idoso lucra quando tem a ventura de reconhecer os valores e as possibilidades dessa fase da vida, até agora temida e lamentada. Para a escalada da montanha, melhor do que nas fases anteriores, ele dispõe de mais tempo, de solidão, de discernimento, de rica experiência e de um razoável arrefecimento da sofreguidão que estressa os mais jovens. Na "terceira idade", o ser humano, com maior discernimento, pode intuir a sabedoria de desapegar-se dos valores fugazes. E aí você pergunta — e a energia necessária para isto?

O *treinamento* que este livro ensina dá a resposta. Não é um livro de receitas. Uma receita se restringe a uma indicação lacônica no estilo *faça isto* e *não aquilo*. No *tratamento*, insubstituível e indispensável em muitos quadros e circunstâncias, a receita é prescrita por um profissional competente, sendo a você reservado o papel de *paciente*, isto é, aquele que *passivamente* deve cumprir as determinações daquele que muito estudou para saber o *quê*, o *como*, o *por quê* e o *para quê* dos procedimentos terapêuticos. Quando um médico o trata, você obedece o que ele designa.

No *treinamento* as coisas são diferentes. Em vez de *paciente*, você é um artista, agindo por conta própria. Para tanto, precisa dominar sua arte, conhecer os instrumentos, o material a ser trabalhado, o método apropriado e, o mais importante, aonde quer chegar.

Tentei fazer um livro menor, lacônico, mais enxuto. Mas como? No empenho de fornecer ao artista as necessárias condições de agir com segurança e eficiência na confecção de uma "terceira idade" feliz, produtiva, tranquila e isenta

18

Saúde na terceira idade

de achaques e medo de morrer, não consegui fazer um livro magrinho, como é do gosto de muitos... É fácil ser lacônico, esquemático e seco quando simplesmente se manda *faça isto e não aquilo.*

Há ainda outras boas razões por que me estendi em explicações e, com isto, o livro engordou. Quais são?

(a) Normalmente, desde a infância temos acumulado e cultivado hábitos, dependências, uma determinada escala de valores, muitos preconceitos e, não raramente, certos vícios (na alimentação, nas emoções e sentimentos, nos pensamentos etc). Com o intuito de convencê-lo da necessidade de uma autotransformação bastante difícil, tentei argumentar visando convencer. É absolutamente importante que você consiga alijar essa sua "segunda natureza", que tem o poder de imobilizá-lo no vale, onde as sombras chegam mais cedo, impedindo-o de escapar da ação demolidora do tempo, dificultando uma vida significativa, feliz, inteligente e saudável. Precisei também explicar *o que* mudar em sua vida, *para que, por que* e *como* fazê-lo. Por favor, primeiro *leia* o que proponho; depois *reflita* sobre o proposto; finalmente, se convencido e motivado, *pratique.*

(b) Para prevenir erros e assegurar melhores resultados caprichei em explanações sobre as práticas (procedimentos, exercícios e técnicas).

(c) O cérebro de quem não estuda, não especula novas teorias, não atualiza seus conhecimentos, é cérebro desativado e se deteriora mais cedo. A sabedoria popular diz e a ciência comprova que o *exercício faz o órgão.* Foi para estimular, desafiar e amplificar a eficácia de seu cérebro que não vacilei em falar de teorias filosófi-

JOSÉ HERMÓGENES

cas e noções científicas essenciais à "saúde na terceira idade". São teses e propostas novas, a incitar raciocínio, reflexão, especulação, questionamento... Aproveite para afiar seu discernimento. Isto é absolutamente salutar. Leve também em conta que eu teria evitado exposições e comentários provocantes se não confiasse em sua capacidade intelectual, sua cultura e sua sede de estar em dia com o mundo das ideias e da ciência. Aceite como homenagem. Juntos esmiuçaremos noções importantíssimas como *entropia, homeostase, imunodepressão, radicais livres, medicina ortomolecular, logoterapia, esteticoterapia...* Fique por dentro de tudo isto, que tem muito a ver com seu *treinamento*. Tentei ser claro, simples, direto e prático nas explicações. Você *pode, merece* e *deve* ficar sabendo das coisas para, daqui por diante, fazer opções acertadas na administração de sua vida. Não me venha, pois, com: *estou velho demais para tais coisas, para mudar.* Lembre-se: você não vai ter de ingerir receitas, *pacientemente*, sem saber *por que e para que*, prontinhas. Você precisa tornar-se um artista lúcido, responsável por sua autotransformação.

(d) Os que optaram por superar o declínio e subir a montanha terão de fazer uma genuína reengenharia de seu viver. Terão que mudar a escala de valores, adquirir novos hábitos, curtir novos sentimentos, crenças... finalmente, fazer nascer o que São Paulo chamou o "homem novo". Pode-se chegar a isto sem uma convicção de sua essencialidade? Muitos parágrafos foram dedicados à tentativa de "vender meu peixe". Entende?

(e) Este não é um livro para apenas "dar uma lidinha" ou somente "passar os olhos". Estude-o sem pressa, sem prazo para terminar. Leia-o mais de uma vez.

Saúde na terceira idade

(f) Poderia ser uma obra raquítica se apenas ensinasse "exercícios físicos", negligenciando toda magnitude que faz parte de nós. Em níveis mais sutis, somos um fantástico sistema de bioenergia, um complexo de emoções, pensamentos e convicções teóricas, e, mais importante que tudo, somos Espírito. Esta é a diferença entre uma geriatria materialista e uma integral ou *holística. Holística?!* Sim. *Holos* é uma palavra grega que significa totalidade, globalidade. Considerando o *holos* humano, o corpo é tão só o componente mais denso e o mais perecível. Na visão materialista, saúde é um estado físico, caracterizado pela ausência de sintomas. Proponho uma concepção diferente, que denomino "saúde plena", por levar em conta a plenitude vastíssima do ser humano. Segundo vejo, alguém de idade que esteja energética, psíquica e espiritualmente harmonioso e estável desfruta mais saúde que um jovem bonitão musculoso que se rendeu às sombras do vale. Assim, este livro servirá para todos, inclusive para quem se acha em uma cama de hospital. É possível *estar* fisicamente doente sem no entanto chegar a *ser* um doente. Aceitem ou neguem os materialistas — não importa! —, quando somos despojados do físico na hora da morte, tudo o mais que constitui a vastidão humana continua existindo. Estão equivocados os que acreditam que tudo acaba quando acabar o corpo. Esta visão é discutida por um terço da comunidade científica de nossos dias e sempre o foi pela comunidade dos sábios de todos os tempos. Se lhe propusesse o *treinamento* exclusivamente daquilo que cedo se degrada e se acaba, eu o deixaria desamparado para administrar uma vida bem mais vasta, perdurável e independente do corpo. Porque pretendi treiná-lo holisticamente, o livro ficou mais gordo.

JOSÉ HERMÓGENES

Por todas estas razões, considere a "terceira idade" a fase áurea de sua vida. Dignifique-a. Aproveite-a. Evolua. Escale a montanha. Agradeça a Deus por ter durado tanto, e, em retribuição, sirva de exemplo e de estímulo a todos que ainda cochilam na apatia do vale e nem se dão o trabalho de namorar a imponência da montanha.

A você *feliz idade*!

HERMÓGENES
Inverno de 1995

Funciona mesmo!

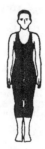

Não é de estranhar que alguém, ligando o desconfiômetro, queira provas da validade do método por este livro proposto. É atitude sensata, portanto, aconselhável. Mencionarei a seguir algumas comprovações.

I

Você, leitor, possivelmente já conhece a história de um amigo ou parente que superou esta ou aquela dificuldade existencial e diz que foi graças ao yoga. Alguém pode ter lhe contado que, com a prática de algumas semanas ou meses, conseguiu curar-se de alguma doença crônica. Se não for o caso, pesquise, procure informar-se, e vai constatar a eficácia do yoga como terapia. Hoje alguns médicos avançados, com excelentes compensações, já incluíram yoga em seus arsenais terapêuticos, já têm o que contar da recuperação de

JOSÉ HERMÓGENES

seus pacientes. Cresce o número dos que estão encaminhando pacientes para professores de yoga ou "receitando" livros de yogaterapia...

II

O jornal inglês *Daily Mail* (29/6/1995) publicou a matéria "Pare o relógio" com o subtítulo "Pode o yoga conservar o corpo sempre jovem". Eis o conteúdo:

> Exercícios simples, transmitidos de geração a geração da antiga civilização da Índia, podem ser a solução para evitar ou retardar os efeitos do diabetes em pessoas de mais idade. Os diabetes tardios são aqueles em que os doentes não necessitam de injeções de insulina e geralmente aparecem em pessoas que passaram dos 40. É mais comum que o diabetes do tipo que requer tratamento insulínico, e pode iniciar-se a qualquer momento, independentemente da idade.
>
> (...)
>
> O diabetes não detectado pode acarretar prematuramente sérios sinais de velhice, tais como a perda da massa muscular, deterioração dos rins, derrames e problemas de visão. Porém, agora, pesquisas feitas com entusiasmo pelo Yoga Biomedical Trust parecem comprovar que as técnicas de exercícios da cultura yóguica indiana podem ajudar a equilibrar os níveis de açúcar no sangue e em alguns casos até permitem aos doentes reduzir a necessidade de uso de medicamentos.
>
> O Yoga Biomedical Trust foi fundado em Londres há dez anos pelo cientista Dr. Robin Monro e seu objetivo é descobrir os efeitos que o yoga possa ter em doenças crônicas, tais como asma, esclerose múltipla, dores nas costas, hipertensão e diabetes.

Saúde na terceira idade

Resolveu fazer tais pesquisas depois que o Dr. Monro, através da prática do yoga, curou sua asma crônica.

Os resultados das pesquisas, principalmente com diabetes, têm sido tão positivos que o Trust emprega agora muito mais tempo ajudando professores de yoga a aperfeiçoar suas técnicas com disciplinas médicas.

(...)

Afirmou o Dr. Monro:

"Desenvolvemos uma experiência recentemente com o departamento de diabetes do Royal Free Hospital. Pusemos dez pacientes com diabetes tardias em um programa básico de yoga. Acompanhamos o progresso e comparamos com um grupo de dez pacientes diabéticos que mantinham sua dieta e os medicamentos. Os níveis de glicose no sangue baixaram significativamente no grupo de yoga, mas ficaram no mesmo nível no outro grupo. Os componentes relaxantes e calmantes do yoga mostram que reduzem os efeitos do estresse. O estresse eleva os níveis de glicose no corpo, causando diabetes. O yoga também ajuda a melhorar a circulação, a qual pode ser problemática particularmente nas mãos e nos pés para os diabéticos. Parece que o yoga atua como um supressor do apetite, o que é importante para os obesos, que são predispostos ao diabetes."

(...)

O Dr. Monro aconselha aos pacientes praticar yoga diariamente, de vinte a trinta minutos, com o objetivo de reduzir o estresse e melhorar o funcionamento do pâncreas, que é responsável pela produção de insulina. O programa deve ser particularmente adaptável a pacientes mais idosos, como também pode ser adaptável a pacientes de qualquer idade e preparo físico.

JOSÉ HERMÓGENES

III

Há recuperações mais impressionantes, como a do ator Jackson Antunes e a do Dr. Severino Araújo, administrador da FAO na América Latina; o primeiro, com uma depressão desesperadora, e o segundo, praticamente um doente terminal, vítima de um megaestresse. Hoje estão felizes e se libertaram quase instantaneamente. Os *ásanas*[1] (que tanto ajudaram o pesquisador do Yoga Biomedical Trust) não foram praticados por eles. O agente terapêutico que operou os "milagres" foi uma mudança radical no campo das convicções metafísicas. A *logoterapia* os salvou. Foi a leitura de *Mergulho na paz*, de Hermógenes (Ed. Nova Era), que lhes desvelou uma Realidade que até então era desconhecida para eles.

IV

Desfrutar saúde, espontaneidade, despreocupação e abundante alegria em um asilo de idosos indigentes — antes deprimidos, sem qualquer esperança e com a morte rondando muito perto, muitos imobilizados, vegetando sob os lençóis, vítimas de graves e crônicas enfermidades degenerativas e deformantes, acumuladas ao longo de longas vidas de fome e miséria — pode servir de prova da eficiência do método que os socorreu?!

Se você quiser passar a limpo, visite o Abrigo São Francisco, na cidade de Itabuna (Bahia).

Quem cuidou deles foi a professora de yoga Marlene Franco. Tudo começou alguns anos antes, a partir de sua experiência pessoal com o livro *Autoperfeição com hatha yoga*. Conseguiu

Saúde na terceira idade

vencer uma amigdalite que a maltratava desde a infância, uma prisão de ventre refratária a todos os tratamentos convencionais e uma timidez quase paralisante. Entusiasmada por tais benefícios, fez um estágio na Academia Hermógenes. Depois, armada com o método, passou a ajudar muitas pessoas naquela cidade. Um dos resultados mais admiráveis de seu trabalho vai aqui por ela mesma resumido:

> Eram tristes e apáticos, conformavam-se em passar os dias inteiros deitados, debaixo dos lençóis, acomodados, sem vontade de serem convocados a levantar. Comecei minhas visitas conversando com cada um, convidando-os a se erguerem, andar e tomar sol. A primeira fase foi difícil. Todos gostavam muito de minha presença, mas não queriam andar. Tomei a iniciativa de cantar e de fazer, com eles, os primeiros tímidos movimentos, cada um em seu cantinho. Eram cânticos de louvor (a Deus) e outros do folclore. Passaram a me imitar, e, daí por diante, as coisas foram mudando; a solidão se dissipando; a alegria a irradiar-se de cada um deles foi retornando. O trabalho foi iniciado após uma seleção baseada no critério do estado físico da clientela. No dia 3/4/1986, foram examinados e classificados em grupos: (a) cegos; (b) mutilados; e (c) os que não saem do leito... Foram dadas as primeiras orientações, em uma atuação marcadamente vivencial, sobre como respirar etc. Com o passar dos dias, outras estratégias foram sendo usadas. Os testemunhos se afiguravam como provas de evidentes mudanças (saúde e harmonia) e, consequentemente, de vida melhor para os velhinhos.

O método adaptado pelas duas "Pombinhas" — apelido carinhoso que os velhinhos deram a Marlene e a sua irmã e colaboradora — transformou o que antes era um entre muitos

JOSÉ HERMÓGENES

"depósitos de velhos" em um verdadeiro "jardim da velhice", tal a transformação de todos e de cada um. A comunidade ganhou em poucos meses uma atmosfera de euforia, descontração, luminosidade e vida. Foi o que registrei na memória e numa fita de vídeo. Não vi velhos tristes esperando a morte, mas vibráteis, limpos, sorridentes, amáveis, sadios, participantes e alguns até salientes, a cantar, a exercitar o que lhes restava de músculos e juntas, e a dançar com doce alegria. Filmei uma anciã dançando uma dança regional chamada "deboche". De mãos nos quadris, requebrou, abaixando-se até quase o chão. Marlene a encontrara em cadeira de rodas, desinteressada, astênica, triste e sucumbida. Foi a vencedora do concurso de dança no abrigo. Outra anciã que também desinibidamente dançou se livrara de um antigo mal interpretado como *parkinsonismo* que por muitos anos só piorara e parecera irreversível. Terminada a dança, fez questão de mostrar como suas enrugadas mãos, antes, tremiam incontrolavelmente. A seguir estendeu-as à frente à altura dos ombros, provando estarem paradinhas, completamente sob controle. Uma outra mostrou, com as mãos, o tamanho do inchaço que antes deformava seus joelhos imobilizados e sempre doloridos. Tudo isto está documentado na fita de vídeo.

Nas impressionantes recuperações não entraram remédios e suplementos alimentares caros, receitados pela moderna e eficiente geriatria ortomolecular. Admiro as terapias científicas. Longe de mim pretender desmerecê-las. Meu comentário esclarecedor deseja apenas destacar o poder da yogaterapia aplicada aos idosos. As precárias condições de vida em um asilo de indigentes, que ninguém desconhece, negavam-lhes tudo quanto é receitado a um paciente geriátrico de recursos. Nem

Saúde na terceira idade

mesmo puderam aproveitar aspectos muito importantes do método, como a nutrição, determinados exercícios espirituais e outros que você aprenderá neste livro.

Que partes do treinamento os ajudaram tanto? Movimentos, mobilizando músculos e articulações nos gestos que acompanhavam ingênuas cantigas infantis, religiosas ou folclóricas regionais; além disto, gargalhadas, orações... Só?! Não.

A grande força terapêutica do amor foi talvez o fator preponderante e decisivo. Sentiram-se amados. Isto lhes foi essencial. Atuou como psicoterapia e esteticoterapia. Foi também o amor que inspirou a professora a construir seu método. Cantando, gesticulando, sorrindo e dançando, os velhinhos e velhinhas melhoraram o tono muscular e desenferrujaram as velhas articulações cronicamente anquilosadas. Por exemplo, em uma música, quando diziam "pisa pilão, pisa pilão...", erguiam os joelhos flexionados e imitavam a batida do pilão com a enérgica descida do pé; em outra, quando diziam "rema rema remador..." imitavam as remadas de um barqueiro, movimentando os braços e o tronco. Com estes e outros truques, a bondosa Mestra levava-os a mexer toda a velha estrutura já cansada e ociosa, afastando assim a sombra da depressão e da dor, deixando a morte para depois.

Ora, se uma pedagogia adaptada aos parcos recursos e às limitações de uma comunidade de velhos doentes e mendigos de saúde, carentes de meios e de esperanças, produziu resultados tão admiráveis, o método completo que você vai aprender, incomparavelmente, alcançará mais. Só é preciso que você o pratique com perseverança, dedicação, firmeza, serenidade e certeza da vitória.

V

Aos 82 anos, as fotos do autor na capa deste livro evidenciam boa forma, flexibilidade, força física, equilíbrio e coordenação psicomotora próprios de um adolescente sadio.

E agora, dá para acreditar?!

VI

Como se não bastassem estas provas, estando o livro quase pronto, recebi uma carta da cidade Ramos Mejia (Argentina), que tive de transcrever:

> Estimado Maestro:
>
> Tengo 72 anos y soy jubilado. Hace tres anos que vengo leyendo su libro maravilloso de yoga.[2] Usted y Dios me lo pusieron en mis manos.
>
> De joven praticaba fútbol y hacía gimnasia violenta. Hoy, en mi edad, sigo los consejos de su libro y a cada momento que lo leo me da mucha alegria. Puedo decirle que me cambió la vida. Hoy, después de tres años, soy instructor de um centro de jubilados, en el cual les enseño Yoga. Son personas mayores de 40 años. ?Como en tan poco tiempo he notado que muchos de ellos han mejorado su salud física y síquica? La mayoría son mujeres aconsejadas por el médico.
>
> Es indubitable, como dice usted, que esta gimnasia es una terapia que ayuda a la medicina.
>
> Llevandome de sus consejos, hago la mayoría de las ásanas. Me paro de cabeza, y hoy hay dos alumnas adelantadas que lo hacen arrimandose en la pared.

Sr. Hermógenes, gracias a usted y su libro, yo estoy muy feliz en ser un yogin... y nunca me hubiese imaginado que en la edad que tengo seria un instructor para poder ayudar a mucha gente. Por eso, gracias, muchas gracias, y si no, es ninguna moléstia, me gustaria que me contestase.

A sus ordenes, Maestro.

Que Dios lo bendiga. Lo saluda atentamente

R.P.

Entropia

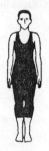

Este programa de saúde na terceira idade visa adiar ou, se possível, reverter a *entropia*.

Entendeu? Sabe o que é *entropia*? Está na hora de aprender.

Peço que se engaje com boa vontade neste assunto. Considere este estudo uma multivitamina e um treinamento para suas funções cerebrais mais nobres e preciosas, principalmente o raciocínio. Estudar assuntos novos exercita a mente e excita o intelecto, prevenindo que o cérebro envelheça cedo demais. Por favor não oponha resistência e má vontade, sob a desculpa de o assunto ser difícil e teórico. E não venha com *"Estou velho demais para estudar essas coisas complicadas"*. Exercite sua capacidade de compreender e discernir.

O fenômeno chamado *entropia* tem muito a ver com sua vida e sua saúde. Procurarei ajudá-lo a compreender. Tentarei ser didático e claro, descomplicado e simples.

Saúde na terceira idade

Sistemas

Tudo, desde um átomo a uma galáxia, desde uma célula a uma floresta, desde um relógio de pulso a uma usina, desde uma família à humanidade inteira, é *sistema*, isto é, uma organização formada por partes diferentes, mas que funciona como um todo coerente, uno e eficaz. O time de futebol, o planeta, o carro, seu clube, seu lar, tudo, tudo mesmo, é *sistema*. Você, em sua totalidade, é um vasto *sistema*.

Qualquer *sistema*, bem-gerenciado, se mantém vivo e funcionando a contento; digamos, é sadio. Mais cedo ou mais tarde, porém, *inevitavelmente* começa a desorganizar--se, a desintegrar-se, caminhando para a extinção. Todos os sistemas, sem exceção, estão condenados à decadência e à morte. Este processo de desorganização inevitável os cientistas denominam *entropia*.

Entropia

A *entropia* nos sistemas biológicos, inclusive no homem, é chamada envelhecimento. É um conjunto de alterações degenerativas que, a seu tempo, leva à *desorganização* extrema, à morte. Enquanto sadios, dispomos de um *organismo*, isto é, de um *sistema organizado*. Quando a *entropia* domina, passamos a ter um *des-organismo*; estamos então em declínio para a *decomposição* final. Em todo o universo, o único fenômeno que se opõe à *entropia* é chamado Vida. Por isto dizem os cientistas que a Vida, somente a Vida, é *neguentrópica*.[3]

Quando começa a entropia? Minha entropia já começou? Será (ou está sendo) lenta? Ou acelerada?, são perguntas pertinentes. De todas, a mais inteligente é esta: *Que devo fazer (ou deixar de fazer) para retardar ou reduzir a* entropia *em mim?*

A resposta mais simples, mais sábia e mais lacônica é: cultive e cultue, exalte e promova, proteja e amplie a Vida em você.

Uma casa habitada, na qual os ocupantes zelosamente vivem fazendo reparos, limpezas e pinturas, mantendo-a viva, levará muito tempo até virar ruínas. De uma outra, desocupada há anos, não se pode dizer o mesmo. Enquanto a primeira resiste à *entropia*, a segunda, abandonada, apodrece, desmorona, e logo vai virar escombros. Vida crescente, *entropia* decrescente. E vice-versa.

FATORES DA ENTROPIA

Cientistas têm se engajado em busca de explicações para o processo de envelhecimento (*entropia*).[4] Diversas hipóteses já foram propostas.

A *entropia* é precipitada por:

- aumento da *intoxicação*; acumulada por alimentos artificiais, fumo, álcool, medicamentos e outros poluentes do meio interno;
- *imunodepressão*; quando nossas defesas se tornam frágeis e não evitam que adoeçamos;
- perda da *homeostase*; quando nosso meio interno facilmente se desestabiliza face às inevitáveis mudanças do meio externo;

Saúde na terceira idade

- *oxidação celular;*[5] quando maus hábitos alimentares e outros fatores produzem excesso de *radicais livres* destruidores das células;
- redução na produção de certos hormônios; por exemplo, o DHEA (descoberto pelo Dr. Etienne Emile Baulieu) e hormônios sexuais;
- débil captação da energia vital (*prana*) e sua circulação problemática;
- inadequações na vida psíquica e no desempenho social, ético e estético;
- vida ociosa, estagnada, sem exercício, sem esporte, sem ginástica;
- dificuldades decorrentes de nossa postura vertical *portostática*) em luta contra a gravidade que nos atrai para o chão enquanto lesivamente empobrece a irrigação sanguínea do cérebro, sendo esta sua consequência mais dramática.[6]

Embora não sendo cientista, ouso propor que o que nos envelhece é uma conspiração de todos esses fatores, uns reforçando os outros e vice-versa, constituindo uma destruidora sinergia.[7]

Metodologia neguentrópica

Cada uma destas hipóteses é, indiscutivelmente, válida, mas, isoladamente, nenhuma explica tudo. Cada uma, consequentemente, propõe seu método *neguentrópico* específico, isto é, sua forma particular de proteger e promover a vida, combatendo o fator degenerativo ou *entrópico* identificado como o culpado.

JOSÉ HERMÓGENES

Os que insistem em um método especializado de combater a velhice fazem jus à crítica feita por Abraham Maslow em *The Psychology of Science*:

Se a única coisa que você tem é um martelo, tenderá a tratar todas as coisas como se fossem pregos.

Se as doenças degenerativas fossem produzidas somente, digamos, pelo déficit de um determinado hormônio, bastaria administrar doses do mesmo, produzido pelo laboratório tal, e o idoso remoçaria. Os resultados de uma terapia assim, proposta pela visão de um especialista, produzem algum fruto. Mas não basta. Todas as terapias particulares só até certo ponto podem ser eficientes. Uma terapia *neguentrópica*, no entanto, será mais eficaz na medida em que se inspirar e se basear no maior número das diferentes hipóteses já citadas. Quanto maior o número de frentes de atuação que o método terapêutico utilize, maior seu poder e alcance. É como atacar o inimigo simultaneamente por várias frentes. Aqui não se trata de atacar inimigos, mas promover multifrontalmente a Vida.

MULTIFRONTALIDADE

Desconheço outra forma de terapia que não o yoga, que empregue simultaneamente (*sinergicamente*) diversas frentes de atuação. Veja na Figura 1 a sugestão do emprego simultâneo e coordenado de seis frentes terapêuticas, beneficiando todo grande sistema que cada ser humano é.

Eliminar os tóxicos que já poluem o sangue sem dúvida representa muito para deter e até reverter parcialmente a *entropia*

Saúde na terceira idade

orgânica. Há quem se contente apenas com isto. No entanto, a eficiência será muito maior se, ao mesmo tempo, conseguirmos, praticando a yogaterapia:

- resgatar a eficiência imunológica;
- manter a estabilidade do meio interno a despeito da instabilidade do meio externo estressante em que vivemos;
- aprimorar a conduta ética;
- administrar inteligentemente a vida psicológica;
- combater a oxidação celular, pela nutrição inteligente e outros meios;
- incorporar, através de *pranayamas*, uma quota maior da bioenergia e otimizar sua distribuição por todo o corpo;
- praticar *ásanas* especiais da hatha yoga, de forma a irrigar mais profusamente o cérebro e se contrapor à ação da gravidade;
- praticar meditação, oração e outras técnicas de interiorização e relaxamento, as quais, controlando o *estresse*, impeçam que ele degenere em *distresse* (doença ou outras formas de sofrimento);
- retificar o método de vida, conforme proposto no capítulo Positividade;
- reeducar-nos ética e esteticamente.

Esta milagrosa *sinergia* é o objetivo do método de treinamento yogaterapêutico proposto neste livro.

As doenças não nos pegam

Em todos os aspectos e níveis de nossa vida, por ignorância, inadvertência e indisciplina, cometemos erros e agressões contra o sistema perfeito que somos. As más consequências, imperceptivelmente, vão se amontoando ao longo dos anos. Mesmo na juventude, as enfermidades podem se tornar frequentes... É a *entropia* começando.

Costumamos nos entristecer quando atacados pelas enfermidades. Sentimo-nos suas vítimas. Entretanto, não são elas que nos assaltam. Nós as criamos. Deveríamos escutar a advertência que cada doença nos faz:

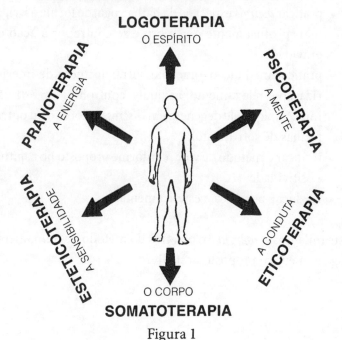

Figura 1

Saúde na terceira idade

Olhe aqui! Você está agredindo a Vida. Está derrubando seu sistema imunológico. Poluindo seu organismo. Sua alimentação pode ser gostosa, mas é artificial e tóxica. Os muitos remédios que anda tomando estão produzindo um exército de radicais livres que arrasam as células. Sua ociosidade está acabando com você. Suas curtições erótico-sensuais selvagens e irresponsáveis interferem agudamente sobre seu equilíbrio homeostático, pondo em risco suas defesas. Seu egoísmo exacerbado está fazendo de você um permanente estressado. Tome jeito, pois você mesmo está produzindo e agravando a entropia. Você tem de mudar de vida. Logo. Antes que seja tarde. Salve-se!

O normal e o natural

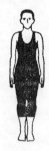

*Não podemos acrescentar anos à vida,
mas podemos acrescentar vida aos anos.*

Professor Niehans

O MANUAL DE INSTRUÇÕES

Você, eu e todos os seres humanos, consciente ou inconscientemente, gostaríamos de evitar duas coisas inevitáveis: envelhecer e morrer. Estou certo?! Método para não morrer não existe. E o único para não envelhecer é morrer cedo. Mau negócio! Não é? Desde que não seja aceleradamente maltratado por mil limitações, achaques e dores, envelhecer não é um acontecimento funesto a ser detestado ou temido, nem motivo de lamúria e depressão.

Saúde na terceira idade

Na compra de um novo equipamento (carro, computador, relógio, geladeira...), a alegria da posse empacota dois desejos — que funcione bem e que dure muito. Para isto dois fatores devem contribuir:

- a excelência da fabricação;
- a forma correta de uso.

Ora, o corpo humano é um equipamento excelente, uma obra-prima, produzido pelo mais genial fabricante (construtor, artista, engenheiro e técnico) — o excelso Criador do universo. Perfeição é o que não falta. Diz a ciência ser nosso equipamento inteligentemente programado para durar em média 120 anos.

Por que, então, cedo demais começa a falhar e a desmoronar?[8]

Se não pairam dúvidas sobre a credibilidade do "fabricante" e sobre a altíssima qualidade do produto, a explicação de suas frequentes panes e breve duração está na inabilidade, na negligência do usuário. No meu caso pessoal, sou eu mesmo. E no seu?! Adivinhe!

Ora, ao comprar, digamos, um equipamento de som, não lhe é fornecido um "manual de instruções", produzido pelo fabricante? Seu propósito é ensinar como utilizar o aparelho para otimizar seu funcionamento e prolongar sua duração. Cabe a você entender bem as informações e seguir fielmente as instruções. Só assim obterá o melhor desempenho, evitará frequentes visitas à oficina e desacelerará o inevitável desgaste do equipamento. Concorda?

Não considere impertinência. Mas... Você vem atendendo às "instruções" para melhorar o desempenho, prevenir consultas

JOSÉ HERMÓGENES

ao médico e desacelerar a decadência inevitável do fabuloso equipamento que é seu corpo?! Você poderá indagar: por onde anda este bendito "manual de instruções"?!

Salute

Impressionado pelo generalizado desleixo, irresponsabilidade e abuso com que nós, os seres tidos por humanos, *normalmente* usamos nosso equipamento — não apenas o físico, mas também o psíquico, o energético e o intelectual —, o genial fabricante, vendo-nos *normalmente* a violentá-lo, a desrespeitá-lo, a intoxicá-lo, a viciá-lo e a quase sucateá-lo, de tempos em tempos, acha chegada a hora de intervir para evitar o desastre maior, e em pessoa, isto é, assumindo um nascimento humano, *desce* até nós[9] a fim de nos oferecer uma versão nova do "manual de instruções", o qual é eternamente o mesmo.

Nenhum povo ou cultura pode se queixar de ter sido esquecido. Os hindus receberam, entre outros, um "manual" chamado Bhagavad Gita; os budistas, o Triptaka; os cristãos, o Evangelho; os judeus, a Torá; os muçulmanos, o Corão... Mas tais livros são de *religião* e não de s*aúde*! — pode alguém arguir. Total engano.

Vejamos o caso particular do Cristianismo. Jesus repetia sempre que viera para nos dar *salvação*. Ora, nossos textos evangélicos foram traduzidos do latim. Pois bem, a palavra latina traduzida geralmente por salvação é *salute*, isto é, saúde. Tal termo longe está de referir-se exclusivamente ao bom estado do corpo físico, conforme quase todos, incluindo muitos médicos, normalmente entendem. Os termos *salute*, salvação e saúde expressam o estado de perfeição de um imenso sistema holístico, do qual o corpo é tão somente a parte mais densa e mais impermanente.

Responsabilidade pessoal

Se a profilaxia médica atual não se autolimitasse ao nível da matéria, mas, ousando, avançasse mais, alcançaria níveis cada vez mais sutis que fazem parte do *homem integral*. Tal avanço por certo multiplicaria sua já admirável eficácia, porque passaria a dispor de maior poder terapêutico por atuar nos níveis energético, psíquico, emocional e até mesmo no espiritual, conforme os sagrados "manuais de instruções" ensinam. Felizmente, há sinais de que esta mudança tão promissora já está começando em alguns "arraiais" mais progressistas.

É desejável que o grande avanço não se dê somente nos médicos, mas também nos chamados *pacientes*,[10] que ainda estão distanciados do imenso potencial preventivo e corretivo contidos neles mesmos.

De todos os seres vivos, o humano é o único que desfruta do "privilégio" (!) de desrespeitar, agredir e rasgar o "manual de instruções". Por isto mesmo é o que tem a juventude relativamente mais curta, a velhice mais sofrida e a vida mais abreviada. O *monólogo do burro*, que compus para um livro didático, *Paz, amor e saúde*, comunica bem a ideia de que o vaidoso "rei-da-criação" tem muito que aprender dos súditos mais humildes.

O que este livro sugere, inspirado nos veneráveis ensinos dos "manuais de instruções", é um método razoavelmente eficaz que, se bem-compreendido e habilmente aplicado, vai ajudar você que deseja um envelhecer sadio e lento, e, quem sabe, também um surpreendente *des-envelhecer*, mas, acima de tudo, sabiamente valorizar e aproveitar os anos que ainda tem para viver, no sentido de subir a montanha, trocando a penumbra do vale pelo esplendor das alturas.

TRATAMENTO — TREINAMENTO

Reverter o processo de decadência é frequentemente considerado inviável, mas o *des-acelerar* é seguramente possível. Em geral, os geriatras não acreditam em rejuvenescimento. Rechaçam a hipótese de um sonhado *des-envelhecer*. Não obstante, a cada hora começa-se a falar de mais um novo e revolucionário *tratamento* tecnológico, cirúrgico, químico, bioquímico... de uma nova *pílula-da-juventude-eterna*, descoberta pelo cientista Fulano, da Universidade tal. O que sugiro é algo menos sofisticado. Apenas um *autotreinamento* que propicie um envelhecer tardio e sem os múltiplos achaques *normais*. Se, no entanto, praticando-o corretamente, você chegar a sentir-se *des-envelhecer* em um ou em outro aspecto, neste ou naquele nível de sua existência individual, parabéns. Graças a Deus!

Tomara que você consiga as transformações benéficas já alcançadas por numerosas pessoas que, padecendo uma terceira idade triste e enfermiça, com o treinamento aqui ensinado, se dão hoje por muito bem-recompensadas.

É sempre oportuno lembrar a importância de praticar. Não se contente com leitura somente, embora seja possível que a simples leitura do texto venha lhe fazer bem. Os melhores resultados, porém, dependem de prática.

Saúde na terceira idade

A expressão "democratização da saúde na terceira idade" aplicada a este método não é imerecida. Por serem caros, alguns *tratamentos* são elitistas. O *treinamento* só depende de engajamento e persistência pessoais. É o único dispêndio a seu cargo. Não terá de gastar um tostão com medicamentos, supervitaminas, spas, sofisticados equipamentos tecnológicos caríssimos e complicados, pelos quais só os abonados podem pagar. Empenhando-se e persistindo nas práticas, você mesmo aliviará e até se libertará de padecimentos e limitações tidos por normais nos idosos.

Você não terá de ser um *paciente tratado* por um profissional, mas um *atuante*, a cuidar responsavelmente de si mesmo, a autoadministrar-se. Esta mudança faz uma diferença incrível. Você colherá os resultados correspondentes a seu compromisso com a disciplina; isto depende de persistência e, naturalmente, de cumprimento das sugestões e instruções que aqui lhe serão dadas.

A disciplina não é férrea, pois o que é férreo acaba enferrujando. Não impõe tensões e repressões. Ao contrário, inteligente, suave, agradável e essencialmente natural e autogerenciada, libera velhas tensões e os males que elas *normalmente* engendram.

CONVITE À ANORMALIDADE

Basta uma pitada de discernimento para concluir que a forma normal de viver nesta sociedade é lamentavelmente mórbida e morbígena.[11] É antinatural. Desrespeita e agride as normas sugeridas pelos veneráveis "manuais". Se você tiver se rendido

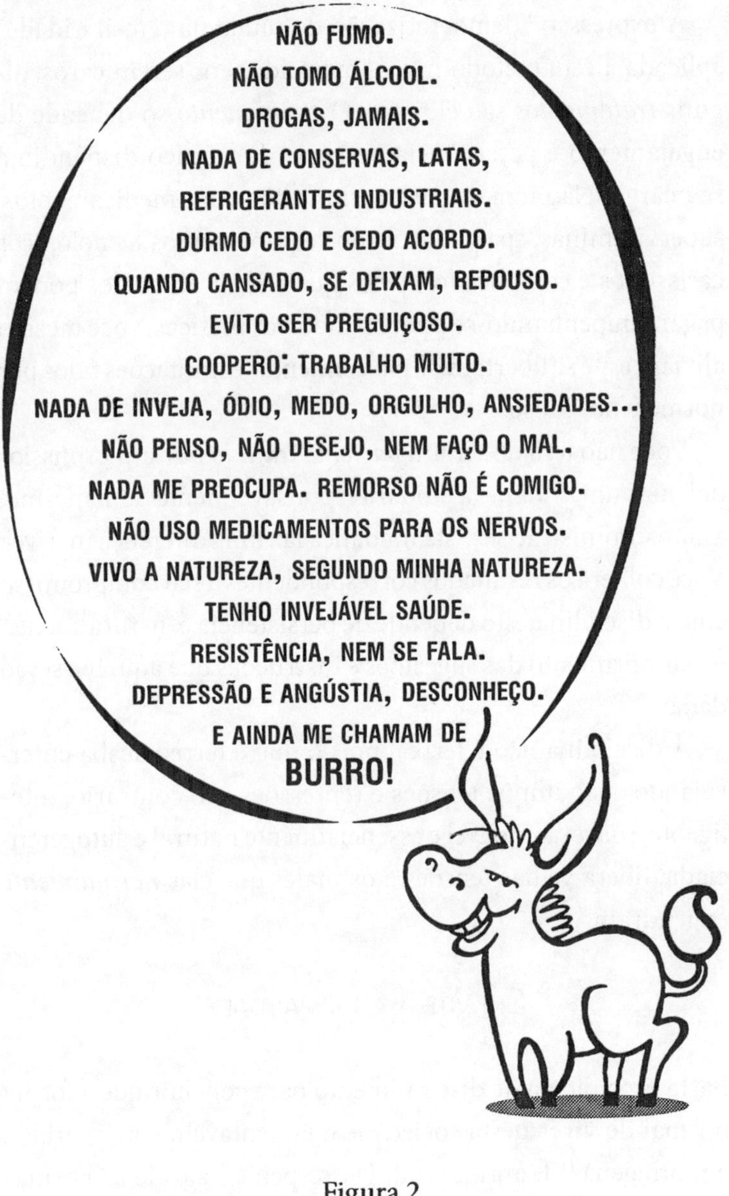

NÃO FUMO.
NÃO TOMO ÁLCOOL.
DROGAS, JAMAIS.
NADA DE CONSERVAS, LATAS,
REFRIGERANTES INDUSTRIAIS.
DURMO CEDO E CEDO ACORDO.
QUANDO CANSADO, SE DEIXAM, REPOUSO.
EVITO SER PREGUIÇOSO.
COOPERO: TRABALHO MUITO.
NADA DE INVEJA, ÓDIO, MEDO, ORGULHO, ANSIEDADES...
NÃO PENSO, NÃO DESEJO, NEM FAÇO O MAL.
NADA ME PREOCUPA. REMORSO NÃO É COMIGO.
NÃO USO MEDICAMENTOS PARA OS NERVOS.
VIVO A NATUREZA, SEGUNDO MINHA NATUREZA.
TENHO INVEJÁVEL SAÚDE.
RESISTÊNCIA, NEM SE FALA.
DEPRESSÃO E ANGÚSTIA, DESCONHEÇO.
E AINDA ME CHAMAM DE
BURRO!

Figura 2

à forma de vida dita *normal*, já se fez um contraventor da vida *natural*, e, provavelmente, já está padecendo um envelhecimento acelerado e enfermiço, *normalmente* aceito como *normal*. Por quê?! Porque nossa forma *normal* de viver é suicida, desde que se contrapõe à sabedoria da natureza.

O que *normalmente* denominamos comportamento *normal*, *normalmente* destrói a saúde e encurta a vida. Depender de drogas (não só as do traficante, mas as da automedicação também), fumar e tomar "umas e outras", curtir prazeres adoidados, trabalhar feito um condenado, administrar inabilmente o estresse, render-se à ociosidade estagnante, comer qualquer coisa, desde que seja gostosa, intoxicar-se com pensamentos destrutivos e emoções fortes e desgovernadas, curtir entretenimentos e badalações estressantes, lamentavelmente, tornaram-se *normais*. E, estatisticamente, o são, embora biologicamente não o sejam. Neste caso, viva a *anormalidade*!

Em nossa cultura, tais comportamentos *antinaturais* por si mesmos já configuram uma doença, que, por ainda não constar dos competentes tratados de patologia médica, arvorando-me em "patologista-de-faz-de-conta", ousei batizar com um nome — *normose*. Recentemente li um artigo sobre a normopatia. Finalmente alguém, embora com anos de atraso, identificou a normose, dando-lhe outro nome.

Contra a neurose e a psicose é *normal* procurar-se *tratamento*. Contra a *normose*, infelizmente ainda não. Os *normóticos* ou normopatas se julgam sadios. Coitados! Lanço meu alerta contra essa doença que gera ou agrava todas as

JOSÉ HERMÓGENES

outras. A cura da normose pode estar no *autotreinamento* terapêutico, que consiste no retorno ao sábio modo *natural* de viver.

Enquanto o *normal* é doença, o *natural* é saúde.

Aceita o convite de trocar o *normal* enfermiço pelo *natural* saudável?

Mais, muito mais

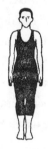

Diagnóstico, sim
Prognósticos, não

Jornais, rádios, TVs de todos os países estão conscientizando o grande público sobre o aumento do número de idosos. Uma verdadeira revolução na sociedade. Aumentam também o espaço e o tempo na mídia dedicados aos idosos e seus problemas. Muitas das publicações tratam dos "mecanismos" do envelhecimento individual, quase sempre esmiuçando o resvalar degenerativo que pouco a pouco deteriora corpo e mente. Diagnóstico, em geral, é útil. Quando, porém, induz prognósticos sombrios, podendo desencadear repercussões psicossomáticas indesejáveis, principalmente em pessoas impressionáveis (hipocondríacas), exige ser repensado. É por isto que há médicos aconselhando: *acolha bem o diagnóstico, mas rechace o prognóstico*. A coisa funciona de modo que, após a leitura de um prognóstico que afirme que a partir de tal idade a queda na produção de tais hormônios vai gerar tais e tais sintomas e decadências, o leitor pode ficar mentalmente "programado" para, dentro de alguns anos, quando chegar à tal idade, desencadear as demolições previstas. E o prognóstico "programado" infelizmente acontece. Minha experiência com um considerável número de casos me convenceu disto.

Embora prefira falar somente do que é bom fazer ou evitar, não posso deixar de mencionar aqui alguns desses sinais e prognósticos do envelhecimento. Faço-o, porém, com o intuito de demonstrar que os chamados "mecanismos" podem ser postergados, minorados, desacelerados e, em certos casos, até mesmo revertidos, mediante o *método de treinamento holístico* que este livro lhe oferece.

QUEDA E RECUPERAÇÃO

A partir dos 30 anos, no decorrer de uma década, uma pessoa de vida sedentária tem três quilos de seu peso transformados em gordura, tanto que, aos 65, o corpo tem 38% de gordura. Mas, se praticar alguma *atividade física*, os 38% se reduzirão a somente 25%.[12] Se uma simples *atividade física*, conforme a pesquisa, alcançou resultado tão admirável, muito mais você vai conseguir praticando o método que vai imensamente além da *atividade* limitada ao *físico*. No capítulo "Remusculação" aprenda os exercícios inteligentes que aumentarão sua massa muscular. Atenda às recomendações contidas no capítulo "Dieta para viver feliz" e pratique posturas (*ásanas*) e respiração energizante (*pranayamas*), conforme o capítulo "Hatha yoga". Fazendo assim e cumprindo outras recomendações do método, melhorará o metabolismo e

Saúde na terceira idade

moderará sadiamente o apetite. Outros procedimentos ajudarão a reduzir, a "desengordar" e a ganhar massa muscular. Desta maneira o prognóstico de sua velhice muda para melhor.

Aos 35 um esportista pode levantar trinta quilos. Um sedentário da mesma idade, somente dez. Aos 65 anos, se o exercício não parou, nada terá sido perdido. Ainda levantará os trinta quilos.

Entre os 20 e os 65, um sedentário perde cerca de 40% de sua capacidade aeróbica (aproveitamento do oxigênio pelo organismo). Com a prática de ginástica, aos 65, embora a quantidade de células esteja reduzida, elas terão ampliado sua fome de oxigênio e, assim, a redução aeróbica ficou somente 15% menor. Os *pranayamas*,[13] parte importante do método, aumentam consideravelmente a "capacidade vital" dos praticantes.

Aos 35, um sedentário tem 10% de chance de tornar-se diabético, porque a gordura atrapalha a absorção do açúcar pela célula. Num praticante de ginástica, o risco é de 1% a 5%. Aos 65 anos, a pessoa paradona tem 30% de risco, mas se ainda continua com a ginástica, desce para apenas 5% a 10%. Se com a ginástica convencional, isto é, limitada ao físico, é assim, com a hatha yoga muito mais será.[14]

Colesterol, sempre o temos, e com o avançar da idade, ele aumenta. Mas, além do colesterol pernicioso (LDL), temos o colesterol amigo (HDL). Os exercícios reduzem aquele e aumentam este.

Quem faz exercícios poderá reduzir em até 34% o risco de hipertensão arterial, dependendo de seu perfil genético. A tensão sanguínea em um praticante de ginástica, mesmo aos 65, ainda é estável e igual àquela dos 35.

JOSÉ HERMÓGENES

Entre os 30 e os 40 anos os ossos começam a deteriorar-se. A vida parada acelera tal processo degenerativo. Os que se exercitam, aos 65 perderam somente de 5% a 10% da densidade dos ossos de quando tinham 35. Consulte também o capítulo "Remusculação".

O tamanho do coração de um sedentário de 35 anos é 15% menor do que o de um esportista da mesma idade. É sabido que a *função faz o órgão*. O coração de um esportista amplia seu volume e sua capacidade de bombear. O sedentário de 65 anos tem um coração minguado e tímido, conseguindo, em média, 155 batidas por minuto. O de um ginasta da mesma idade é 30% maior e muito mais valente no bombeamento.[15] Quanto a problemas cardiovasculares, veja no capítulo "Dieta para viver feliz", no subtítulo "A ciência fala", os resultados apresentados num congresso na Clínica de Cleveland pelo cardiologista Dr. Dean Ornish, tratando de casos de indicação cirúrgica. O que ele empregou foi dieta vegetariana, Yoga e meditação, que constituem uma parcela importante do treinamento promotor de saúde na terceira idade, que você vai aprender e praticar.

Você merece mais, muito mais

Ora, os resultados acima registrados foram alcançados por exercícios ditos *físicos*. Mais, incomparavelmente mais, se alcança com *praxiterapia holística*[16] isto é, com este treinamento reeducativo incidindo sobre a totalidade do vasto e complexo sistema que você e eu somos, do qual o corpo é tão somente sua parte mais grosseira e menos duradoura.

Saúde na terceira idade

Caminhar todos os dias, entregar-se aos cuidados do massagista (ocidental ou oriental) e praticar ginástica indicada por um geriatra lhe farão bem. Mas você é muito mais que seu corpo e, portanto, merece mais, muito mais.

As abençoadas agulhas da acupuntura, as hábeis manipulações do *shiatsu*, a caixa orgônica de Reich, o jorei, o reiki e tantos outros inteligentes tratamentos vitalistas, incluindo a fabulosa homeopatia, fazem bem. Mas você merece mais, muito mais.

As terapias psicológicas, quando competentes e sérias, lhe fazem bem. Mas você merece mais, muito mais.

Os ritos e as preces em sua igreja lhe fazem bem. Mas você merece mais, muito mais.

Você precisa saber o que é este *muito mais*; e também saber o que fazer a mais para alcançá-lo.

Aprenderá diversas técnicas que o ajudarão a:

- desenferrujar as juntas para desobstruir o fluxo da energia vital;
- recuperar quantitativa e qualitativamente a função respiratória, que o beneficiará física, psíquica e energeticamente, ou melhor, o ajudará holisticamente;
- robustecer os músculos e dotá-los de eutonia,[17] isto é, de tono ótimo;
- aprimorar e manter o equilíbrio psicofísico;
- recuperar o desempeno e o desempenho de sua coluna;
- *desenvelhecer* o abdome, vencendo a *visceroptose*,[18] quer dizer, resgatando seu tamanho natural, a correta posição relativa e a eficiência funcional dos diferentes órgãos aí localizados, condições próprias de um organismo sadio e jovem;

JOSÉ HERMÓGENES

- melhorar a irrigação sanguínea, especialmente no cérebro;
- afrouxar velhas e lesivas contrações musculares, que, embora muitas vezes imperceptíveis, acarretam graves danos físicos, psíquicos e energéticos;
- cultivar a capacidade de aquietar a mente rebelde, que, quando xucra e impura, cria doenças, mas, quando bem-administrada, assegura saúde;
- melhorar o desempenho dos órgãos sensórios.

Tais conquistas, em seu conjunto, propiciam o desejado *muito mais*. Para alcançá-las temos de mobilizar, por certo, *muito mais* de nós mesmos. E bem pouco contentar-nos com simples ginástica ou atividade impropriamente chamada *física*.

Quem consegue movimentar apenas o *físico*? Um ser humano — não ligo para o que pensem os materialistas — é um sistema imenso (*holístico*), composto do corpo físico, da estrutura energética, da configuração psíquica e do esplendor do espírito. Quando alguém mexe com o corpo, mexe simultaneamente com energias, emoções, pensamentos, convicções e sentimentos. O método que este livro ensina é *muito mais* do que até agora se tem entendido como ginástica ou atividade física. É por isto que terapeuticamente põe *mais, muito mais* ao alcance de seu empenho.

O HOMEM HOLÍSTICO

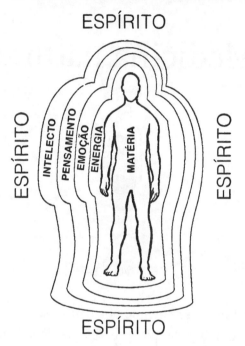

Figura 3

Medicina natural

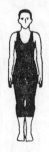

O OBJETIVO É SAÚDE

Geralmente se entende por naturopatia ou medicina natural aquela que se baseia nas leis da natureza e utiliza os recursos dela para *prevenir, amenizar e curar doenças*.[19] Como nossa prioridade é saúde e não doença, prefiro dizer que a meta é implantar e manter a *saúde*. É oportuno enfatizar: *saúde é algo substancial e positivo e não a simples ausência de doença.*

Muitos não incluem em seu conceito de natureza os reinos sutis das energias, dos sentimentos, das emoções e dos pensamentos. Restringem-na ao denso reino da matéria. Mas a natureza engloba o *natural* e também o que os materialistas denominam *sobrenatural*.

Saúde na terceira idade

O HOMEM TODO

A metodologia terapêutica que há mais de quarenta anos venho propondo e praticando leva em conta a natureza em sua majestosa totalidade. E, portanto, uma terapia que merece o nome de *holística*. Assim, energias, sentimentos, emoções, pensamentos, crenças, convicções... completam e amplificam a ação das terapias que a visão materialista rotula como "naturais", que são muitas e, todas, eficientes. A água (hidroterapia), a massagem (massoterapia), todas as modalidades de ginástica (cinesioterapia) e inúmeros outros procedimentos podem evitar, minorar e curar enfermidades. E bastariam, caso o homem fosse apenas seu corpo material. Mas será o homem tão somente isso? Não. Ele é constituído por outras "estruturas" não materiais. Só um método terapêutico que trabalhe o homem todo propicia o que chamo *saúde plena*.[20] É exatamente isto que estou lhe propondo.

Trabalhando por mais de quatro décadas com um número incalculável de pessoas de todas as idades, portadoras de condições as mais variadas, convenci-me de que mais destruidores que os vírus são as perturbações energéticas, os maus pensamentos, as emoções destrutivas e as convicções equivocadas. Constatei igualmente que vivências de amor, alegria, perdão, compaixão, entusiasmo, fé, serenidade e brandura operam curas milagrosas fora do alcance das terapias físicas e mesmo da alta tecnologia dos laboratórios. Baseando-me em fatos, afirmo e reafirmo que a medicina natural só alcança seu esplendor e potencial máximo, que é mesmo inimaginável, quando mobiliza a *natureza inteira* em favor do *ser humano inteiro*.

A natureza é gerada e mantida por uma entidade transcendente, a qual, por conveniência didática, podemos chamar espírito ou logos (dos filósofos gregos) ou *paramatman* (dos

JOSÉ HERMÓGENES

filósofos hindus). Essa essência eterna do universo é também a essência e realidade última de cada ser humano. É a perfeição onipresente, onisciente e onipotente. É a essência sobrenatural de cada um de nós e da verdadeira medicina natural. Quando, diante de uma enfermidade terminal, alguém diz que *para Deus não há impossíveis* (palavras de Jesus), está proclamando a onipotência do que conhecemos como logoterapia; está acreditando na cura através do poder divino, que é o componente mais excelso daquilo que chamo yogaterapia.

Seria bom que os materialistas levassem a sério esta proposta, que pode lhes parecer ingênua, pois que qualquer afirmação baseada em fé é condenada como não científica. Embora não se apercebam, eles também são homens de fé. Têm fé, sim. Têm fé — e como! —, mas somente nos produtos que saem dos laboratórios. Assim, a saúde na terceira idade seria conseguida cientificamente com a "pílula da juventude eterna", contendo tal enzima, tal hormônio, tal proteína, tal concentrado de vitaminas, tal antioxidante... assinalado pelas pesquisas do laboratório tal, pelo professor Ph.D., da universidade tal. Isto continuará por quanto tempo?!

Estou propondo que, se o homem é esse sistema tão amplo, muitas outras coisas, e não somente os medicamentos, podem ajudá-lo.

Alguns tratamentos geriátricos receitam "atividades físicas". A eficácia delas está perfeitamente comprovada. No entanto, tenho certeza de que benefícios incomparavelmente maiores serão colhidos quando as "atividades" não sejam somente físicas. Nenhum homem é apenas matéria.[21]

Esta mesma argumentação vale para as terapias exclusivamente energéticas (vitalistas) e exclusivamente psicológicas, e todas que não vislumbrem a magnitude do homem.

Saúde na terceira idade

MULTIFRONTALIDADE

O insólito poder do método yogaterapêutico possui diversas explicações. E a que me parece melhor é sua multifrontalidade, a interação de seis frentes terapêuticas, formando sinergia, uma reforçando o poder das demais e simultaneamente recebendo reforço de todas.

1. *Somatoterapia* — recondicionamento do corpo material.
2. *Pranoterapia* — recondicionamento em sua anatomofisiologia energética, seus campos bioeletromagnéticos.
3. *Psicoterapia* — purificação, tranquilização, iluminação e saneamento da mente.
4. *Eticoterapia* — retificação e santificação do comportamento moral.
5. *Esteticoterapia* — aprimoramento e refinamento da sensibilidade e sublimação da sensualidade.
6. *Logoterapia* — aproximação com a Divindade, que, em essência, é a perfeição suprema que cada um potencialmente é.

A experiência me convenceu de que, enquanto os *ásanas* (posturas), *bandhas* (massagens internas), os relaxamentos, a nutrição — inteligente — vão recondicionando o equipamento físico, indireta e concomitantemente agem de maneira corretiva sobre os demais níveis do grande sistema. Por sua vez, as técnicas que agem sobre a bionergia (prana), enquanto aprimoram a circulação e ampliam a captação energética, também vitalizam e curam o organismo material e melhoram a condição psíquica.

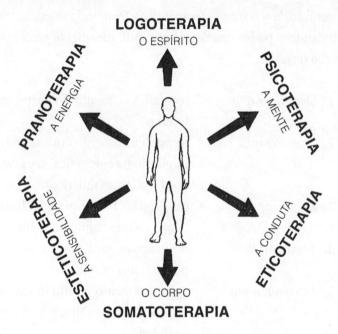

Figura 4

Emoções agradáveis, sublimadas, puras e santas, partidas da mente, otimizam a dinâmica dos níveis energéticos, produzindo *eustresse* (bem-estar, felicidade, euforia), assegurando a homeostase (estabilização orgânica) e, finalmente, estimulando a eficiência imunológica. Ora, autossugestões positivas, convicções libertadoras fortes geram boas emoções, melhorando simultaneamente os sistemas energético e físico. Acima de tudo

Saúde na terceira idade

e incomparavelmente mais decisivo é o poder redentor de uma vivência metafísica de aproximação com o Ser Supremo. Inequivocamente, é observável que uma boa condição física, em comunicação ascendente, pode influenciar positivamente os níveis bioenergético e mental, e até mesmo chega a favorecer o caminhar bem-aventurado para Deus.

Esta multifrontalidade sinergética aplicada em mim mesmo foi o que mais facilitou a cura não só da tuberculose, mas também de suas sequelas, conforme descrevi. Tendo dado certo em mim, dará certo com todos que a pratiquem. Estou seguro.

O trabalho multifrontal — a experiência me autoriza a dizer — funciona como enérgico e amplo *antioxidante* natural com que podemos controlar os *radicais livres*, como um processo de administração do *estresse*, como um amplificador da *eficiência imunológica*, como enérgico *desintoxicante*, como solução para uma ampla faixa de problemas emocionais e até espirituais, finalmente, como propiciador da *negoentropia*, ou seja, da vida.

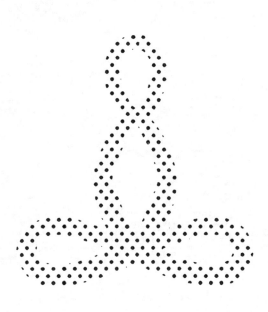

PARTE 2

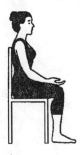

Tratamento e treinamento

Ginástica para não jovens

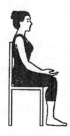

Todos sabemos ser a ginástica absolutamente indispensável à preservação da saúde e da juventude.[22] Mas, tendo em vista as necessidades, os objetivos e as limitações do praticante, torna-se indispensável definir se este ou aquele método de ginástica é adequado ou mesmo contraindicado. Nós da terceira idade, naturalmente, já nos vemos reduzidos em vigor, leveza, elasticidade, flexibilidade e capacidade aeróbica. Qual será, portanto, o método que só nos faça bem e nenhum mal?

ATIVIDADE FÍSICA PODE FAZER MAL

Precisamos evitar quaisquer das chamadas "atividades físicas" que, por suas características, sejam *iatrogênicas*, isto é, prejudiquem a saúde. Esta é a regra número um.

JOSÉ HERMÓGENES

Denomina-se *capacidade aeróbica* a quantidade de oxigênio que um organismo pode processar por minuto, e isto se mede com testes ergométricos. É *normal* uma redução aeróbica naquele que esteve muito tempo afastado do esporte ou ginástica. Na terceira idade, ou quase entrando nela, deve-se ter cuidado!

Evite "atividade física" orgástica, isto é, demasiadamente fatigante, desgastante, maquinal, excitante e frenética. É mais aconselhável investir as já modestas energias na prática de algo adequado. As modernas "atividades físicas" tremendamente extenuantes agravam o fenômeno da *oxidação*,[23] que os terapeutas ortomoleculares denunciam como responsável por muitas doenças de nosso tempo, inclusive o câncer, e desencadeadora do envelhecimento (a *entropia* do sistema).

A ginástica fatigante é contraindicada, não somente por causar oxidação, mas também pela produção do *ácido lático* nos músculos, responsável pela elevação do nível de acidez do sangue, o que favorece a oxidação de placas de ateroma (gordura) nas artérias, aumentando o risco de doenças cardiovasculares.

Nem mesmo jovens atletas, de ampla capacidade aeróbica, estão protegidos contra os riscos fatais dos treinos forçados. Muitos casos terminam em UTI ou túmulo. Em 1990, João Pedro, lateral esquerdo do Sport Clube de Recife, 24 anos, morreu de parada cardíaca em pleno jogo. O iugoslavo Stefan Michevic, 26 anos, do Bruhl Saont Gall, também caiu fulminado enquanto jogava, e, no mesmo dia, também faleceu de infarto do miocárdio o juiz italiano Antonio Jones, de 36 anos, enquanto apitava uma partida no estádio de Brescia (Itália). Em 4/2/95, um jovem brasileiro morreu de colapso durante uma partida na Bélgica.

Em um estudo da Dra. Lynn Fitzgerald, da Escola de Medicina de Londres, realizado entre atletas, foi surpreendente a incidência de imunodepressão[24] nos jovens. Em Glasgow (Escócia), em 1982, foi constatado um surto de infecções respiratórias mais acentuadas nos desportistas. Os treinos cansativos e estressantes dos atletas reduzem, no sangue, a presença de linfócitos, células básicas do sistema defensivo. Os jovens que investem algumas horas diárias, algum dinheiro e muito esforço todos os dias na imprudente devoção à musculatura podem, com isto, reduzir o nível de glutamina no sangue, substância vital para a eficiência imunológica. Esta foi a conclusão de estudo realizado na Universidade do Oeste Australiano (1994).

O fato se torna ainda mais grave nos que se alimentam mal (deficiência de vitaminas, sais minerais e oligoelementos). Associar redutores de apetite, dietas de fome e ginástica estafante pode levar à morte. É arriscado, mesmo para jovens. Correr, pedalar, malhar exaustivamente não são atividades recomendáveis à terceira idade.

Hatha yoga

Todo ser humano encontra na hatha yoga o método ideal. É o que oferece menores riscos. Está ao alcance de quase todos. Nada tem a ver com atividade orgástica voltada exclusivamente para aumento de massa muscular e destinada a embelezar o corpo, agora entronizado como ídolo. Ela se caracteriza por lentidão, moderação, harmonia, brandura, suavidade e científica coerência anatomofisiológica. Calmos e harmoniosos, seus movimentos lembram o desabrochar de uma flor. É feita mais de paradas do corpo em inteligentes posturas que de movimentos

JOSÉ HERMÓGENES

maquinais e repetidos. Longe de ser apenas "física", envolve todo o ser humano, portanto, é holística. Não faz grandes saques nas energias. Ao contrário, capta-as do repositório universal, armazena-as e as faz circular pelo corpo inteiro. Não cansa. Ao contrário, é agradavelmente repousante. Praticamente não produz ácido lático. Tudo indica que, ao contrário de ser oxidante, é energicamente antioxidante, contrapondo-se, portanto, à formação de *radicais livres*. Não estressa. Pelo contrário, afrouxa, acalma, relaxa, tranquiliza, produz *eutimia*.[25] Mesmo enfermos e idosos, atendendo a determinados cuidados, encontram ajuda.[26] Embora suavíssima, mobiliza terapeuticamente todo o organismo, bem como os demais componentes do grande sistema que o homem é. Tudo em hatha yoga é natural e harmonioso. Sua assombrosa capacidade de conquistar e manter a saúde está universal e milenarmente comprovada.

Não vacilo em afirmar que hatha yoga é a "ginástica" mais inteligente, mais benéfica e apropriada à terceira idade. Sua saúde, com ela, seguramente melhorará. Faça a experiência.

Remédios alternativos

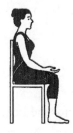

RADICALISMO, NÃO

Deus abençoe os pesquisadores e os laboratórios que puseram à disposição dos médicos substâncias químicas capazes de atuar com rapidez e precisão em quadros patológicos agudos ou quase perdidos! Terapeutas alternativos, vez por outra, veementemente, questionam e mesmo denunciam a inegável *iatrogenia*, isto é, a capacidade de provocar doenças e efeitos colaterais dos medicamentos. De certo modo e em certa medida, justificam-se tais alertas. Muitas vezes, porém, os ataques se tornam radicais e dogmáticos. O pai da medicina (Hipócrates) e os mestres da medicina oriental deixaram claro que não são as drogas nem os médicos que conseguem curar, mas sim o imenso poder restaurador e corretivo da própria Natureza, inerente não somente ao homem, mas também a todo ser vivo.

Em determinadas situações emergenciais agudas, porém, a intervenção medicamentosa se impõe para instigar a ação da energia natural. O que alguns críticos, até mesmo dentro da própria medicina alopática, contestam é a pretensão de exclusividade da terapia medicamentosa por parte de alguns, como se outras não existissem. O radicalismo dogmático amortalha o bom senso. Em nome do bom senso ouso também fazer tais observações.

MEDICAÇÃO IATROGÊNICA

Os efeitos colaterais de certos medicamentos inegavelmente são temíveis. Por isto a absoluta necessidade do controle médico. Medicação na terceira idade requer muita cautela. O tão denunciado "uso abusivo" pode fazer ainda mais estragos quando em pessoas de idade. Em alguns casos, em vez de saúde, doença; em vez de melhora, piora.

O *New York Times* (transcrito em *O Globo* de 29/7/1994) publicou uma oportuna matéria que interessa especialmente a nós da terceira idade:

> Remédios comuns podem prejudicar a saúde de pessoas idosas. Um estudo americano mostrou que os idosos estão sujeitos a sofrer efeitos colaterais que, em geral, não afetam os mais jovens... O tratamento do idoso precisa ser diferenciado. O que é bom para um jovem nem sempre é bom para alguém mais velho... À medida que envelhecem, as pessoas passam a absorver medicações de modo diferente. Entre os principais efeitos colaterais dos remédios usados para combater depressão, artrite e diabetes em idosos estão

Saúde na terceira idade

tonteiras, perda do paladar, dores de cabeça e náuseas. As tonteiras são distúrbios mais graves, pois podem levar a quedas e, em consequência, a fraturas. Já substâncias analgésicas podem causar depressão.[27]

A matéria chega a "dar nomes aos bois" e aponta como "substâncias potencialmente perigosas": as sedativas (contra insônia e ansiedade), as antidepressivas, as anti-inflamatórias (contra artrites e dores em geral), as hipoglicêmicas orais (utilizadas contra diabetes), os relaxantes musculares e antiespasmódicos, os antieméticos (contra náuseas) e os anti-hipertensivos.

O "Jornal da família" (*O Globo* de 17/4/1994), sob o título "Felicidade química pode levar à morte", publicou:

> Símbolo mais moderno da felicidade química, o Prozac 20 (...) "tem livrado muita gente da depressão, mas também colecionado vítimas (...)" além de causar dependência física e psíquica; provoca 75 tipos de efeitos colaterais em nove sistemas do corpo humano, adverte Haslan Abbas, presidente do Conselho Federal de Farmácia do Estado do Rio de Janeiro. "Não deixa de ser irônico que um antidepressivo indicado para tratamento de moléstia psíquica que com frequência traz o perigo de suicídio acabe por aumentar este risco em alguns poucos pacientes", registra o boletim do Centro Brasileiro de Informações sobre Drogas Psicotrópicas. (...) "O psiquiatra Sérgio de Paula Ramos, da Unidade de Dependência Química do Hospital Mãe de Deus, de Porto Alegre, credita à moda normalmente criada na Medicina em torno dos novos medicamentos e ao 'bombardeio maciço do

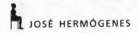

marketing', o considerável aumento no consumo do Prozac nos últimos anos. 'Há médicos receitando este remédio mais do que a ciência e a prudência recomendariam.'"

Ora, nós da terceira idade não podemos, então, tomar remédios sedativos em nossas tristes insônias e ansiedades ou antidepressivos que nos levantem?! Não podemos engolir alguns comprimidos que nos aliviem as dores articulares e outras, que nos amenizem o nervosismo, que reduzam a hipertensão?!... Tem de haver alguma solução que não seja um medicamento, uma droga!

Remédio alternativo

Um verdadeiro cientista não descarta uma proposta razoável antes de estudá-la e experimentá-la. Um médico alopata, não preconceituoso, e principalmente empenhado em ajudar o paciente, pode tirar grande proveito de remédios produzidos pelo prodigioso laboratório da natureza. Existem médicos que chegam a lamentar não ter outra coisa a fazer que não prescrever o tratamento químico, embora conhecendo os temíveis efeitos colaterais.

Em países modernos, médicos de vanguarda já estão receitando métodos terapêuticos alternativos, naturais, desintoxicantes, autoaplicáveis, não geradores de dependência, livres de intoxicação, não onerosos, que impliquem mais autotransformações holísticas, e estejam predominantemente voltados para a saúde. Tal o caso da yogaterapia.[28]

O método deste livro tem estas características e oferece aos idosos um remédio alternativo para muitas de suas enfermidades, como ansiedades e insônias, depressões, artrites,

Saúde na terceira idade

artroses, diabetes, asma, hipertensão, angústias, úlceras, finalmente, para as mil e uma formas de sofrimentos desencadeados pelo estresse mal-administrado, pela intoxicação acumulada, pela vida sedentária, pela redução imunológica e pela falta de disciplina.

Medicina ortomolecular

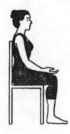

Para se contrapor aos denominados *radicais livres*[29] que precipitam o envelhecimento e geram o câncer, vêm sendo prescritas doses maciças de vitaminas e oligoelementos,[30] como suplementos alimentares vendidos em farmácias.

Este caminho é o único?! A oxidação não poderia ser reduzida por meios alternativos, naturais, autoadministrados, abrangentes, não dispendiosos e, principalmente, isentos de efeitos colaterais?! Minha experiência me faz responder que sim. Há uma forma holística de administrar a própria vida, que, cumprida com seriedade e persistência, tem conseguido prevenir os malefícios atribuídos aos famigerados *radicais livres*.

Esta versão alternativa de uma terapia *ortomolecular* resulta da cooperação de alguns fatores, todos providos pela própria Natureza.

Saúde na terceira idade

Respirar faz mal?!

Em propaganda publicada na mídia, um dia pude ler: *o oxigênio consumido pelo organismo humano é uma faca de dois gumes... ao mesmo tempo em que produz ganho de energia, o oxigênio é prejudicial*. Repetindo: *oxigênio é prejudicial!?*

E o anúncio continua, informando que a respiração gera os *radicais livres*, que são moléculas instáveis por possuírem átomos com número ímpar de elétrons e que, ao reagirem com outras moléculas, causam danos gravíssimos às células, prejudicando a saúde. A *oxidação* ou enferrujamento[31] de células, tecidos e órgãos pode ser um dos mecanismos que dão origem à maioria das doenças de nosso século: problemas cardiovasculares, artroses, diversos tipos de câncer, diabetes, problemas mentais e síndrome de pânico, sem falar no processo de envelhecimento.

E agora?

Cada vez que respiramos estamos sendo destruídos? A respiração, em vez de nos manter vivos, nos traz velhice precoce, redução imunológica, câncer e... morte?!

Como nos proteger de tamanhos estragos impostos pela respiração, que não podemos evitar ou deter e sem a qual morremos?!

Ainda bem que a publicidade alarmista suavizou a bordoada e esclareceu:

> *Contra todo o alarmismo pode-se respirar fundo: desde a década de 1940 existe a* medicina ortomolecular, *nome dado pelo professor Linus Pauling, duas vezes Prêmio Nobel.*

Finalmente, um intervalo ameno no filme de terror!

JOSÉ HERMÓGENES

Esclareçamos — os *radicais livres*, segundo teóricos da *terapia ortomolecular*, só conseguem acelerar o processo de envelhecimento e agir como imunodepressores, derrubando nossas defesas, quando em excesso. Quando não, são positivos, benéficos e até fundamentais à eficiência imunológica. Faz-se necessário, portanto, impedir o excesso.

Como o conseguiremos?

A PRODUÇÃO DE RADICAIS LIVRES

Primeiramente, devemos identificar em nosso modo de viver tudo que produz *radicais livres* em excesso. E, em segundo lugar, evitar tais coisas. Claro?

Pesquisas da própria terapia *ortomolecular* apontam como principais fatores adversos os seguintes:

- estresse;
- dependência de cafeína, de álcool, de fumo e de outras drogas;
- consumo de açúcar branco ("beneficiado") e farinhas brancas (refinadas);
- alimentos (?!) enlatados e conservados;
- uso abusivo de medicamentos;
- carências de nutrientes (vitaminas e sais minerais) na alimentação;
- excessiva exposição ao sol e à radioatividade;
- vida sedentária;
- uso impróprio do forno de micro-ondas;[32]
- ação dos agrotóxicos;
- pensamentos e emoções destrutivos.

Saúde na terceira idade

Evitar tais erros constitui parte essencial do treinamento que este livro propõe em defesa de sua saúde na terceira idade, que é, portanto, neste aspecto, essencialmente *ortomolecular*.

Antioxidantes

Pelo exposto, dá para ver que não são exclusivamente os suplementos alimentares, *vendidos nas melhores farmácias*, segundo o tal anúncio, que nos protegem contra a oxidação. Basta corrigir os fatores anteriormente relacionados.

Defende-se da oxidação aquele que segue a contento o que é recomendado no "manual de instruções"[33] de nossas vidas:

- inteligentemente administrar o estresse, conseguindo impedir que degenere em distresse (doença, sofrimento);[34]
- reduzir a toxicidade (envenenamento do meio interno), e um dos modos de fazê-lo é melhorar as funções emunctoriais;[35]
- desobstruir a circulação do sangue, da linfa, da energia nervosa e da energia vital;
- recuperar e manter a *homeostase*[36] psicofísica;
- aumentar o vigor dos músculos, mas, ao mesmo tempo, conquistar-lhes *eutonia*;[37]
- praticar uma dieta rica em nutrientes naturais, encontrados em legumes, frutas, verduras, cereais integrais, raízes, tubérculos, sementes... evitando alimentos intoxicantes;
- praticar hatha yoga (*ásanas, pranayamas*...), relaxamento, afirmações positivas, boa conduta ética e curtição estética saudável;
- conduzir uma vida espiritual intensa e extensa, através de meditação, prestação de serviço sem ego, devoção, *mantrans*, preces...

JOSÉ HERMÓGENES

Para resumir, o programa de saúde que este livro sugere é todo ele um eficiente *antioxidante* natural, que você mesmo administra, sem que lhe custe um centavo. Como se vê, a lista de *antioxidantes* naturais é extensa.

Se estivessem corretas as afirmações da publicidade anterior, o Criador teria cometido erro calamitoso quando nos gerou na triste condição de dependentes da drogaria para proteger-nos contra a respiração, vista como uma vilã que nos destrói lentamente. Difícil é entender como o mesmo oxigênio, por um lado, mantém e, por outro, devasta a vida. Colocaram-nos em um dramático dilema — continuarmos respirando e sermos destruídos lentamente ou evitar respirar e morrer na hora.

Na busca de uma solução, recordei-me de que, enquanto Pasteur denunciava os micróbios como os causadores das doenças, seu contemporâneo — o igualmente sábio Claude Bernard — afirmava que os "bichinhos" só conseguem fazer estragos em um "terreno propício", isto é, em um organismo com um sistema imunológico deficiente. Os terapeutas ortomoleculares dizem hoje algo semelhante. Os *radicais livres* fazem mal quando produzidos em excesso, característica do "terreno propício", isto é, no organismo já energeticamente debilitado e desorganizado, distressado e poluído. Logo, desde que melhoremos o meio interno, não precisamos de tantos produtos farmacêuticos para defender-nos dos *radicais livres*. Melhorar o meio interno é o que este livro propõe e ensina.

RESPIRAÇÃO YÓGUICA

Estudiosos e praticantes de Hatha Yoga, diante de tais advertências sobre a ação maléfica da respiração, podem questionar nestes termos:

Ora, se a respiração produzir radicais livres e, *consequentemente, a destruição das células, por que, através dos milênios, os Mestres praticaram, enalteceram, estimularam e ensinaram os* pranayamas, *que implicam exercícios respiratórios para a conquista de saúde plena?!*

A explicação pode estar no fato de que a respiração das pessoas normais é *normalmente* desordenada e por isto *normalmente oxidante*. Mas a respiração ritmada dos *pranayamas*, ao contrário, é *antioxidante*, além de conseguir minorar o estresse, é ricamente energizante, indicada, portanto, para um programa de saúde na terceira idade.

Mestres de hatha yoga ensinaram que, quando nasce, uma criança traz como que um crédito biológico, pelo qual é programada para respirar um certo número de vezes. Assim, se respirarmos lentamente, vivemos mais tempo; se aceleradamente, menos tempo. Sendo assim, nos *pranayamas*, relaxamentos e meditações, quando a respiração se torna lenta e suavíssima, está-se retardando a morte e ganhando vida.

Indaguei de uma terapeuta *ortomolecular* sobre como ficam os entusiastas da prestigiada ginástica aeróbica que tanto puxa pela respiração. Sugeriu que eu observasse os maratonistas e malhadores. Adiantou que seus corpos são elegantes, esguios, vigorosos e leves, mas seus rostos denunciam um envelhecimento acelerado.

Os nutrientes

Os responsáveis pelo anúncio apontam como solução única os "suplementos vitamínicos ou alimentares".

Os suplementos, produzidos pela indústria e vendidos nas *melhores farmácias*, fornecem uma grande concentração de:

Vitamina E — Conhecida como vitamina para os velhos, é solúvel em gorduras, se incorpora à membrana celular, protegendo-a contra os *radicais livres*. Diminui o risco de doenças do coração e do câncer. Protege a mulher contra enfermidade das mamas. Favorece o sistema imunológico.

Vitamina C — Age defensivamente, dentro e fora da célula, impedindo a ação dos *radicais livres*, e é também anticancerígena. Estimula o sistema imunológico. Reduz o colesterol. Combate a flacidez.

Betacaroteno — Sendo uma espécie de vitamina A, é poderoso anticancerígeno, especialmente quanto ao câncer do aparelho respiratório.

Oligoelementos — Determinados metais asseguram o bom funcionamento orgânico. São eles: zinco, manganês, cobre, cromo e selênio. Destes, o último aumenta a eficácia da vitamina E, portanto, é um antioxidante.

Milhões de pessoas em todos os países, convencidas por *marketing* maciço, se tornaram fanáticos consumidores imprudentes e dependentes de comprimidos, cápsulas, pílulas de nutrientes, fabricados pelos grandes laboratórios. Neste aspecto se comportam como se dissessem ao Criador:

> Você fracassou ao produzir alimentos tão ridículos, falsos e carentes. Ainda bem que a farmácia está aí pra nos salvar. Agora, sim. Podemos voltar a respirar, sem adoecer e envelhecer.

Saúde na terceira idade

Não sou contra a farmácia. Há quem o seja. Bendigo a indústria farmacêutica que tem acudido pessoas queridas e milhões de outras que nem conheço. Minha intenção é alertar contra a corrida imprudente aos antioxidantes industrializados, que pode se transformar em mais uma contravenção ao eternamente válido "manual de instruções". Se também você quiser aderir à moda, tudo bem, mas consulte antes um competente e consciencioso profissional ortomolecular. Não o faça por adesão cega à propaganda. Até agora, com muita razão, bons médicos vêm advertindo contra o uso abusivo de medicamentos e começam a fazê-lo relativamente aos suplementos vitamínicos.

Causou-me espanto ler a notícia de que em abril de 1994 o *New England Journal of Medicine* publicou um estudo feito por cientistas americanos e finlandeses que teve por fim comprovar a eficácia dessas vitaminas... Os cientistas verificaram que o consumo de suplementos vitamínicos pode ter efeitos negativos. Richard Peto — um dos editores da revista da Universidade de Oxford — disse que essa pesquisa é uma ducha fria nas opiniões sem fundamento sobre o papel das vitaminas. Os cientistas do Instituto Nacional do Câncer dos Estados Unidos e do Instituto Nacional de Saúde da Finlândia analisaram os casos de 29.133 homens fumantes que usaram suplementos de vitamina E e betacaroteno durante um período de cinco a oito anos. O estudo revelou uma incidência maior de câncer pulmonar e derrame cerebral entre os que tomaram betacaroteno. Entre os que tomaram vitamina E foi maior o número de derrames (Jornal *O Globo*, 14/4/1994).

Quanto a vitaminas e sais minerais, Deus não errou coisa nenhuma. Produziu, abundantemente, considerável variedade de antioxidantes eficazes. É o que afirma o Prof. Dr. Flávio

Rotman, professor de nutrição da Universidade Federal do Rio de Janeiro, autor de mais de dez livros sobre o assunto. Diz que a alimentação *antioxidante* reduz em 200% as chances de agressão ao organismo, provocada pelos *radicais livres*. Segundo ele, "a suplementação vitamínica" (produzida pelos laboratórios) é indicada para pessoas que estão doentes (Jornal *O Globo*, 21/4/1994).

Treinamento antidistresse

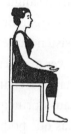

REAÇÃO DE ALARME

Que é *estresse*? Você, seguramente, já sabe. Todo ser humano sabe. Chamam-se *estresse* todos os mal-estares, palpitações, tremedeiras, palidez, suores frios, fadiga... e mil perturbações psicossomáticas que de repente tomam conta da gente quando diante de uma situação ruim, perigosa, alarmante, incômoda e até mesmo algumas excessivamente prazerosas.

Quando nos deparamos com uma situação de perigo iminente, uma reação neuro-hormonal nos mobiliza para *fugir* e, se isso for impossível, *lutar*. O organismo detona a chamada *reação de alarme*: (a) o coração se acelera para melhorar o desempenho do cérebro e dos músculos; (b) os vasos sanguíneos próximos da face se contraem, e empalidecemos; (c) o tempo de coagulação diminui para fazer face a prováveis hemorragias; (d) para maior oxigenação, a respiração se acelera; (e) a transpiração aumenta, para refrescar o corpo; (f) para melhor dispararem, os músculos se contraem; (g) para fazer frente a possíveis infecções, é aumentada a produção de leucócitos; (h) para aumentar a disponibilidade de energia, funções menos urgentes (a digestão, por exemplo) ficam adiadas; (i) o sangue das vísceras acorre para onde a prioridade é maior — o cérebro; (j) as ondas cerebrais se aceleram; (l) diminui a resistência elétrica da pele; (m) os olhos se arregalam, procurando ver mais e melhor. Toda esta perturbadora reação defensiva da vida, chamada *estresse*, é apontada pelos cientistas como a causa principal das muitas formas de enfermidades e deficiências que podem comprometer a saúde e abreviar a juventude de todos nós. Como pode? Finalmente, *estresse* defende ou estraga nossa vida?

Fases do estresse

Cessado o estímulo estressante, um chamado "mecanismo homeostático"[38] se encarrega de restaurar a normalidade funcional do organismo. Mas isto só acontece no indivíduo sadio. Neste caso pode ser dito que o *estresse* cumpriu sua alta incumbência de preservar a vida e cessou sem deixar marcas, sem sequelas. Se, por incapacidade homeostática, no entanto, a "reação de alarme", embora já um tanto mitigada, ainda persistir, inicia-se uma segunda fase, chamada "de adaptação". Nesta, à custa de considerável dispêndio de energia, o organismo procura adaptar-se para recuperar-se e sobreviver. Se, com o passar do

Saúde na terceira idade

tempo, não conseguir, já com um baixo saldo de vitalidade, pode entrar em colapso. É a "fase de exaustão", a qual termina com a morte.

O *distresse*, que é o sofrimento ou a doença resultante do *estresse*, se expressa num leque de patologias diversas que maltratam e devastam o ser humano — hipertensão arterial, doenças cardiovasculares, úlcera, asma, diabetes, insônia, obesidade, todas cujos nomes terminam em *ite* (sinusite, faringite, encefalite...) e até o câncer. *Distresse* produz *imunodepressão*, isto é, a debilidade do sistema imunológico, abrindo as portas, portanto, a numerosas infecções. Não é só. Manifesta-se em perturbações psíquicas. Basta dizer que a predisposição a acidentes é uma forma de *distresse*.

FATORES ESTRESSANTES

O fator estressante — agressão, desafio, desconforto, dor e até gozo excessivamente intenso, finalmente, tudo o que desestabiliza o organismo — nem sempre é do ambiente. Chego mesmo a crer que a maior parte das vezes é subjetivo, isto é, criado pela mente. A imaginação fantasiosa tem poder de desencadear *estresse*. Tal é o caso de alguém que se imagina portador de uma doença grave ou prestes a perder o emprego. O *estresse* pode também ser gerado a partir de avaliações e percepções equivocadas, como no caso do homem que reagiu apavorado diante de uma cobra pronta para agredi-lo e que, quando seus olhos se acostumaram à penumbra do ambiente, constatou ser apenas uma inocente corda. Preocupações também podem estressar, como acontece com alguém que, apavorado, prevê o resultado ruim de uma biópsia ou de um concurso para um emprego. Os

JOSÉ HERMÓGENES

hipocondríacos vivem estressados por se sentirem continuamente ameaçados ou já dominados por doenças inexistentes. Finalmente, alguns outros comportamentos insanos da mente produzem *estresse*.

Dr. Sellye, médico, pesquisador pioneiro e autor da doutrina do *estresse*, assinalou que a profunda mobilização psicossomática denominada "resposta de estresse" não se processa somente em situações desagradáveis e dolorosas, naquelas que nos preparam para conseguir *lutar* ou *fugir*, mas também em situações festivas como a vitória de "nosso time" na partida decisiva do campeonato, como na curtição radical de um megaprazer avassalador, ansiosa, apaixonada e longamente desejado, como o primeiro beijo cálido da pessoa amada.

O trabalho excessivo e agitado é talvez o maior responsável pelo *estresse*, daí a necessidade de repouso, de férias periódicas. Os *executivos* mais eficientes que se cuidem para não virem a ser *executados*.

ESTRESSE, SIM. DISTRESSE, NÃO

É justo condenar o *estresse* como causador de sofrimentos e doenças mil? Não. Ele é um enérgico e bem-intencionado defensor da vida. É comum, no entanto, se falar em "doenças do *estresse*". Esta fama horrível do *estresse* explica o aparecimento, em todos os países, de uma enorme variedade de tratamentos e programas contra o *malfeitor*. Que estranhos são os atuais programas ou tratamentos *antiestresse*! Eu também tive meu tempo em que propus um *treinamento* (não *tratamento*) *antiestresse*. Mais tarde, felizmente, descobri que, se aprendermos a admi-

Saúde na terceira idade

nistrar com eficácia o *estresse*, impedimos que ele degringole e se transforme em *distresse*. E estou certo de que isto é o melhor. Só é preciso um *treinamento antidistresse*.

O *estresse* deve perturbar só enquanto durar a emergência. Tendo esta acabado, toda instabilidade deve naturalmente cessar. Se, no entanto, a emergência for de *grande intensidade* (ser vítima de um acidente dramático); se não se tratar de emergência, mas de uma aflição permanente (um casamento infeliz, uma velhice enfermiça); se o impacto agressivo *se repetir muitas vezes* (notícias alarmantes todos os dias na mídia), o *estresse pode* degenerar em *distresse*, que possui mil formas de maltratar — enfermidade, sofrimento, fadiga, tensão, perda de qualidade no desempenho vital, psicológico, social e profissional.

Como prevenir o *distresse*?

Pensamos logo em evitar ou afastar o agente estressante. Mas é fácil? É sempre possível? Não.

Não posso fazer a chuva parar. Mas posso abrir um guarda--chuva. Não é? Não tenho como tornar o mundo menos medonho. Nem sempre consigo zerar ou minorar a intensidade do fator estressante que me ataca. Para não vir a sofrer *distresse* só resta me transformar, visando amenizar minha *estressibilidade* pessoal. É exatamente isto que denomino *administrar o estresse*.

Começando uma aula de "Saúde na terceira idade" o aluno Samuel José da Silva (60 anos) pediu para dar um testemunho. Começou dizendo: *Devo agora minha vida ao que aprendi aqui.*

Caíra com seu carro no poluidíssimo canal do Mangue (Rio de Janeiro), fato que fora noticiado pela TV. Prisioneiro do veículo, mergulhando no lodo grosso, escuro e fétido, praticou o que aprendera — *entrego, corfio, aceito e agradeço.* Sem pavor, bastante sereno, lutou com a eficiência necessária e se libertou,

JOSÉ HERMÓGENES

podendo nadar até à margem, onde esperou ser retirado. Cinco vezes tentaram em vão puxá-lo pelo paredão escorregadio, e ele acabava novamente resvalando para a imundície. Mesmo assim, não temeu e não se desesperou. Na sexta vez, com a ajuda de uma corda, foi içado. No hospital, os médicos, admirados, tiveram apenas de fazer uma desinfecção. Até a disciplina respiratória o salvara de ter os pulmões invadidos pela água pútrida. Não apresentava alterações fisiológicas compatíveis com o acidente, extremamente estressante. Por quê? Ele, que chegara há meses à Academia Hermógenes dominado por prolongada depressão (que já era um *distresse*), conseguira curar-se, e já estava preparado para bem-administrar aquela crise dramática e quase trágica. Que medicamento ou equipamento o teria ajudado tanto?

Antes de iniciar o segundo dia de um curso sobre "Yogaterapia" para profissionais de saúde, no auditório do INAMPS (no Rio de Janeiro), fui abordado por um senhor sessentão, que se apresentou e visivelmente comovido me disse: *Professor, devo-lhe a minha vida. Se não tivesse tido sua aula ontem, eu teria tido um infarto mortal. Eu me conheço. Depois que saí daqui, fui para o consultório — meu e de meu filho, também médico — e encontrei-o inundado com mais de um palmo d'água. O estrago foi enorme. Mas não me afobei. Agi como aprendera em sua aula.*

Algum medicamento ou recurso tecnológico, por mais caro e sofisticado, pode produzir tais resultados?!

ANTIESTRESSE NAS EMPRESAS

Grandes empresas, no mundo dos negócios, estão investindo milhões de dólares em "programas antiestresse", e o retorno tem sido compensador. São consideráveis os lucros por conta dos seguintes resultados:

Saúde na terceira idade

- redução do número de faltas ao trabalho;
- redução de visitas ao serviço médico e das licenças para tratamento;
- redução dos acidentes de trabalho, aumento da produtividade, melhora no relacionamento interpessoal e na qualidade de vida individual e na empresa.

Tais retornos seriam, por certo, ainda mais compensadores se o programa adotasse um *treinamento antidistresse*. O *custo* seria incomparavelmente menor e o *benefício*, maior. E muito barato porque dispensa a parafernália tecnológica, bem como produtos farmacêuticos. O *treinamento antidistresse* tem grande alcance e todas as vantagens da yogaterapia, pois é um emprego da yogaterapia.

Mas o que é *"treinamento antidistresse"*?

Treinamento antidistresse

A lógica sugere, e a experiência confirma, que só conseguimos bem-administrar o *estresse* se, através do cuidadoso *treinamento*, tivermos operado em nós uma transformação em todos os aspectos e níveis. Tal mudança cada um terá de fazê-la em si mesmo e por si mesmo, da mesma forma que somente o próprio surfista pode se equilibrar em sua prancha. Terapias convencionais dependem de medicamentos químicos e sofisticados equipamentos tecnológicos, mas funcionam apenas como paliativos. Não conseguem produzir a indispensável autotransformação dos usuários. Além do mais, chegam a frustrar a verdadeira e definitiva cura, a qual, em princípio, consiste na forma capaz de receber e gerenciar o impacto estressante, abrandando seu

JOSÉ HERMÓGENES

potencial perturbador. Só aqueles que se autotransformaram, e com isto minoraram o grau de sua *estressibilidade* pessoal, conseguem fazê-lo.

O mesmo fato estressante, digamos, uma dolorosa perda (do emprego ou de um ente amado), em uma pessoa, pode produzir um infarto; noutra, apenas momentâneo desconforto psicológico, que será seguido por uma valente mobilização para agir e vencer. A primeira pessoa não estava treinada para amaciar a bordoada e, assim, evitar o *distresse*.

ANTIESTRESSE TECNOLÓGICO

A alta tecnologia está anunciando acabar com o *estresse* por alguns dólares.

Sathya Sai Baba sugeriu que um homem avalia sua segurança pessoal pela robustez do galho da árvore sobre o qual está sentado. Um pequeno pássaro, embora pousado sobre débil raminho de arbusto que o vento balança, se sente incomparavelmente mais seguro, porque sua confiança está em suas próprias asas, em sua habilidade de voar. Que o leitor reflita sobre a espécie de segurança com que até agora tem contado.

Praticamente todos os capítulos deste livro ajudam-no a se habilitar para enfrentar e bem-administrar os *estresses* tão frequentes e intensos neste momento agitado da sociedade em que vivemos. Estude e pratique. Acautele-se contra a infeliz condição de dependente de medicamentos, de equipamentos eletrônicos ou de qualquer coisa que se pode comprar, mas que, a certa hora, pode faltar no mercado. O treinamento o transformará em uma pessoa calma, independente e segura, igualzinha àquele pássaro. Com ele você aprenderá a voar, com as asas que você mesmo pode criar.

Tranquilo, sim. Tranquilizado, não

Tratamentos à base de recursos e instrumentos externos vêm produzindo o homem *tranquilizado*. Só um autotreinamento *antidistresse* tem o poder de tornar o homem *tranquilo*.

Que deseja ser? Uma pessoa *tranquila* e *liberta*, ou um robô, artificial, superficial e transitoriamente *tranquilizado*, mas *dependente*!

O autotreinamento, além de proteger contra o *distresse*, poderá mesmo, dependendo de seu empenho e desempenho, transformar *estresse* em *eustresse*, ou seja, mudar radicalmente as coisas, em vez de perturbação e enfermidade, *euforia*, *eutimia* e *eurritmia*,[39] isto é, saúde e serenidade, vigor e amenidade. Para tão auspicioso resultado, naturalmente, você terá que decidir dedicar-se, devotar-se e disciplinar-se. Mas vale.

A defesa da vida

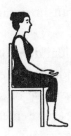

SISTEMA IMUNOLÓGICO

Toda pessoa dispõe de um sistema defensivo incomparavelmente mais sofisticado e eficiente que o das grandes potências. É chamado "sistema imunológico". Funciona graças à ação coordenada dos seguintes subsistemas: energético, linfático, vascular, nervoso e endócrino. Mantém vigilância ininterrupta, tanto que, instantaneamente, se mobiliza todo em uma eventual ameaça. E ameaça é o que não falta.

Se um agressor (micróbio, vírus, germe, célula cancerosa...) adentrar o corpo, a "vigilância imunológica" prontamente o identifica, rotula como inimigo (*antígeno*), estrategicamente o isola para vir a ser mortalmente cercado, atacado e finalmente destruído.

A agressão nem sempre vem de fora (*meio externo*), mas de dentro do próprio organismo (*meio interno*). Este é o caso de uma célula desordenada e desordeira, a célula cancerosa.

Enquanto seu sistema defensivo se mantiver em alta eficiência, a epidemia pode estar dizimando populações mas você continuará sadio. Mas se, por infelicidade, estiver debilitado, coitado também de você. São grandes a quantidade e a variedade de agentes destrutivos que já vivem dentro de seu organismo, no entanto, graças a seu sistema imunológico fortalecido, aí está você, sadio.

A Aids é o resultado da extrema redução imunológica ou *imunodepressão* porque o vírus HIV ataca exatamente o "mecanismo" do sistema de defesa. O que mata os soropositivos é a vulnerabilidade contra os ataques simultâneos de diversas "infecções oportunistas", que já não encontram resistência. O portador dessa síndrome está como que mergulhado em um rio infestado de piranhas.

É seu dever básico tratar de, por todos os meios e modos, *proteger* seu sistema de *proteção*. Enquanto você o conseguir, adoecerá menos e, consequentemente, deixará a velhice para muito depois, pois não é a velhice que traz as enfermidades, mas o contrário. São as muitas doenças que nos envelhecem. Providências estimuladoras do sistema imunológico são essenciais a qualquer programa de saúde na terceira idade. Mas como conseguir?

IMUNOTERAPIA

Modernos cancerologistas vêm tratando seus pacientes com um arsenal de medicamentos destinados a resgatar a natural eficiência imunológica. A estratégia é conhecida como *imunoterapia*. Mas...

JOSÉ HERMÓGENES

O trabalho de Steven Rosenberg é a primeira comprovação da possibilidade de usar a imunoterapia (tratamento com estimulação do sistema imunológico) contra o câncer. Ao contrário dos tratamentos existentes, que combatem diretamente o tumor maligno, a imunoterapia potencializa as próprias armas do organismo para deter a multiplicação das células cancerosas. (...) O maior problema, entretanto, são os fortes efeitos colaterais. Cerca de 70% dos pacientes tratados por Rosenberg sofreram com os efeitos. A maioria teve febre alta e alteração do ritmo cardíaco. Por ser tóxico, o tratamento não é recomendado para pessoas idosas e crianças... (Jornal *O Globo*, 24/3/1994).

Que pena!

IMUNOLOGIA HOLÍSTICA

Não existirá uma metodologia *natural* de "potencializar as próprias armas do organismo", evitando, assim, os temíveis efeitos do tratamento *artificial* de Rosenberg?

A experiência milenar da humanidade com yogaterapia autoriza a responder "sim". E, o que é mais interessante, o programa imunológico natural dos yoguis é holístico, o que significa não se restringir somente à proteção contra enfermidades orgânicas, mas contra muitas outras formas de sofrimentos que alcançam componentes imateriais da constituição humana.[40]

Como em outros aspectos vitais, também em imunologia a ciência materialista e mecanicista, lamentavelmente, vem se autolimitando. Entende muito lucidamente de *ataque-defesa*, mas exclusivamente em nível físico. Quando ousar ultrapassar fronteiras, alcançará um novo paradigma científico e passará

Saúde na terceira idade

a ver o ser humano em sua fantástica vastidão, da qual o corpo físico é tão somente uma parcela — a mais densa, a mais grossa e a mais efêmera.

Que não tarde o dia em que a imunologia materialista se liberte de seus atuais limites e alcance a magnitude de uma *imunologia holística*.

AGRESSORES FICHADOS E OS AINDA NÃO FICHADOS

Na visão imunológica hoje predominante os inimigos com ficha na polícia, rotulados de *antígenos*, são micro-organismos, certos corpos estranhos, células cancerosas e vírus. Assumindo o risco de ser tachado de não científico, ouso informar que, além destes, muitos outros agressores, ainda não fichados, atacam com tremendo potencial destrutivo. Quanto mais ignorados, maiores estragos impõem. Eis alguns: cargas energéticas perversas, pensamentos demolidores, emoções destrutivas, cores, sons e formas desarmônicas, entidades astrais enfermiças (obsessores)... É absolutamente importante saber que tais *antígenos* imateriais talvez sejam os terroristas de maior poder devastador sobre o próprio sistema imunológico. Defender-nos somente contra agressores materiais, embora nos ajude muito, não nos torna invulneráveis.[41]

A *imunoterapia holística* ou global, fundamentada no yoga, se criteriosamente cultivada, protege não exclusivamente o corpo material, mas os demais componentes imateriais do grande sistema humano também. Nossa batalha não pode deixar de ser multifrontal. Agir defensivamente em uma única frente nos fragiliza. É o que acontece ainda hoje. A *imunoterapia holística*, além de não custar dinheiro, é isenta dos efeitos colaterais lamentados por Steven Rosenberg.

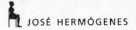

Consiste em resgatar, por meios e modos naturais, o fantástico potencial da vida plena, que está em cada um. Se você o praticar, em breve notará que as gripes e outras enfermidades infecciosas e inflamatórias são debeladas em tempo curto e mesmo não conseguem acontecer.

O método que este livro ensina tem base no yoga e, ao mesmo tempo, na doutrina de Hipócrates. Ele enunciou a existência de um imensurável poder (*vis medicatrix naturae*) que defende, retifica e restaura a vida. Sua recomendação prioritária a todo terapeuta é que, em seus tratamentos, não venha a se opor e a perturbar tal poder — *primo non nocere*.

Qualquer terapia que atue contra a energia vital, portanto antinatural, deve ser evitada. Uma terapia verdadeira deve promovê-la e aproveitá-la. Todas as técnicas e os procedimentos, que você vai aprender aqui e depois praticar, visam proteger a Vida e fazê-la reluzir em plenitude.

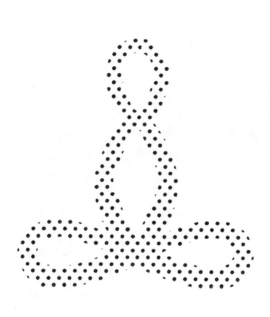

PARTE 3

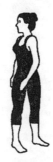

Autotreinamento

O método

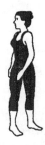

O CONJUNTO DAS DIFERENTES PRÁTICAS

Neste capítulo trataremos mais de instruções gerais sobre as práticas predominantemente, mas nunca exclusivamente, corporais.

Tais práticas podem reverter os muitos estragos gerados pela vida sedentária, má nutrição, hábitos antinaturais, fadigas, excessos, desgastes, má postura, tensões e toda sorte de agressões irresponsavelmente perpetradas contra o equipamento psicofísico. As técnicas e os exercícios inteligente, natural e suavemente mobilizam músculos, juntas, centros nervosos, vasos sanguíneos e linfáticos, órgãos internos, glândulas endócrinas e até mesmo o cérebro, enfim, todo o sistema orgânico. Atuam terapeuticamente sobre a circulação

JOSÉ HERMÓGENES

sanguínea e linfática, mas, indo além, também sobre o fluxo dos impulsos nervosos e energéticos, o que é muito importante, conforme você constatará.

Para isto, nos capítulos subsequentes ser-lhe-ão ensinadas seis técnicas de características e alcances diversos:

- *caminhada*, certamente adaptada para atender ao espírito do método holístico;
- *automassagens*, que, embora simples, produzem importantes recuperações orgânicas, energéticas e psíquicas por conta da melhora nas quatro circulações;
- *pavanamuktásana*, movimentos ginásticos para desenferrujar as articulações e desfazer nódulos de tensões nos músculos, para assim desobstruir os canais por onde flui a energia promotora da vitalidade e promover correção funcional do organismo todo;
- *exercícios isotônicos* e *isométricos*, destinados a aumentar a massa e o vigor muscular e reduzir a massa adiposa;
- *hatha yoga*, a série de maior eficiência terapêutica e a que melhor caracteriza o método por atuar sobre todo o sistema humano;
- *relaxamento*, que, desde os primeiros ensaios, começa a combater, nos músculos, velhas condições mórbidas (*hipertonia, hipotonia* e *distonia*), levando-os à *eutonia*, com evidentes melhoras orgânicas, energéticas e psicológicas;
- *meditação* e *oração*, de potencial terapêutico inimaginável.

Esta lista se completa com *risoterapia, caminhada em comunhão com a natureza, dança, cântico, trabalhos manuais (praxiterapia), musicoterapia, leitura espiritualizante, prestação*

Saúde na terceira idade

de serviço a necessitados... Dou lugar especial à oração, que junto com a meditação, constituindo a *logoterapia*, produz curas milagrosas e a realização do que, sendo impossível aos homens, é possível a Deus.

Por pior que seja o estado de um idoso, mesmo em fase terminal, até que lhe reste alguma luz, sintonizar com Deus em seu coração é doce remédio. Ao aconselhar *orai sem cessar*, São Paulo receitou uma vitamina capaz de prevenir e aliviar todas as formas de enfermidade. Associe a oração a todas as práticas disciplinares ao longo do dia (caminhada, automassagem, *pavanamuktásana*, exercícios musculares, *ásanas*).

Recomendações essenciais

Os benefícios do método cedo alegrarão o praticante, sem riscos de malefícios. Para tanto, em suas práticas diárias, cumpra as seguintes recomendações:

- os movimentos devem ser sempre lentos, gentis e até onde lhe seja possível chegar, evitando forçar;
- quando possível, mantenha fechados os olhos, para melhor concentração mental;
- cada exercício tem uma forma específica de respirar, portanto, atenda às instruções de cada um;
- cuide de visualizar o fluir sadio e revitalizante da energia a restaurar a saúde, a melhorar a vida na área de ação de cada exercício ou postura;
- terminada uma postura ou uma série de movimentos, sempre relaxe;
- quando, a qualquer momento, se sentir fatigado, excitado, ofegante, tenso, agitado, sentindo-se mal, tire proveito da

JOSÉ HERMÓGENES

"postura do cadáver",[42] e só retome a atividade sentindo-se recuperado;

- faça as práticas de preferência em lugar arejado, limpo, isolado e tranquilo;
- perfeccionismo, autocobrança ansiosa e competição consigo mesmo só servem para perturbar — evite; não se torne ansioso por resultados, soluções, recuperações, superações, curas imediatas, que só com o tempo virão a acontecer (ninguém pode antecipar o nascer do sol);
- estando de estômago cheio, em trabalho digestivo, não pratique exercícios corporais mais enérgicos; espere três horas após uma refeição mais pesada;
- atenda às recomendações de seu médico, mas lhe informe de que está fazendo um treinamento brando, essencialmente natural, sem riscos, praticamente sem contraindicações e efeitos lesivos (*iatrogenia*);
- nada de pessimismo e convicções derrotistas no estilo *isto não é para mim* ou *nunca vou chegar lá*, ou *já estou velho demais*... Este método é uma nova etapa feliz em sua vida, portanto, trate de persistir, pontualmente, sem negligência, pois você não está plantando alface, mas cedro;
- não ceda à tentação de parar quando chegar a se sentir aliviado ou liberto dos sintomas mais desconfortantes ou quando começar a supor que já praticou o suficiente;
- como quase todos, provavelmente você está buscando um tesouro chamado *saúde plena*; não se contente, portanto, com o simples bem-estar físico;
- se, depois de uma fase sem sintomas, por acaso sobrevier uma inesperada e desalentadora piora, não se apavore, não lamente; não se deixe vencer pela descrença, mas, ao contrá-

Saúde na terceira idade

rio, continue praticando dentro de suas possibilidades, lembrando que, após a noite escura, o dia amanhecerá radioso;

- a prática deve tornar-se tão indispensável ao seu dia como uma das principais refeições;
- se, terminada uma sessão, não se sentir repousado, tranquilo, eufórico, como vindo de umas boas férias, é que andou negligenciando uma destas recomendações, portanto, observe, analise e descubra o que precisa ser corrigido;
- renuncie ao desejo de subir ao pódio, pretendendo alcançar o que suas condições ainda não lhe permitem; progrida, mas sem pressa e sem violência; persistência e paciência fazem milagre.

Os movimentos devem ser lentos, relaxados, sem agitação, azáfama, ansiedade e esforço do tipo ou *vai ou racha*. Lembram o macio, suave, lento e belo desabrochar de uma flor.

A execução de cada exercício reclama a presença de você todo, isto é, ao mesmo tempo em que movimentar qualquer parte do corpo, associe a respiração adequada, e, principalmente, administre sua atenção, ou seja, conscientize-se e sinta o que estiver fazendo ou visualize o fluir da energia, tome consciência do que se passa em seus músculos, articulações, circulação e respiração. Quando a mente rebelde fugir, não se entristeça, não brigue com ela. Com persistência e gentileza, reconduza a "maluquinha" para onde devia estar.

Já deu para entender que não o estou convidando para uma simples atividade maquinal, repetitiva, muscular, superficial e esbaforida? Proponho algo incomparavelmente mais profundo e abrangente, que está a seu alcance e lhe abrirá as portas a uma vida ampla, sã e santa, liberta e criativa. Meu convite é para

JOSÉ HERMÓGENES

plenificar seu infinito potencial, levando em conta que a morte só interrompe uma existência, mas não alcança a Essência, que você, todos e eu também somos. Vamos escalar a montanha em busca dos esplendores do sol, antes que ele se esconda.

Comece e não pare mais. Vá em frente na doce e luminosa magia do método.

UM BOM PROGRAMA DE ATIVIDADES

As atividades terapêuticas estão propostas da mais simples e acessível à mais sofisticada e completa. A *hatha yoga*, completada com oração e meditação, forma o método caracteristicamente yogaterapêutico, portanto, o mais completo e de maior potencial. As outras atividades, embora inegavelmente eficazes, são acessórias, ajudando na adaptação dos praticantes já mais castigados pelo envelhecimento.

Não posso conhecer as atuais condições orgânicas, energéticas e emocionais do leitor; como está se sentindo, se está forte e se locomove bem, se padece de alguma limitação, se continua trabalhando ou tem levado vida sedentária.

Embora me falte um diagnóstico de você, sugiro um esquema de atividades isento de riscos, provavelmente a seu alcance e que o ajudará a gradualmente vencer condições desafiadoras ou limitantes.

Inicie sua recuperação pela caminhada, adaptando-a a suas possibilidades, de forma a não onerar suas energias. Se puder, ou quando chegar a poder, acrescente as práticas mais fáceis das fases automassagem e *pavanamuktásana*. Com a melhora da saúde e o acréscimo de vitalidade, chegará a hora de começar os exercícios musculares. Acrescente-os a seu programa diário. Aos poucos, sem compromisso, sem forçar, tente executar

Saúde na terceira idade

as técnicas mais simples e exequíveis da hatha yoga: a parte introdutória, as poses de equilíbrio, a ativação dos músculos respiratórios, algumas flexões mais fáceis e, melhor que tudo, as técnicas facílimas que constituem a fase última da sessão de hatha yoga (sedativas e relaxantes).[43]

Caminhada

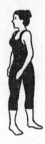

Dos exercícios apropriados à terceira idade, a caminhada é talvez o que mais se aproxima da perfeição da hatha yoga porque ambas:

- são rigorosamente naturais, dispensando, portanto, medicamentos, equipamentos e instalações de tecnologia sofisticada e dispendiosa;
- dispensam a contribuição de um profissional e apresentam riscos insignificantes, por serem adaptáveis às condições individuais;
- atuam, não como um *tratamento* específico de uma determinada doença, mas como um *treinamento* inespecífico, propiciador das condições básicas e etiológicas do que chamamos saúde.[44]

Saúde na terceira idade

Benefícios

A caminhada diária, yoguicamente praticada:

- reduz as adiposidades, graças à forte queima de calorias;
- pelo mesmo motivo, aprimora a silhueta e ajuda a reduzir o peso;
- reduz, no sangue, o nível de adrenalina e aumenta o de endorfinas, e por isto mesmo protege contra as chamadas "doenças do estresse";
- amplia a capacidade aeróbica, isto é, melhora o aproveitamento do oxigênio nos pulmões, coração, artérias e músculos;
- melhora a circulação sanguínea,[45] contribuindo assim para corrigir a hipertensão arterial;
- fortalece e tonifica a musculatura, principalmente das pernas e do abdome;
- previne artrites, artroses e a grande inimiga dos idosos, principalmente mulheres, a osteoporose, assim como otimiza o condicionamento físico dos portadores dessas síndromes.

Especialistas constataram que, considerando a grande quantidade de calorias queimadas, caminhar reduz a obesidade, sendo preferível a nadar, correr e pedalar.

Para ampliar os benefícios geriátricos da caminhada, deve-se:

- descartar o alcoolismo, o tabagismo e outros vícios destruidores;

JOSÉ HERMÓGENES

- praticar nutrição balanceada, excluindo carnes e gorduras animais, os enlatados, o açúcar branco, as farinhas brancas, os frutos do mar, salames, presuntos, linguiças e outros tóxicos violentos;[46]
- evitar o consumo abusivo de remédios, automedicação;
- cultivar repouso e sedação;
- usar tênis apropriados e vestir roupas arejadas e folgadas, salvo nos dias frios, quando se faz necessário um agasalho;
- evitar a prática se não se passaram duas horas e meia após a última refeição, quando o organismo ainda se encontra em processo digestivo (um iogurte ou um suco de fruta não contam);
- parar e relaxar, quando se sentir ofegante;
- preferir locais arborizados, evitando ruas de tráfego intenso e poluídas;
- ao término, beber água, especialmente se transpirar muito, a fim de reidratar-se;
- amplificar a caminhada, transformando-a de simples *atividade física* (?!) em atividade *holística*.

AMPLIFICAÇÃO

Em minhas caminhadas raramente cruzo com pessoas que manifestem saúde, positividade, felicidade, euforia, paz... Vejo muito mais rostos contraídos denunciando preocupações, mágoas, zangas, pessimismo, amargura... Sinto que estão fazendo o exercício como desagradável penitência puramente corporal, imposta pelo modismo ou receitada pelo médico. Dá para perceber que, enquanto seus corpos se movem, suas mentes aflitas estão tensamente aprisionadas a coisas, pessoas

Saúde na terceira idade

ou fatos do passado ou do futuro. A caminhada as ajuda. Mas muito mais o faria se transformada em treinamento *holístico*. Vou lhe ensinar a caminhar holisticamente. Topa?

Para conseguir amplificar os benefícios da caminhada terá de amplificá-la. Algumas amplificações são físicas e outras não físicas. Tais como:

- mobilizar a estrutura energética ou *corpo prânico*;[47]
- concentrar a mente;
- curtir sublimes emoções e sentimentos santos;
- acima de tudo, buscar ligação com o Ser Supremo, o Espírito que é nossa Essência, Consciência e Realidade Última.

Amplificação na área física

Associe à sua caminhada o que for razoável e possível do que é ensinado no capítulo "Pavanamuktásana"; por exemplo, fechar e espalmar energicamente as mãos, imprimir movimentos aos pulsos, braços e ombros. Mas sempre moderadamente e de forma alguma acelerando sua respiração.

Caminhe tendo os braços cruzados às costas, com o propósito de corrigir o que se tem chamado "as costas redondas" dos idosos, e também para o desempeno da postura, podendo assim prevenir ou até certo ponto corrigir o afundamento do peito e a hipercifose (corcunda). O caminhante que tenha hiperlordose (costas seladas) não deve praticar esta amplificação.

Se a caminhada for em terreno plano, percorra de 5 a 10 metros andando nas pontas dos pés e, depois, a mesma distância sobre os calcanhares.

Associe os exercícios da nuca (página 134) e algumas possíveis manobras de automassagem.

JOSÉ HERMÓGENES

Amplificação psicoenergético-espiritual

Plena atenção — Muitas vezes cruzo com pessoas a caminhar escutando um *walkman* em forma de braçadeira, evidenciando um lamentável alheamento psíquico. Conversar enquanto caminhamos também é desaconselhável. Além de perturbar o ritmo respiratório, dependendo do assunto e do próprio interlocutor, expõe-nos a diferentes repercussões psíquicas, podendo algumas serem adversas à concentração, à harmonização, à tranquilização e à purificação da mente (ver observações sobre *satsang* e *asatsang*). Tagarelando, soltando rédeas a pensamentos, emoções, fantasias, memórias, preocupações, pós-ocupações, apreensões, inseguranças, ressentimentos, fofocas etc., o caminhante se movimenta materialmente feito robô, como se fosse tão somente um corpo, mas o pior é o que sobra para seu mundo psíquico. Isto não convém. A dispersão mental debilita, distrai, e até pode instabilizar todo o sistema que somos. Caminhar concentrado, mobilizando e administrando todo o seu ser é imensamente benéfico. É quase como praticar yoga. É o que os cientistas chamam *holoprática*.

Durante sua caminhada diária, concentre-se, e assim se fortaleça, se harmonize, consiga integrar-se como uma unidade sadia. Defenda-se da fragmentação e da alienação. Não se esparrame indefeso, rendido às muitas atrações que passam. Não largue o timão do barco de sua vida. Cultive a *atenção plena*, que consiste em estar inteiro, alerta, ligado e presente no local e no que estiver fazendo. Assuma o controle de si mesmo. Ao tentar concentrar-se, bem como em tudo que fizer, evite tensão e perfeccionismo. Esteja atento, mas com brandura. Não brigue com sua mente, até agora viciada em distrações.

Saúde na terceira idade

A *atenção plena* não é fácil, pois a mente, por tantos anos solta, errante e descomprometida, rebelde por natureza, e, acima de tudo, ladina e embusteira, agora rechaça qualquer tentativa de controle. Não devemos, porém, desistir de educá-la. A melhor tática recomenda não usar de violência, não pretender impor ou forçar, mas, sem desânimo, perseverar com paciência e perícia. Entenda por perícia o emprego inteligente e diligente de três procedimentos bastante capazes de seduzir a mente[48] e por fim aquietá-la: comunhão com a natureza, *pranayama* e autossugestão.[49]

(a) *Comunhão com a natureza* — Caminhar em silêncio, buscando sintonizar-se com a natureza, funciona como terapia da sensibilidade,[50] isto é, a conquista da saúde pelo refinamento dos sentimentos e pela sublimação da sensualidade,

Nos seminários da Academia Hermógenes e no curso de "Treinamento antidistresse", que tenho administrado a empresas, no Brasil e em Portugal, a caminhada em comunhão com a Natureza sempre termina com emocionados depoimentos espontâneos de um ou mais componentes declarando ter alcançado alívio ou mesmo a solução para algum velho sofrimento persistente. O grupo, em silêncio, caminha por vales e colinas, vadeando regatos, varando capões de mato, trilhando picadas, deliciando-se em religiosa mudez e inebriando-se com o banquete de doces sensações inspiradas pela exuberância de cada paisagem.

Não tem que ser uma atividade coletiva. O caminhante que busca sintonizar com a natureza, cultivando o silêncio mental, alcança condições de vivenciar um ainda desconhecido nível de euforia de mágico poder repousante. A recomendação é manter *atenção plena* voltada para o ambiente sedutor; tomar consciência de cores e formas, de luzes e sombras que se alternam, de nuvens cambiantes; procurar sentir na pele o ardor do sol ou o frescor da mata; escutar a sonoridade dos pássaros, dos insetos, do riacho sussurrante, da brisa harpejando o arvoredo, dos próprios passos esmagando folhas caídas; perceber fragrâncias diversas, atentar para seus próprios movimentos musculares e respiratórios... Em tudo isto a mente é reduzida à simples espectadora quieta, embebendo-se de mil percepções, no papel de testemunha que não interfere, não fala, não avalia, não faz projetos, não evoca o passado e nada julga. O silêncio da língua até que não é difícil. Difícil mesmo é emudecer a mente sempre tagarela. A mente, imantada pela beleza do ecossistema, tende naturalmente a aprofundar-se no rumo do "Reino de Deus que está dentro de nós".

A caminhada, feita dessa maneira, é o que se pode chamar meditação em movimento.

(b) *Pranayama* — Significa gerenciar (*yama*) a bionergia (*prana*). Isto seguramente amplia os benefícios da caminhada. Consistirá em inspirar e expirar no ritmo dos passos. Como proceder? Em *plena atenção*, inspiramos enquanto damos, digamos, três passos e expiramos durante outros três. A contagem (três, quatro...) dependerá de nossas necessidades e, naturalmente, de nossas limitações. Se com a contagem de três passos você ficar ofegante, diminua para dois. O importante é que o número de passos seja igual para inspirar e expirar. Evite empolgação, pretendendo ultrapassar-se. Em yogaterapia qualquer forma de repressão, pressão, ansiedade ou violência deve ser descartada. Empenhada na contagem, sem se dar conta, a mente está se deixando disciplinar.

Saúde na terceira idade

(c) *Autossugestão* — O bem-estar e a vitalidade produzidos pela caminhada podem ser amplificados se, ao ritmo das passadas, você associar a visualização de um autorretrato positivo, imaginando-se jovem, forte, belo, vigoroso, calmo, elegante, alegre e feliz. Para tanto, o método de autossugestão de Emil Coue é bastante válido. Em vez de soltar a mente leviana e falastrona, repita para si mesmo, insistentemente e convicto: "Cada dia estou melhorando, sob todos os aspectos!"

Pode preferir outro método, por exemplo: ao inspirar, imagine estar captando uma grande quantidade de bioenergia, e, ao expirar, eliminando uma carga maléfica de toxinas físicas, energéticas e psíquicas.

A autossugestão, no entanto, mais eficaz e imensamente eficaz, até mesmo onipotente, é repetir com total convicção, isto é, sem mínima dúvida ou vacilação, o *mantram* ensinado por Jesus: "Eu e o Pai somos um!"

Orar durante a caminhada é bastante proveitoso. Pode ser oração decorada, mas também uma espontânea, improvisada, criada no momento. Melhor que fazer pedidos, é louvar, agradecer, render-se ou declarar amor a Deus.[51] Há ainda a sugerir: abençoar, com um voto mental, as pessoas que encontramos em nosso caminho. Embora não sendo em verdade uma autossugestão, conforme propomos, não deixa de ser uma forma de entreter a mente com algo positivo, lindo, digno, grandioso e abençoado.

Automassagem

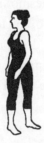

Uma boa massagem produz *eutonia*, isto é, uma condição saudavelmente equidistante entre a *hipertonia* (endurecimento e contração) e *hipotonia* (frouxidão demasiada). É o tono muscular ideal porque desbloqueia as quatro circulações (do sangue, da linfa, dos nervos e da bioenergia). O massagista pode ser você mesmo. Melhore sua saúde massageando-se diariamente. É fácil e agradável, calmante e terapêutico.

Ao se massagear, tenha a mente concentrada, enviando à parte massageada uma radiação de amor. Isto é muito favorável. Mas, por conveniência de tempo, pode fazê-lo assistindo à TV, lendo, sentado no vaso sanitário ou curtindo musicoterapia. Prefira, porém, o primeiro processo. É incomparavelmente mais eficiente.

Importantíssimo:

Saúde na terceira idade

- antes de começar, durante cerca de 15 segundos, friccione vigorosamente as palmas das mãos para ativar nelas a energia;
- massageie sempre a partir das extremidades, no sentido do coração;
- pressione com força, mas não tanto que deixe marcas.

As mãos

Cumpra as etapas que a seguir descrevo:

- com uma das mãos, segure o polegar da outra. Imprima--lhe movimentos circulares, simultaneamente puxando-o como se o quisesse arrancar. Poderá produzir pequeno estalo. Faça o mesmo com os demais dedos;
- procure como que flexionar lateralmente cada dedo. É impossível, mas a tentativa produz bom efeito;
- massageie cada dedo da seguinte maneira: primeiro, procure vergá-lo para trás e imediatamente depois, usando o polegar da outra mão, comprima separadamente as três articulações de cada um, sempre no sentido da palma. Se escutar estalidos, ótimo;
- com o indicador e o polegar, faça sucessivas compressões em cada dedo da outra mão. Primeiro, nas laterais, e depois, nas faces superior e inferior de cada dedo, sempre caminhando da ponta para a inserção. Não pare, e siga pressionando a mão até ultrapassar o punho em cerca de 5 cm. As compressões devem também partir dos intervalos entre duas inserções de dedos vizinhos.

JOSÉ HERMÓGENES

Claro que ambas as mãos devem ser massageadas. Terminada a massagem de cada uma, siga em frente, massageando também antebraços, cotovelos, braços, ombros e nuca.

Pratique a massagem diariamente, se possível, mais de uma vez.

Os pés

- com uma das mãos, segure o tornozelo, e, com a outra, a ponta do pé, imprima largos movimentos circulares. Num sentido e depois no outro;
- segure cada artelho com o polegar e o indicador e massageie da mesma forma que fez com os dedos das mãos;
- massageie cada artelho em toda a sua extensão, da ponta à inserção, e, alongando-se, massageie também a sola e o peito do pé. A massagem do pé deve começar não somente na ponta de cada artelho, mas também a partir dos intervalos entre cada um e seu vizinho;
- com as pontas dos dedos das mãos massageie a sola do pé oposto, como se os dedos caminhassem pressionando da ponta para o calcanhar, apertando com força o tecido. Faça isto seis vezes;
- com a mão fechada, esmurre vigorosamente meia dúzia de vezes a região mediana da planta do pé;
- usando as duas mãos, siga comprimindo também a perna, o joelho, a coxa e as nádegas. Massageie uma perna e depois a outra.

MASSAGEM NAS ORELHAS

Nas orelhas se concentram os terminais dos condutos de bioenergia vivificantes dos diferentes órgãos do corpo. Massageando toda a área das orelhas conseguimos nutrir saudavelmente com energia todos os órgãos e vísceras, estimulando suas específicas funções vitais.

MASSAGENS NO RESTANTE DO CORPO

Sempre que puder, massageie os músculos que lhe forem acessíveis, mas sempre na direção do coração e jamais na direção oposta. Você será recompensado.

Pavanamuktásana

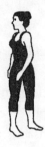

Esta série de técnicas visa principalmente resgatar a mobilidade das juntas. Uma articulação enferrujada bloqueia parcialmente a circulação da energia vital (*prana*), produzindo disfunção neste ou naquele órgão anormalmente energizado. As áreas anteriores à articulação padecem de excesso de energia represada, e as posteriores, de carência. Numa ação típica de "manobreiro", você terá de abrir estes registros bloqueadores a fim de drenar o excesso de determinadas áreas para suprir outras. O livre fluxo da energia é absolutamente essencial à saúde e à vida. A série de técnicas de ativação das articulações que, na linguagem do yoga, tem o nome genérico de *pavanamuktásana*, além de remover os entraves à circulação bioenergética, simultaneamente beneficia as outras três circulações essenciais: sanguínea, linfática e nervosa. Sempre que praticar uma variedade qualquer de *pavanamuktásana*, não se esqueça disto. Você vai observar melhoras sensíveis em sua saúde, com apenas tão pouco. Se seu estado de saúde não lhe permitir exercícios mais movimentados, pratique automassagem, *pavanamuktásana*, oração, relaxamento e meditação. Ser-lhe-ão muito benéficos. Pratique com a maior frequência possível. É muito importante resgatar movimentos amplos em todas as juntas. Não aceite viver tolhido.

1 – Dedos, mãos e punhos

Os dedos, as mãos e os punhos, com a ferrugem do tempo, incham, chegando a doer, e se nada for feito chegarão a perder os parcos movimentos que ainda lhe restam. Sempre que se lembrar:

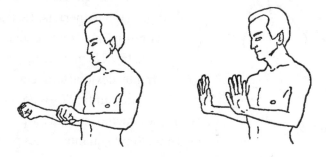

Figura 5

a) Feche e abra energicamente os dedos e as mãos, repetidas vezes.

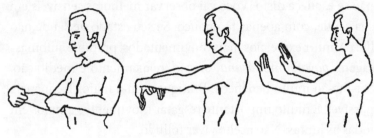

Figura 6

b) Movimente os punhos em todos os sentidos, ora com as mãos fechadas, ora exageradamente abertas.

2 – ARTELHOS, TORNOZELOS E JOELHOS

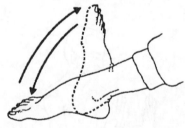

Figura 7

a) Sentado, sem exagero ou fadiga, erga as pernas, flexione os pés para a frente e, depois, para trás. No movimento para a frente, flexione também os artelhos, juntando-os ao máximo; e, no movimento para trás, separe-os ao máximo. Repita quantas vezes puder. Após repousar, tente desenhar com as pontas dos pés o maior círculo possível. Primeiro, em um sentido e, depois, no outro. Se sentir uma discreta dorzinha nos músculos, festeje. Repita muitas vezes e depois relaxe.

b) Sentado em cadeira ou no assoalho, apoie o peito de um pé sobre a coxa oposta. Só o pé. O tornozelo não. Com uma das mãos, procure virar para cima a sola do pé (sem forçá-lo).

Simultaneamente, com a outra mão, tente abaixar o joelho flexionado. Não force. Repita quatro vezes com a mesma perna. Alterne. Pode também ser praticado mecanicamente, por exemplo, ao assistir à TV.

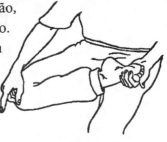

Figura 8

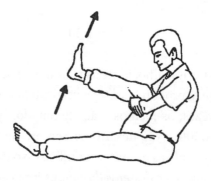

Figura 9

c) Sentado no assoalho com as pernas estendidas (se não tiver condições, pode ser em uma cadeira). De olhos fechados, inspirando, estenda uma das pernas para o alto. Expirando, sempre de olhos fechados, flexione o joelho e abrace a coxa, trazendo-a de encontro ao peito. Enquanto abraça a coxa, pulmões vazios, dê meia dúzia de chutes lentos no ar, procurando sentir o que acontece aos músculos. Inspirando, devolva o pé ao assoalho. Relaxe. Alterne. Não se deixe vencer por normais dificuldades, as quais indicam que você está precisando do exercício. No início, se o ventre for volumoso, pode dificultar. Mas não desista. Com a continuação, o ventre irá cedendo.

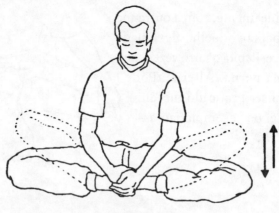

Figura 10

d) Sentado no assoalho, junte as plantas dos pés o mais próximo do períneo, procure manter a verticalidade da coluna. Nas primeiras vezes, os joelhos, não exercitados, provavelmente ficarão lá no alto. Não desanime! Sempre segurando os pés juntos, movimente as pernas imitando o esvoaçar de uma borboleta. Quanto tiver *des-envelhecido* as juntas e os músculos, sem dores nem esforço, você poderá ficar sentado com os pés juntos e ambos os joelhos pousados no assoalho. Os proveitos musculares e circulatórios (sangue, linfa, impulsos nervosos e bioenergia) serão consideráveis. Os órgãos e as glândulas relacionados com a vida sexual poderão *des-envelhecer*.

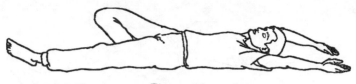

Figura 11

e) Esta técnica beneficiará a coluna, as articulações dos ombros e a função respiratória. Deite-se sobre as costas. Com a ajuda da mão, encoste a sola do pé na coxa oposta, o mais perto possível do períneo. Sempre conscientizando, estenda os braços (tanto quanto possível paralelos) para além da cabeça, tendo as mãos estendidas, dedos juntos, palmas para o alto. Inspire. Prenda o ar enquanto estica ao máximo todo o corpo, mantendo o joelho flexionado pousado no assoalho. Permaneça assim enquanto não sentir desconforto. Se aparecer uma dorzinha discreta na coluna, parabéns. Você está melhorando de algum problema desses mais comuns, provavelmente alguma dor lombar. Repita duas vezes. Alterne. Na segunda vez, o alongamento deve ser feito, mas com os pulmões vazios. Aí você aproveita e aumenta os benefícios, sugando o ventre para dentro e para cima.

Com algum tempo de prática, suas articulações já *des-envelhecidas* permitirão uma variação mais difícil. Nesta, o peito do pé descansará sobre a coxa. Só o pé. Não o tornozelo. Com a continuação, você conseguirá o alongamento enquanto um pé pousa na virilha da outra perna, que estará flexionada nos joelhos, de forma que o calcanhar estará encostado na nádega. Veja na Figura 12 outras variações.

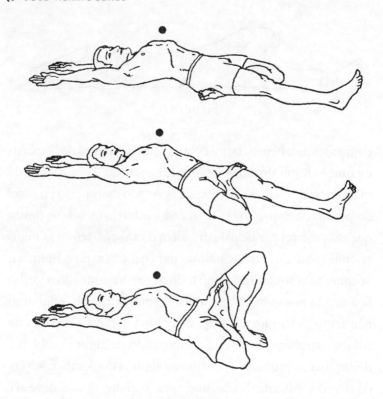

Figura 12

São impressionantes os benefícios deste exercício. O alongamento da coluna melhorará a chegada de impulsos nervosos aos diversos órgãos internos que eles governam, e talvez alivie algum doloroso pinçamento de nervo raquidiano. Com esta prática e outras de alongamento da coluna, consegue-se relativamente retardar a redução progressiva dos espaços intervertebrais, responsável pela perda de estatura nos idosos. As articulações dos ombros e dos cotovelos podem *des-envelhecer*. Os músculos responsáveis pela respiração, consideravelmente ativados pelo exercício, aumentarão a chamada "capacidade vital". Os órgãos abdominais são enérgica e naturalmente massageados, no sentido de reduzir anomalias e dilatações, aprimorando simultaneamente suas importantes funções específicas. Estas técnicas estão incluídas também na Parte 5.

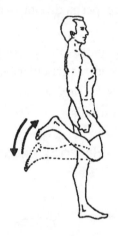

Figura 13

f) Em pé, flexionando o joelho, tente, com o calcanhar, golpear quatro vezes a nádega. Alterne. Respiração livre.

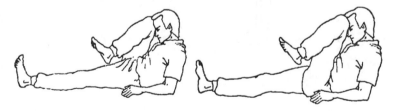

Figura 14

g) Sentado no assoalho, pernas estendidas e juntas, incline o tronco para trás, apoiando-se nos cotovelos, tendo os antebraços acomodados no assoalho, junto ao corpo. Expirando, flexione a perna direita tentando levar o joelho flexionado a tocar na testa. Inspirando, desfaça. Repita com as duas pernas juntas e, para terminar, com a esquerda. Depois de relaxar deitado, sente-se novamente e recomece: perna direita — as duas — esquerda.

Com a continuação, o ventre diminui, os músculos do abdome e das pernas se fortalecem, as articulações alcançam maior desenvoltura e as funções dos órgãos abdominais se regularizam, principalmente as intestinais.

3 – Braços e ombros

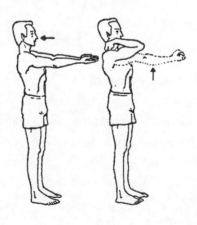

Figura 15

a) Em pé. Braços estendidos à frente, na altura dos ombros. Mãos abertas, voltadas para cima, dedos juntos, pulmões vazios. Enquanto inspira devagar, feche as mãos com os demais dedos cobrindo o polegar. Mantendo os pulmões cheios, flexione os

Saúde na terceira idade

braços, de forma que as mãos fechadas encostem nos ombros. É um dos exercícios mais revitalizantes, merecendo o nome "respiração para carregar os nervos". Ajuda a ampliar a captação da energia universal. Combate a depressão e a astenia.

Para melhores resultados: ao inspirar, imagine-se imerso em luminosa nuvem de energia vital, que você capta desde quando seus dedos vão se fechando. Ao exalar, visualize impurezas, aborrecimentos, doenças, tristezas, desânimo, debilidades, dores, fadigas... sendo expelidas, em forma de nuvem escura. É difícil avaliar o quanto estas visualizações funcionam! A eficiência, naturalmente, depende da convicção e da concentração da mente. Para isto, conserve os olhos fechados. Com a continuação, podendo manter por mais tempo os pulmões cheios, terá condições de flexionar os braços não apenas uma, mas duas e, depois, até três vezes. Com isto, aumentará a eficácia da técnica. Terminado o exercício, relaxe, sempre de olhos fechados, visualizando a bioenergia recém-captada distribuindo-se fartamente, dinamizando os diversos órgãos e otimizando suas funções. Sinta gratidão por este verdadeiro ritual de *des-envelhecimento*.

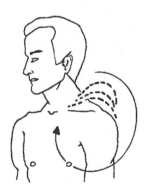

b) Em pé, os braços relaxados ao lado do corpo. Procure fazer dez amplos movimentos circulares com os ombros. Da frente para trás e depois o inverso. Respire livremente.

Figura 16

c) Em pé, erga lateralmente os braços estendidos até o nível dos ombros, as palmas das mãos para cima. Flexione os dedos, fechando a mão. Flexione os cotovelos, levando as mãos ao pescoço. Encha os pulmões e, sem pressa e prestando atenção, desenhe lentamente grandes círculos com os cotovelos. Quatro vezes num sentido, quatro no oposto. Procure sentir os músculos, uns a se estender e outros a se contrair. Estando os olhos fechados torna-se mais fácil concentrar a mente. Não se deixe vencer pelas juntas já emperradas. Paciência e persistência conseguem vencer. Respiração livre.

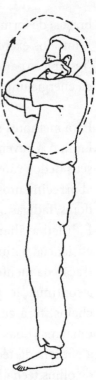

Figura 17

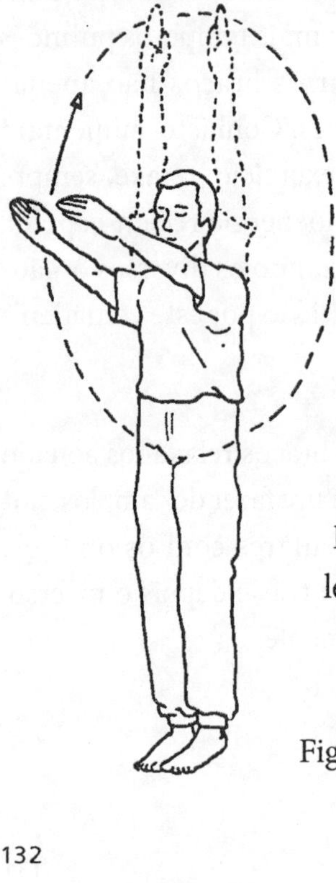

d) Vale o que foi dito para o exercício anterior, mas, agora, os círculos serão feitos com os braços estendidos, imitando as pás de um moinho. Respiração à vontade. Movimentos lentos e conscientizados.

Figura 18

e) Em pé, com os pés paralelos, afastados três palmos, inspirando, sempre conscientizando, devagar, erga lateralmente os braços estendidos para cima da cabeça até o ponto mais alto, onde as palmas das mãos se juntam. A seguir, enquanto expira, desça-os, estendidos e lateralmente, até que as palmas voltem a se juntar, às costas, abaixo das nádegas. Repita seis vezes. Relaxe. Respiração livre. Faça o mesmo, com a diferença de as mãos, embaixo, se juntarem à frente do corpo.

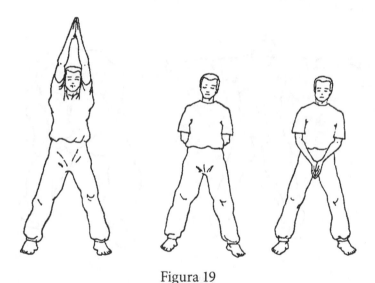

Figura 19

f) Em pé, braços estendidos à frente, na altura dos ombros, de olhos fechados, abra ao máximo os braços, as mãos e os dedos; incline um pouco para trás o tronco e a cabeça, como que curtindo uma ampla e jubilosa abertura para o cosmo, sentindo uma vibração de liberdade e infinitude. A seguir, vivenciando serena interiorização e repouso, encolha-se, flexionando braços, mãos e dedos, como a estreitar o tórax; incline para baixo a cabeça e o tronco enquanto as pernas se flexionam como se acocorando em postura fetal. No primeiro movimento — o de abertura —, sinta-se como uma flor desabrochando ao alvorecer; no segundo, como a fechar-se ao anoitecer. Tais vivências psicológicas são dotadas de incalculável poder esteticoterapêutico. Preste atenção: somente após alguns meses de prática, quando sua recuperação respiratória permitir, experimente associar o primeiro movimento (o de expansão) com uma ampla inspiração e o segundo (o de recolhimento), com uma expiração completa.

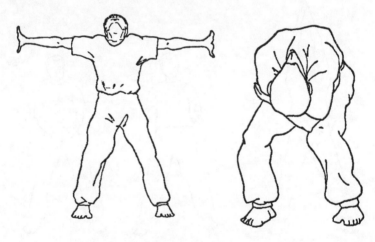

Figura 20

4 – Nuca e pescoço

Pessoas idosas e mesmo algumas jovens se queixam de um tipo de dor na nuca que lhes rouba a alegria de viver. É tensão muscular acumulada e teimosa. É uma estase ou retenção da energia, podendo também, às vezes, ser provocada por uma "desarrumação" nas vértebras cervicais, como no caso do famigerado bico de papagaio. Seja por isto ou por aquilo, aprenda a defender-se.

Em pé ou sentado:

a) Incline a cabeça para a frente, levando o queixo ao peito; depois para trás, imitando o movimento com o qual dizemos "sim"; só que os movimentos devem ser mais lentos, amplos e conscientizados. Respire à vontade. Repita quatro vezes.

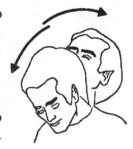

Figura 21

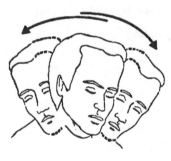

Figura 22

b) Agora é a vez de dizer "não". Incline lentamente a cabeça, tanto quanto puder, para a esquerda e, a seguir, para a direita. Procure sentir os músculos de um lado sendo espichados e os do outro, comprimidos. Os movimentos devem ser rigorosamente laterais, não valendo girar a cabeça nem inclinar para a frente ou para trás. Respiração livre. Quatro vezes.

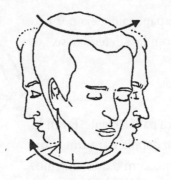

Figura 23

c) Gire a cabeça como para olhar sobre o ombro direito e, depois, o esquerdo. Agora os movimentos devem ser bruscos, para serem mais amplos. Não tenha medo: a cabeça não vai além do que pode. Respiração livre. Quatro vezes.

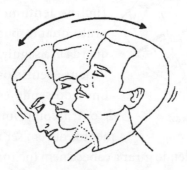

Figura 24

d) Rolando lentamente a cabeça, de olhos fechados, imagine desenhar um largo círculo com o cocuruto. Sinta os músculos. Role quatro vezes em um sentido e depois desenrole, também quatro, no outro.

Saúde na terceira idade

5 – Movimentação pélvica

a) Pés afastados três palmos. Mãos na nuca, dedos cruzados. Respiração livre. Desloque a bacia, procurando fazer um grande círculo. Três vezes em um sentido. Três vezes no sentido contrário. Terminando, relaxe.

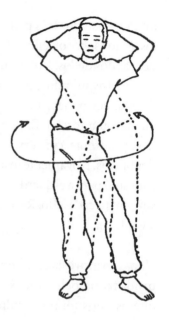

Figura 25

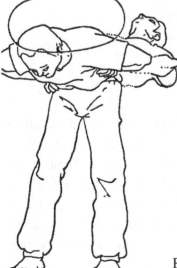

b) Pés afastados três palmos. Mãos na cintura. Respiração livre. Flexionando o tronco, procure fazer um grande círculo com o cocuruto da cabeça. Pratique duas vezes. Relaxe depois.

Figura 26

6 – Torção do tronco

a) Pés afastados três palmos, e paralelos. Mãos sobre o peito se tocando pelas pontas dos dedos. Cotovelos à altura do ombro. Inspirando, gire o tronco para a direita. Permaneça um tempo igual ao que levou a torção. Expirando, volte o tronco à frente, conservando a posição dos braços. Novamente inspirando, faça o mesmo para a esquerda. Pratique duas vezes para cada lado. Relaxe, respirando à vontade.

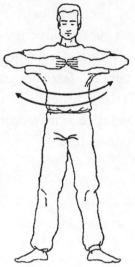

Figura 27

Não se impressione com os ruídos produzidos pelos bicos de papagaio que os anos foram esculpindo em suas vértebras. Não ligue. O que importa é resgatar os movimentos e afrouxar as tensões.

Programa inicial

Se você já passou dos 50 e, por conta de vida sedentária, alheio a um "programa de saúde", não é difícil que se veja entrevado, contraído, fatigado, retesado, doído, enferrujado, doente, tenso, barrigudo, obeso, estressado, e já não curtindo mais esta bênção divina que é a saúde; neste caso, priorize esta série de exercícios no mínimo durante um mês, quando é de se esperar que tenha conseguido razoável recuperação de movimentos antes bloqueados. Associe à automassagem.

Saúde na terceira idade

Seria bom que tivesse começado "ontem" e com o firme propósito de não falhar um dia sequer. Portanto, não perca tempo. Nada receie. Tenha certeza de que, por pior que seja seu desempenho, já nas primeiras tentativas, naturalmente desafiadoras, começará a colher agradáveis e estimulantes resultados, que o farão confiar mais em sua capacidade e habilidade de *des-envelhecer-se*. Se, passado um mês, sentir-se insatisfeito com os frutos colhidos, não desanime. Confiante, engaje-se ainda mais. Repetindo os exercícios, vencerá velhas limitações, graças à otimização das circulações sanguínea, linfática, nervosa e prânica. Só então considere-se convidado a avançar mais, começando seus primeiros ensaios na Hatha Yoga.

Algo deste seu programa de *pavanamuktásana* pode ser adaptado às suas caminhadas. Enquanto caminha, movimente as articulações dos dedos, das mãos, dos punhos, dos ombros e do pescoço.

Remusculação

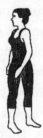

À medida que envelhecemos a gordura cresce e a massa muscular decresce. Temos que fazer algo para, pelo menos, desacelerar o inevitável processo. Quanto à gordura, veja no capítulo "Dieta para viver feliz" diversas sugestões para corrigir o cardápio e otimizar o metabolismo. E para aumentar ou preservar a massa muscular?

De início descartamos a vã pretensão de esculpir um bonito corpo, com músculos endurecidos e deste tamanhão. Também nada de ginásticas estafantes, maquinais e repetitivas. Nada de aparelhos. Nada de halteres. Nada de "malhações" e suadeiras orgásticas. As técnicas aqui sugeridas são simples e a seu alcance. Ao praticá-las, a você mesmo cabe dosar o esforço. E você o fará, levando em conta suas carências, possibilidades e possíveis limitações individuais.

As técnicas de hatha yoga (*ásanas*), que implantam nos músculos um saudável tono ideal (*eutonia*), equidistante

Saúde na terceira idade

dos dois extremos doentios — a *hipertonia* (rigidez) e a *hipotonia* (flacidez) —, só modestamente contribuem para aumentar-lhe a massa muscular. Se, no entanto, o processo do envelhecimento estiver deformando o corpo, atrofiando-o e enfraquecendo a musculatura, é recomendável associar à prática de *ásanas* alguns exercícios *isotônicos* e *isométricos* especiais, capazes de fortalecê-los. Proponho a prática de tais exercícios, mas enriquecendo-os com as características e virtudes terapêuticas da hatha yoga. Basta que atendam às condições seguintes:

- mente concentrada;
- movimentos lentos;
- respiração apropriada.

Além disso, para que tais exercícios só lhe façam bem e nenhum mal, é indispensável atender às recomendações a seguir:

- busque atender suas necessidades, mas respeite seus limites;
- não anseie por resultados imediatos e soluções mágicas;
- não aspire levantar campeonato;
- no início, repita somente duas vezes cada exercício;
- a duração não deve ser exagerada;
- procure contrair o maior número de músculos envolvidos com o exercício do momento;
- ao menor sinal de fadiga, pare e relaxe;
- pratique diariamente o maior número dos exercícios a seguir descritos.

I – EXERCÍCIOS MUSCULARES

Você pode dispensar aparelhos, equipamentos especiais, finalmente, a parafernália tecnológica, e ainda assim alcançar, *por si mesmo e em si mesmo*, o desenvolvimento muscular de que necessita e que esteja adequado às suas condições pessoais. Nada lhe custa além dos esforços musculares e, o que é muito importante, sem riscos de acidentes. Esta abençoada série de manobras beneficia os músculos, as quatro circulações e o tecido ósseo. Neste particular, torna-se indispensável a todos que desejem combater a osteoporose, uma das enfermidades mais graves que afligem em geral todos os idosos, principalmente as mulheres. Na medida do possível, pratique o maior número que puder dos exercícios a seguir, todos estando sentado em uma cadeira:

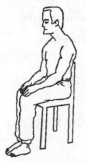

a) Inspire, e tendo as mãos nos joelhos, puxe-os como se eles pudessem ser deslocados para trás. Retese os músculos dos braços e do tronco. Duas vezes.

Figura 28

b) Com as mãos pousadas na barriga de ambas as pernas, logo abaixo da curva dos joelhos, com os pulmões cheios, trate de empurrá-las para a frente, como se isto fosse possível. Faça força com as pernas, que se opõem à pressão das mãos. Duas vezes.

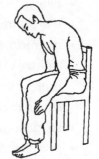

Figura 29

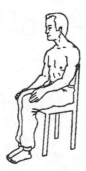
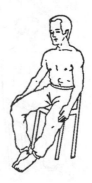

Figura 30

c) Pés e joelhos juntos, as palmas das mãos pousadas sobre a face lateral externa destes. Prendendo o ar nos pulmões, estabeleça uma "luta" — os joelhos querendo se afastar e as mãos impedindo. Os joelhos, lenta e arduamente, conseguem se afastar. Na segunda fase do exercício, as mãos forçam os joelhos a se juntarem, enquanto estes se opõem, mas, lentamente, cedem. Duas vezes.

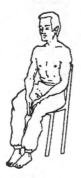
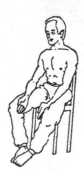

Figura 31

d) Pés unidos, mãos entre os joelhos se unem pelas palmas. Pulmões cheios, as mãos tentam forçar o afastamento máximo dos joelhos enquanto estes resistem, mas lentamente cedem. Na segunda fase, os joelhos, agora afastados, forçam as mãos a se unirem, e, com considerável esforço, conseguem. Duas vezes.

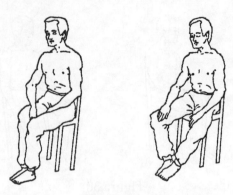

Figura 32

e) O exercício é igual ao anterior, mas, no início, as mãos estão entre os joelhos, tocando-os com as palmas. Duas vezes.

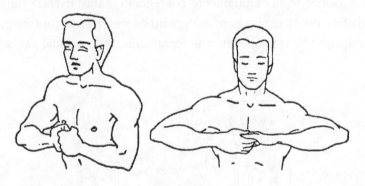

Figura 33

f) Mãos fechadas, unidas pelas costas das falanges, à altura do peito. Pulmões cheios, uma das mãos empurra a outra, que, embora resista bravamente, concede ser vencida. Agora é a vez da que empurrou ser empurrada, mas sempre com esforço. Em uma segunda fase, as mãos estão engatadas pelos dedos flexionados, de forma que uma puxa a outra. Duas vezes.

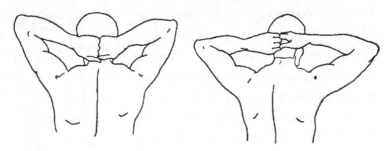

Figura 34

g) Mãos fechadas, unidas pelas costas das falanges, junto à nuca. Movimentos e observações, os do exercício anterior. Em uma segunda fase, as mãos engatadas pelos dedos, uma puxa a outra. Duas vezes.

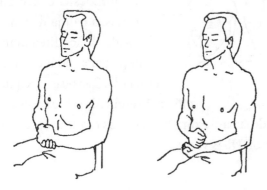

Figura 35

h) Braços flexionados à altura do abdome, o punho de um dos braços se apoia no punho do outro. Pulmões cheios, o braço que está embaixo tenta subir a mão até o ombro, o braço de cima se opõe, mas é vencido. Agora a luta é no sentido de descer. Alterne a posição dos braços. Duas vezes.

i) Sentado ou em pé, ponha os dedos das duas mãos sobre a fronte. De olhos fechados, inspire e, com os pulmões cheios, procure inclinar a cabeça para a frente, o que se mostra impossível, porque as mãos, resistindo, não cedem. Sustente a "batalha" tempo bastante para mentalmente "repetir cinco vezes o santo nome de Deus".[52] Após isto, desfaça, e relaxe, respirando livremente. Duas vezes.

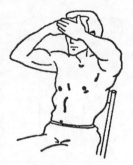

Figura 36

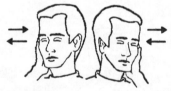

Figura 37

j) Pulmões cheios e olhos fechados, a palma da mão direita apoiada na face direita, empurra a cabeça, tentando incliná-la para a esquerda. Esta resiste. Repita, agora com a mão esquerda sobre a face esquerda, empurrando-a para a direita. Valem as recomendações do exercício anterior. Duas vezes.

l) Os dedos de ambas as mãos sobre o occipital, pretendendo obrigar a cabeça a inclinar-se para a frente. Ela resiste. Valem as instruções dadas para o exercício anterior.

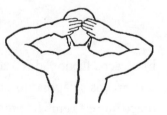

Figura 38

Saúde na terceira idade

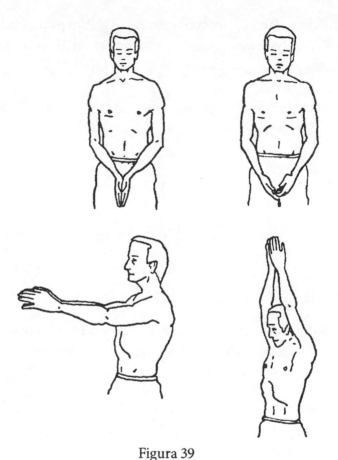

Figura 39

m) Braços estendidos para baixo e à frente do corpo, palmas das mãos juntas. Com os pulmões cheios, as mãos mutuamente se empurram, mas sem uma vencer a outra. Em uma segunda fase, as mãos, tendo os dedos entrelaçados, uma puxa a outra. As duas fases (empurrar e puxar) serão repetidas duas vezes em mais dois outros níveis diferentes: braços estendidos na horizontal e braços estendidos para o alto.

n) Palmas das mãos tentam empurrar os glúteos para a frente, mas encontram forte oposição e não conseguem. Duas vezes.

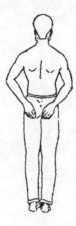

Figura 40

o) Palmas das mãos sobre o baixo-ventre, tentando empurrá-lo para trás, mas a musculatura endurece e não permite. Duas vezes.

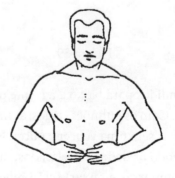

Figura 41

Saúde na terceira idade

p) Palmas das mãos sobre as laterais externas das coxas pressionam fortemente. Enrijeça os músculos abdominais e torácicos. Duas vezes.

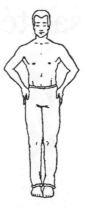

Figura 42

q) Palmas das mãos sobre as laterais internas das coxas, force como se quisesse afastá-las. Resista, contraindo toda a musculatura abdominal e torácica. Duas vezes.

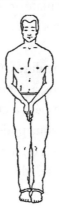

Figura 43

149

Diversas técnicas

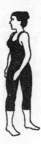

Técnicas como relaxamento, meditação, *pavanamuktásana*, exercícios isométricos e isotônicos, *pranayamas* e *ásanas*, descritas em outros capítulos, treinam conjuntamente subsistemas inteiros como o imunológico, o muscular, o ósseo, o endócrino, o circulatório, o nervoso, o respiratório... Suas vantagens terapêuticas são naturalmente muito abrangentes.

Partes anatômicas particulares e suas respectivas funções, tais como a garganta, os olhos, a língua, os esfíncteres, os hemisférios cerebrais, o timo, também reclamam treinamento. Aqui ensinarei algumas técnicas que podem ser inseridas na sessão de hatha yoga ou praticadas ao longo do dia, isto é, conforme sua necessidade e disponibilidade.

Saúde na terceira idade

CUIDANDO DA GARGANTA

A saúde da garganta e a qualidade da voz exigem cuidados, que incluem gargarejos, limpeza mecânica do muco e *simhasana* ou *postura do leão*.

O gargarejo

A remoção do muco que se acumula na garganta pode ser feita com sal grosso, umas poucas gotas de própolis e chá de casca de romã em água morna. Enquanto gargarejar, entoe notas musicais, transitando das mais agudas às mais graves.

Remoção mecânica do muco

Estando cuidadosamente lavados os dedos, indicador, médio e anelar, introduza-os na garganta o mais profundamente possível e arraste o muco. As unhas devem estar bem-aparadas. Evite violência e exageros.

Postura do leão

Execução — Ajoelhado, com as nádegas apoiadas sobre os calcanhares, as palmas das mãos abertas com os dedos afastados pousam sobre os joelhos. Com os pulmões cheios, estire ao máximo a língua fora da boca enquanto as mãos pressionam os joelhos. Os olhos ficam exageradamente abertos e praticamente todos os músculos do corpo supertensos. Quando precisar expirar, faça-o, e simultaneamente relaxe o corpo inteiro, mas empurre a ponta da língua contra o céu da boca. Repita três vezes (Figura 44).

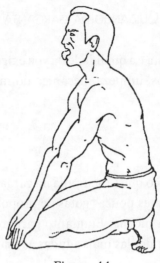

Figura 44

Observações — Se praticar diariamente, com o correr do tempo os benefícios se manifestarão. Pratique de preferência após o gargarejo e a remoção do muco, anteriormente descritos. Quando estiver na maior tensão muscular e com a língua projetada, aproveite e exercite simultaneamente os olhos: sem mover a cabeça, olhe para o ponto mais alto, o mais à esquerda, o mais baixo, o mais à direita e, novamente, o mais alto. Gire em um sentido e depois no outro (Figura 45). A *postura do leão* é a técnica menos estética da hatha yoga, portanto, para não parecer feio e perder prestígio, pratique secretamente.

Equilibrando os hemisférios cerebrais

Pesquisas feitas por neurologistas nas duas últimas décadas mostraram que, em vez de um cérebro, temos dois, ou melhor, os dois hemisférios cerebrais têm características e funções diferentes. O esquerdo está relacionado com o pensamento especulativo, com a atividade verbal, com a razão, a matemática, a intelectualidade... O direito está para as atividades artísticas, para a poesia, para a arte, para a intuição, para a percepção, para a chamada inteligência espacial... Quando os dois funcionam plenamente e estão integrados um com o outro (em sinergia), o ser humano manifesta elevado grau de eficiência e criatividade; sua energia está altamente concentrada e mais vigorosa se encontra a glândula timo, condição de alta eficiência imunológica. O estresse, infelizmente, está tornando raras estas tão desejáveis condições de equilíbrio cerebral.

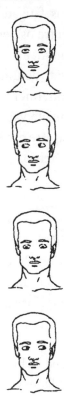

Figura 45

JOSÉ HERMÓGENES

Em meu tempo de tenente do exército, lidando com recrutas recém-incorporados, portanto, tensos e crus, notava que alguns marchavam grotescamente, movendo juntos braços e pernas do mesmo lado (direito com direita, esquerdo com esquerda). Hoje entendo que apresentavam uma anomalia que os especialistas denominaram *homolateralidade*. Aprendi também a ver a *homolateralidade* como um sintoma de desequilíbrio dos hemisférios cerebrais, quase sempre produzido pelo estresse. É relativamente frequente, nas turmas de "Yoga para nervosos", observar alunos "recrutas", ainda tensos e estressados, em *homolateralidade*, principalmente quando praticam a *dança do elefantinho*.[53] Chegam aflitos, fatigados, inseguros, contraídos, isto é, com desequilíbrio entre os hemisférios cerebrais. Com o seguimento das aulas, a gesticulação grotesca, que lembra o duro e desajeitado caminhar de uma lagartixa, cede lugar à *heterolateralidade*, com movimentos cada vez mais elegantes à medida que o treinamento vai quebrando as contraturas musculares, vencendo o estresse e, consequentemente, reequilibrando os dois lados do cérebro.

Botão de concentração

Os mestres do yoga há milênios ensinaram uma técnica que chamavam *kechari mudra*. Consiste em pressionar o céu da boca com a ponta da língua. Modernamente, o Dr. John Diamond, criador da cinesiologia behaviorista, no livro *Seu corpo não mente*, página 57, escreve:

> Descobriu-se que, quando a língua se acha sobre o botão de concentração, os hemisférios cerebrais estão equilibrados.

Saúde na terceira idade

E o que é *botão de concentração?*

O próprio pesquisador explica, na mesma página:

> Podemos estimular o timo, dando-lhe umas pancadinhas, ou ativá-lo reflexamente, colocando a ponta da língua de encontro à abóbada palatina, no que poderíamos chamar de *botão de concentração.*

Esta técnica tão discreta, que nos ajuda a administrar o estresse e estimula o sistema imunológico e, portanto, propicia saúde e criatividade, pode ser praticada a qualquer hora, pois ninguém a percebe. Funciona como um "pronto-socorro" quando, digamos, durante uma reunião, os debates começam a nos estressar.

Energizando o timo

Vale a pena insistir um pouco, falando sobre a preciosa glândula endócrina denominada timo que, quando estimulada, carregada de energia, garante vigilância imunológica, controla o fluxo da energia no corpo, amortece o impacto traumatizante do estresse, e, por tudo isto, assegura saúde e retarda a velhice.

Derivada do grego, a palavra timo lembra força vital, sensibilidade, alma, alento.

O timo é extremamente sensível a todas as formas de sensações, pressões psicológicas, sentimentos e emoções, a todos os estímulos externos e internos.[54] Alguns estímulos o deprimem. Outros, o revigoram. No mundo estressante e agressivo em que vivemos, o que mais acontece, lamentavelmente, é sua debilitação. Se nada fizermos para reerguê-lo, revigorá-lo, fortalecê-lo... pobres de nossas defesas orgânicas. Tornamo-nos vítimas da imunodepressão.

Há uma técnica demasiadamente simples de energizar o timo. Sempre à mão. Não obstante parecendo tão ingênua e simplória, ameniza os estragos produzidos pelo estresse. É uma das mais fecundas contribuições propostas pelo Dr. Diamond.

Execução — Singelíssima! Tamborilar com os dedos aquele osso que parece a lâmina de um facão, no centro do peito, no qual as costelas se inserem. O timo fica embaixo dele, na altura da inserção da segunda costela. Para encontrar, toque a clavícula e, a partir daí, conte a primeira costela, que é curta, e logo depois vem a segunda, mais longa. É exatamente nesta altura que você deve dar umas pancadinhas no esterno. Isto revigora o timo.

Observações — Os toques devem ser feitos diretamente sobre a pele. Sempre que sentir ameaça de estresse, recorra a este abençoado truque. É mais um "pronto-socorro" à mão. Sob a análise da fórmula *custo-benefício*, é um *excelente negócio*. Parece milagre que, sem medicamento e sem equipamento, você controle o estresse e evite a imunodepressão.

SAÚDE DOS OLHOS

Raro é um "terceira idade" sem problemas visuais. Se você é um destes poucos, parabéns, mas, ainda assim, é sempre bom fazer visitas sistemáticas ao oftalmologista, a fim de evitar desagradáveis surpresas. No entanto, há algumas coisas que poderá fazer em benefício de seus olhos e de sua visão.

Nunca enxugue os olhos com lenços ou toalhas que outra pessoa utilizou.

Evite esfregar ou coçar os olhos sem ter lavado as mãos com água e sabão.

Colírio, só receitado pelo especialista.

Se seu trabalho exige muito de sua vista, dê-lhe um curto repouso a cada meia hora.

Escrevendo ou lendo, cuide que a iluminação venha de trás e da esquerda. Em nenhuma hipótese use óculos emprestados ou comprados na rua.

Caso um corpo estranho caia em um dos olhos: (a) mantenha-o fechado, enquanto produz lágrimas que exercerão ação germicida e farão a partícula flutuar; (b) se não resolver, com os dedos limpos, segure, juntos, os cílios superior e inferior, e puxe-os rapidamente, como se os quisesse arrancar, de modo que a pálpebra inferior, roçando delicadamente o tecido da conjuntiva, desloque o corpo estranho; (c) aplique água limpa e, ainda melhor, água destilada.

Tratak

Os Mestres do yoga milenarmente receitam uma variedade de técnicas a que genericamente denominaram *tratak*, que poderíamos chamar *ginástica ortóptica*. Descrevo aqui três *trataks* muito simples.

Primeiro — Mire o objeto que esteja mais próximo e, imediatamente, olhe o mais distante, se possível, no horizonte. Repita muitas vezes — perto-longe-perto-longe... Isto impõe um esforço de acomodação no nervo óptico e em outras estruturas

JOSÉ HERMÓGENES

do órgão. Depois, se sentir fadiga, esfregue energicamente as palmas das mãos, faça uma concha com elas e coloque-as sobre os olhos fechados, dando comandos mentais — *relaxem, descansem...*

Segundo — Em qualquer posição do corpo, faça o mesmo descrito na *postura do leão* (Figura 44), isto é, o rolamento dos globos oculares. Se sentir fadiga localizada, proceda a massagem ensinada no *tratak* precedente.

Terceiro — Sentado em uma das poses do yoga ou em uma cadeira. Nesta hipótese, que as nádegas encostem no espaldar, tanto que a coluna se conserve vertical. Relaxe todo o corpo. Estenda o braço esquerdo à frente, até a altura dos olhos, conservando a mão fechada com o polegar erguido. Inspirando e mirando ininterruptamente o polegar, lentamente desloque a mão até pousar no ombro direito. Nesta posição, com os pulmões cheios, permaneça o dobro do tempo que levou para chegar, sempre mirando o polegar, o que solicitará um esforço das estruturas oculares. Ainda sem desgrudar a vista do polegar, volte à posição inicial, levando a mão à frente. Agora proceda da mesma forma, mas com a mão direita dirigindo-se ao ombro esquerdo. Durante os deslocamentos, e na posição final, os olhos não se desviam uma fração de segundo, sempre contemplando o polegar, mas tudo isto sem girar o mínimo que seja o rosto. Depois de três repetições para cada lado, os olhos estarão doendo, precisando de repouso.

Para se livrar da dor e repousar os olhos, faça o seguinte:

- atrite energicamente as palmas das mãos, uma contra a outra, a fim de aquecê-las e magnetizá-las;
- leve-as em concha sobre os olhos fechados, fazendo um escurinho repousante;
- massageie os supercílios. Cada um deve ficar entre o polegar e o indicador de cada mão. Sem fazer pressão, partindo do ponto mais alto do nariz, deslize as mãos afastando-as para os lados;
- para terminar, com os dedos, faça um deslizamento ascendente nas laterais dos olhos, chegando às têmporas. A dor logo some.

Observações — Esta técnica estimula e ajuda a controlar os nervos cranianos. Desenvolve o poder de concentração, reduzindo a inquietude. Os benefícios sobre as estruturas internas adjacentes aos globos oculares com o tempo se evidenciam.

- Sempre que puder, ao longo do dia, pisque os olhos muitas vezes.

Banho

O banho diário, se bem-conduzido, pode tornar-se uma terapia e será de muita valia para os da terceira idade. Normalmente, ele já nos alivia de fadiga, enfado, desânimo, chateação, aborrecimento... Depois de uma noite maldormida, sentindo desconforto nos músculos e nas articulações, nada melhor que a energia da água em uma chuveirada valente. Os mestres do yoga recomendam o banho como um ritual de purificação, não somente da pele, mas principalmente dos veículos imateriais de cada um.

JOSÉ HERMÓGENES

Durante o banho faça uso deste conhecimento. Pelo ralo do boxe escapa não somente a água, levando detritos materiais, mas também aborrecimentos, venenos astrais de que estávamos impregnados, energias poluidoras, pensamentos perniciosos, fluidos de baixas frequências, emoções doentias, expectativas pessimistas, ressentimentos... finalmente, toda ganga de morbidez energética, mental, emocional... É fartamente conhecido que, após a chuveirada, jogar uma solução de sal grosso sobre a cabeça e deixá-la descer pelo corpo todo vale como uma "limpeza" do campo energético. Para limpeza e desobstrução dos milhões de narizes pelos quais nossa pele respira — os poros —, friccione a pele com bucha vegetal, e se enxugue friccionando-se com toalha áspera. Só use sabonetes para as partes genitais e ânus. Nunca no corpo todo, conforme a velha prática normal. Por que isto? Porque, assim, está atacando o grande inimigo — a osteoporose. Cientificamente é conhecido que o sabonete arrasta as gorduras naturais da pele, sem as quais a luz solar não sintetiza a vitamina D, indispensável à saúde dos ossos.

Se você pretende prolongar aquela condição de profunda calma deixada pela sessão comum de hatha yoga, não tome banho imediatamente após o término. Tome-o antes.

Banhos de cachoeira são especialmente energizantes e estimulantes. Não há quem se sinta o mesmo depois de um banho assim.

Tenho sugerido uma forma de se banhar bastante benéfica a pessoas com problemas nervosos. É o banho com temperaturas alternadas. Você começa em uma temperatura média. Depois sobe um pouco, para abaixá-la a seguir a um ponto inferior àquele no qual começou. Novamente aquece, ultrapassando a última temperatura mais alta e, logo a seguir, desce a uma

Saúde na terceira idade

inferior à última mais baixa. Continuando assim, chega até a mais alta suportável, para terminar na mais fria. Experimente e sinta-se muito bem. Seus nervos lhe agradecerão.

Em determinados quadros de saúde orgânica, quando a ação relaxante é prioritária, o banho morno de imersão pode ajudar mais.

Pessoas idosas e fragilizadas precisam de cuidados especiais no banheiro, inclusive para evitar tombos. Para a chuveirada é melhor que os mais idosos sentem em um banquinho.

NARINAS BEM ABERTAS

A respiração, conforme você já aprendeu, não é, como se supõe, um processo exclusivamente fisiológico. Na passagem do ar pelas narinas acontece a captação do *prana*, a energia da vida. Poderíamos ter somente uma narina. Para que duas? Primeiro, temos de lembrar que a energia é bipolarizada — negativa e positiva. A narina esquerda capta a corrente positiva. A direita, a negativa. A saúde e a vida dependem muito do equilíbrio de tais correntes. Nenhuma deve superar a outra. Ter as duas narinas permanentemente desimpedidas é, portanto, essencial. Quando você tem uma aberta e outra fechada, o equilíbrio energético-psicossomático se altera, e isto se manifesta como um desconforto indefinido, como excitamento ou debilidade psicológicos.

É impressionantemente simples abrir a narina obstruída.

Execução — Coloque na axila do mesmo lado da narina aberta um volume como um dicionário de tamanho comum. Se não tiver um, coloque a mão fechada. Esqueça-se, e continue o

JOSÉ HERMÓGENES

que estava fazendo. Dentro de dois ou três minutos constatará a desobstrução. Agora que já sabe, cuide de ter sempre as duas narinas abertas a abastecer-se de vida.

OS ESFÍNCTERES

Não é raro pessoas da terceira idade se aborrecerem com algo bastante desagradável e estressante — escapar um pouco de urina, mesmo contra o esforço de evitá-lo. Isto se deve ao enfraquecimento dos músculos denominados esfíncteres. O problema se torna mais irritante e dramático quando, em vez de urina, são fezes.

O que é esfíncter? É um músculo em forma de anel que, permanentemente contraído, fecha e obtura um orifício natural do corpo. Só relaxa quando um estímulo adequado solicita, abrindo o orifício. A perda de tono, isto é, o afrouxamento do esfíncter, não lhe permite cumprir seu papel controlador. Isto é mais comum nos idosos. Mas, em alguns jovens, também acontece.

Ainda bem que a yogaterapia não nos desampara. Há milênios ensina a exercitar os esfíncteres, principalmente os do ânus e da uretra. O candidato a uma terceira idade sã não pode negligenciar a prática dos exercícios a seguir. Você deve repeti-los ao longo do dia, sempre que se lembre. São exercícios 100% discretos. Ninguém fica sabendo que você os está praticando. Eles podem recuperar o tono muscular que a idade afrouxou. Há ainda a assinalar que os yoguis asseguram que tais manobras beneficiam também no aspecto energia sexual, indicados em casos de impotência e frigidez.

Saúde na terceira idade

- Sentado em cadeira ou em pé, com a coluna vertical, conservando as coxas unidas, procure concentrar-se mentalmente sobre a região pubiana e contraia os músculos todos — um deles é o esfíncter uretral.
- Na mesma condição anterior, contraia fortemente o ânus. Em hatha yoga o exercício é denominado *aswini mudra*, significando a contração que lembra o ânus de uma mula ao defecar.
- Se achar mais simples, contraia toda a área perineal (entre os genitais e o ânus), e ao mesmo tempo exercitará os esfíncteres (uretra e ânus).

Tensão e distensão

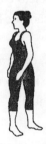

ENGATILHAMENTO

A *hipertonia* ou retesamento muscular predispõe a inúmeras doenças. Seu oposto, a *hipotonia*, ou lassidão muscular, também. O estado gerador de saúde é a *eutonia*, quando o músculo está equidistante dos extremos. E a eutonia é alcançada pela yogaterapia. *Eutonia* é saúde. *Distonia*, enfermidade.

A vida se mantém graças a uma permanente sucessão de compressões-expansões, contrações-dilatações, tensões-distensões, atividade-inatividade, trabalho-repouso... Os movimentos cardíacos de *sístole* e *diástole* expressam muito bem este maravilhoso ritmo da vida.

A quebra de tão saudável ritmo ameaça a saúde e a sobrevivência; degrada a qualidade da vida; precipita e acelera o processo de envelhecimento ou *entropia*. Para defender-se, a própria

Vida "inventou" o fenômeno chamado fadiga, que age como benfazejo "sinal vermelho", alertando ser perigoso prosseguir a atividade além dos limites naturais e sadios. É uma advertência sugerindo que o trabalho cesse, cedendo lugar ao repouso. Tal "mecanismo" defensivo permanece intacto em toda a natureza, exceto no reino humano, domínio do grande contraventor.

Por este ou aquele motivo ou interesse, afrontando a natureza, o homem prossegue agindo, sem ligar para o cansaço que o aconselha a parar para descansar. É assim que, perigosa e desastrosamente, o bicho homem, ultrapassando seus limites, é apanhado pelo *estresse*. Este, por sua vez, mal-administrado, vira *distresse*, isto é, doença, disfunção, fadiga crônica, *imunodepressão*, quebra da *homeostase*... E tudo isto precipita a *entropia*. Outro tipo de homem, ao contrário, se rende preguiçosamente à inatividade, ao langor, ao sedentarismo, e também igualmente adoece. O inteligente ritmo da natureza é sagrado, portanto nunca deveria ser desrespeitado.

Para efetuar determinado trabalho, um músculo ou grupo muscular se contrai. De acordo com o ritmo da natureza, terminado o trabalho, deveria descontrair-se e entrar em gostoso e salutar recesso. Se falha, cedo ou tarde sobrevirão enfermidades e achaques.

Uma pessoa tensa é aquela que, involuntária e inconscientemente e sem qualquer finalidade definida, mantém os músculos retesados, incessantemente "engatilhados", predispostos a detonar reações quase sempre desastrosas. Os "engatilhados" não conseguem *agir* equilibrada e coordenadamente. Conseguem somente *reagir* desequilibrada e desordenadamente. Diz-se que a velhice de um estressado chega mais cedo e impondo múltiplas enfermidades e limitações.

A causa mais comum do "engatilhamento" permanente não é o esforço físico, mas o conjunto de tensões emocionais, velhas repressões e conflitos não resolvidos, portanto, coisas da mente. Tudo se passa como se as tensões psíquicas e físicas fossem interativas, mutuamente se influenciando. Corpo e mente, porém, não são entidades distintas nem vivem distantes, como tem sido acreditado. Ao contrário, constituem uma indissolúvel *unidade* nutrida pela energia vital.

O estado tenso ou "engatilhado" da unidade *corpo-mente* pode ser chamado *estresse*, o qual, mal-administrado, ganha permanência e produz sofrimento, enfermidade, múltiplas desarmonias. Sob o rótulo de *distresse* estão os mais variados quadros patológicos que inviabilizam o bem-estar, a saúde e a própria vida.

Sendo o "engatilhamento" crônico tão perturbador e até mortal, combatê-lo torna-se prioridade. Não? Mas como? Que fazer para desfazê-lo?

Ora, se a *tensão* psicossomática causa doença, seu remédio terá de ser o oposto, a *dis-tensão*. Distensão é sinônimo de relaxamento. Não obstante estar eu há mais de quarenta anos ensinando incontáveis pessoas a relaxar, ainda hoje as recuperações e as superações alcançadas me surpreendem.

RELAXAMENTO EM MOVIMENTO

Mesmo em atividade, é possível (e conveniente) relaxar. Basta que, atentos, consigamos manter soltos os músculos que nada têm a ver com o que estamos fazendo no momento. Por exemplo, se estiver digitando, mantenha relaxados os membros inferiores, a face, o tórax e o abdome. Aprenda a observar-se, como o faz em *prathanásana* (*postura da prece*, página 337). Com isto se consegue detectar partes desnecessariamente tensas, despendendo um esforço parasitário, em nada contribuindo para a manutenção da postura. A chamada "dança do elefantinho" (ver página 367) é o melhor exemplo de distensão em movimento. Quando você anda, por que contrair o rosto? Quando lê, por que balançar nervosamente os pés? Quando dirigindo, por que apertar o volante como a esprêmê-lo? Cultive a capacidade de auto-observar-se. Afrouxe a área que perceber estar contraída. Isto favorecerá sua saúde e seu desempenho humano.

Relaxamento em repouso

Incomparavelmente mais fácil, eficaz e agradável é relaxar quando em completa imobilidade voluntária. São três as posturas melhores para afrouxar:

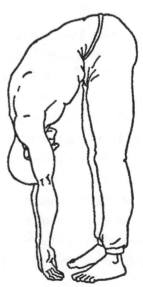

Figura 46

Em pé irrigando o cérebro

Execução — Tome a postura sugerida pela Figura 46. É importante manter a cabeça pendente entre os braços. Estes devem estar como roupas no varal. As pernas só ligeiramente flexionadas nos joelhos. Olhos fechados, para melhor concentração. Deseje que todo o sistema afrouxe. Para tanto, dê ordens mentais. Respire livre e calmamente. Se sentir algum desconforto, erga a cabeça e o tronco, mas muito lentamente. Este relaxamento, mais que os outros, promove em acréscimo uma farta vascularização cerebral. É uma verdadeira bênção ao idoso, porque previne a perda da memória e de outras funções cerebrais igualmente importantes para a sanidade mental. Se estiver de estômago cheio, deixe para mais tarde.

Relaxamento sentado

Sente-se em uma cadeira conforme a Figura 47 indica. A coluna vertical, as nádegas tocando o espaldar, a cabeça no alongamento da coluna (não incline a cabeça para cima nem para baixo). As mãos, palmas para cima, repousam pesadas sobre os joelhos, tendo os cotovelos flexionados naturalmente. Assumida a postura, procure sentir-se confortável, a ponto de ficar completamente imóvel. A respiração é espontânea, natural. À medida que o afrouxamento se generalizar e aprofundar, se tornará tão calma que se fará imperceptível. Esta é a prática mais apropriada para abortar uma crise asmática. Mantenha os olhos docemente fechados. Só em última hipótese use uma poltrona estofada. Isto imporia inoportunos bloqueios à respiração e às quatro circulações.

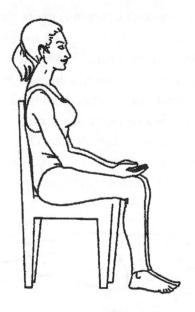

Figura 47

Com esta técnica deve ser encerrada toda a sessão de hatha yoga.

Execução — Deite sobre as costas conforme a Figura 48. Olhos fechados. O corpo todo, largado sobre o forro, amolece a ponto de tornar-se mais pesado. Pés separados, com as pontas caindo naturalmente para fora. As mãos, nem abertas nem fechadas, mas confortavelmente descontraídas. Semblante sereno e solto. Mandíbula suavemente descerrada. A língua tocando levemente a crista posterior dos incisivos. A cabeça em posição não forçada, podendo-se usar um travesseirinho, se condições anatômicas e fisiológicas individuais pedirem. Tomada a posição, verifique se está confortável, a ponto de não precisar fazer qualquer movimento de acomodação, pois interromperia o processo de descontração. A necessidade de se mexer denuncia a presença de velhas tensões a serem alijadas. A respiração se tornará tão branda que parece parar. Na terminologia do yoga esta pose é *shavásana*, que significa a "postura do cadáver". Acontece que aqui o cadáver, em vez de rígido, é relaxado, lasso, gostosa e tranquilamente mole, mas cheio de vida. Os tecidos como que dormem. Os yogues denominam tal estado de *nidra*. Não é você que dorme, mas seu boneco de carne, seus tecidos.

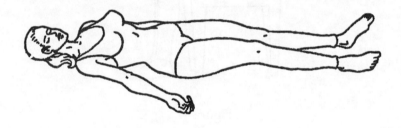

Figura 48: *Shavásana ou "postura do cadáver"*

Passe a contemplar sua respiração, evitando intervir em seu delicioso ir e vir. O alento pouco a pouco se acalma tanto que, a certo instante, parece ter docemente acabado. Tal fenômeno corre por conta do repouso profundo e da profunda paz que minimizaram o metabolismo basal. De minha experiência digo que esta pode ser a solução para asma, úlcera, impotência, obesidade, insônia... e uma lista enorme de *distresses* mais conhecidos como doenças psicossomáticas. Quando já largado, inerte e de olhos fechados, comece por sentir os seus pés; no momento da expiração, diga-lhes amorosamente coisas assim: *Relaxem. Afrouxem. Pesem mais. Amoleçam. Desliguem-se*. Siga

Saúde na terceira idade

fazendo o mesmo com as pernas, as coxas, a região genital, as nádegas, o baixo-ventre, a região lombar, a boca do estômago, a parte externa do tórax, as mãos, os antebraços, os braços, os ombros, as costas, a nuca, o pescoço, a parte interna da face, a mandíbula, as bochechas, os lábios, os olhos, a testa... Visualize o interior do tórax, "vendo" o coração responsavelmente trabalhando, converse com ele, repetindo-lhe com brandura: *Obrigado! Repouse! Acalme-se! Seja feliz!* Faça o mesmo com os diligentes pulmões e, no final da técnica, com o cérebro.

Observações — Não se assuste o principiante se lhe ocorrerem uma ou outra sacudidela em um dos membros, que indicam somente tensões renitentes. Também não dê bola para imagens (caras, ambientes, cenas, vozes...) que, no ponto mais profundo do relaxamento, se infiltrem no campo de sua mente. Não supervalorize tais fantasias evanescentes.

Quando o relaxamento atinge maior profundidade, em raros casos pode ocorrer o que se chama "desdobramento" ("projeção astral", "saída do corpo"...). Não se assuste. Nem supervalorize. Não tema ir tão longe de onde não possa mais voltar. Quem se entregou a Deus pode temer algo?! Basta querer fortemente voltar, e instantaneamente você se reencaixa no corpo. Há, no entanto, os interessados em fenômenos insólitos, aos quais recomendo que não se empolguem com tais coisas. Nosso método visa a "saúde na terceira idade" e, tanto quanto possível, a *saúde plena*, e não aventuras e desventuras de "aprendiz de feiticeiro".

Tendo em vista que uma irrigação cerebral mais abundante melhora a qualidade das funções mentais, torna-se recomendável aos idosos praticar *shavásana* deitados sobre uma prancha inclinada, tendo os pés mais altos que a cabeça, conforme a Figura 49. Pela ação da gravidade, o sangue arterial desce mais abundantemente ao tecido cerebral. A prancha é o único equipamento admissível no método. É muito simples e será proveitosa aos mais idosos que não padeçam de hipertensão.

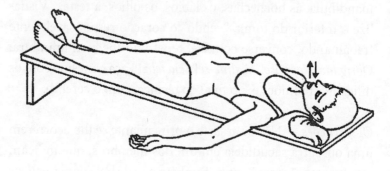

Figura 49

Se você é pessoa agitada, ativa, combativa, sempre fervilhante, hipertensa ou propensa à hipertensão ou qualquer sorte de instabilidade,[55] procure relaxar mais de uma vez por dia. Programe tomar as decisões mais importantes para depois do relaxamento. Sua inspiração, por certo, estará mais afiada.

Quando se sentir no clímax do relaxamento, aproveite a abertura dos planos profundos da mente e pratique autossugestão. Mas não se contente com migalhas, como curar uma simples enfermidade. Prefira afirmar sua perfeição, sua iluminação, sua identidade e fusão no ser supremo. Sendo você o filho amado de um multimilionário e, acima de tudo, generoso, que vai lhe pedir? Um reles empréstimo de mixaria ou o tesouro inteiro?! O mais profundo efeito do relaxamento vale tanto quanto seu encontro de filho com o "velho". Aproveite sua condição de filho e herdeiro. Afirme e firme sua identidade e união com Ele, *e o resto* (cura, inclusive) *lhe será acrescentado* (Lc 12:32).[56]

Nada de ansiedade por resultados definidos e rápidos. Ansiedade e relaxamento são incompatíveis.

Benefícios — É totalmente impossível inventariar todos os benefícios do relaxamento, os quais podem ultrapassar os previsíveis. Recupera-nos rapidamente de cansaço. Corrige os diversos transtornos funcionais decorrentes do *estresse*. Eleva a eficiência imunológica. Harmoniza a vida mental. Facilita o *aprendizado*. Otimiza as circulações sanguínea, linfática, prânica e nervosa. Enriquece e aprofunda a vida afetiva. Viabiliza a paz. Abre caminho para o aprofundamento da consciência. Melhora a memória e a concentração. Combate dependência a psicotrópicos e outros tóxicos (cigarro, álcool e estupefacientes). Ajuda a vencer ansiedades, angústias, fobias, finalmente, os distúrbios neuropsicológicos mais comuns.

Relaxamento total

O relaxamento tem de ser estendido à vastidão que cada ser humano é. As autoridades da ciência oficial ainda falam somente em "relaxamento muscular", demonstrando a relutância em ver o homem em sua imensidade *holística*, na qual os músculos representam somente parte mínima. Ainda que praticado sob esta visão materialista e mecanicista, o relaxamento mostra seu grande potencial terapêutico. Incomparavelmente mais eficaz, no entanto, se manifesta quando afrouxamos não somente a enfermiça "couraça" dos músculos, mas, ao mesmo tempo, a rigidez psicológica e bioenergética, geradoras sutis das contraturas musculares.

A tensão é um distúrbio holístico e não exclusivamente muscular. Portanto, somente poderá ser definitivamente vencida quando tratada como fenômeno holístico que é.

Para alcançar tal poder máximo e promover curas milagrosas e soluções perfeitas para toda sorte de problemas, aflições, insuficiências, angústias, carências, desconfortos, limitações, dependências e enfermidades, o relaxamento deve começar por uma radical e incondicional entrega de nós mesmos e de nossas adversidades e dores ao Ser Supremo. É desta forma que a Ele oferecemos a condição indispensável para seu magnânimo agir. Mas tal entrega irrestrita só é possível se tivermos a certeza de que para Ele não há impossíveis, e mais, que Ele conhece inequivocamente *aquilo* que mais nos convém, mesmo que chegue a ser diferente *daquilo* que Lhe temos pedido. Só assim nos tornamos competentes o bastante para algo que é difícil e raro: identificar como nosso verdadeiro bem o que quer que nos venha a acontecer, embora algumas vezes parecendo mesmo doloroso e decepcionante. Em verdade, quem efetivamente confia não deixa de agradecer pelo que vier. Seja o que for. A atitude psicoespiritual que viabiliza o mais perfeito relaxamento holístico pode estar sintetizada nestas singelas mas poderosas palavras: *entrego, confio, aceito e agradeço.*

Feito isto, poderá ainda sobrar alguma teimosa insegurança neurótica, alguma persistente tensão perturbadora, algum conflito, infelicidade, agitação, ansiedade, angústia, *estresse*, pretendendo maltratar?! A vitória sobre a rigidez patológica deve começar de nossos níveis mais sutis. Lidando por tanto tempo com inúmeros sofredores, pude constatar ser esta a verdade.

Saúde na terceira idade

Não raro encontro pessoas que, aflitas e amedrontadas, enfermas e vencidas pelo desgaste e pelo desgosto, gentilmente me interpelam: *Professor, e os que não acreditam em Deus?!*

Para eles, naturalmente, um relaxamento de maior alcance é difícil, embora não impossível. Os que descartam Deus só têm confiança em sua própria desconfiança, em suas suspeitas e até na validade e vitalidade de suas neuroses. Tais pessoas vivem comumente apavoradas como sentinelas no breu da noite na "terra de ninguém", pressentindo ataques, sempre preocupadas, incapazes, portanto, de se desarmar e descansar por um curto momento. Isto é dramaticamente oneroso. A suspensão das hostilidades, um relativo e benfazejo relaxamento, de que tanto estão precisando, dependem da autoentrega, que elas mesmas, com suas desconfianças, chegaram a inviabilizar. Principalmente os que não se entregam precisam praticar aquelas técnicas yóguicas que predispõem para o afrouxamento profundo. Mas, assim mesmo, têm de se contentar só com o que o relaxamento muscular oferece. Veja a última fase da sessão diária de hatha yoga (página 370).

Dieta para viver feliz

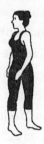

A MUDANÇA INADIÁVEL

Qualquer tratamento geriátrico propõe uma inteligente disciplina alimentar, pois nossos hábitos alimentares, desde a infância, geralmente pecam, seja por carência de nutrientes, seja por intoxicar o meio interno, seja por agressão ao aparelho digestivo, seja por produzir excitamento, seja pela indigência energética... É por tudo isto que nosso autotreinamento sugere uma nutrição que, em vez de promover doenças, promova saúde, em vez de antecipar e acelerar a entropia ou degradação do sistema, a retarde e desacelere. O autotreinamento se propõe a evitar que o homem continue usando os dentes para abrir a própria sepultura.

Convido-o para repensar seus velhos hábitos alimentares e, a partir daí, começar as inadiáveis correções. Ainda bem que você é pessoa lúcida e disposta a melhorar a qualidade de sua

Saúde na terceira idade

vida. Não resta dúvida de que hábitos alimentares desnaturados, em geral atendendo somente aos caprichos do paladar, nos adoecem, enquanto a nutrição inteligente restaura e preserva a saúde. Levando em conta que lhe será difícil mudar maus hábitos alimentares que o vêm condicionando por dezenas de anos, e, simultaneamente, aderir aos novos, promotores da vida, tentarei esclarecer os *porquês* da mudança.

Primeiro tente compreender e depois ponha em prática o que disse Hipócrates, denominado o Pai da Medicina: *Que o alimento seja teu único remédio.*

A CIÊNCIA FALA

Cientistas do Instituto Alemão de Pesquisa Alimentícia concluíram que pelo menos 65% dos casos de câncer poderiam ter sido evitados com hábitos alimentares saudáveis, redução do consumo de álcool e renúncia ao fumo. Heiner Boeing, diretor do Departamento de Epidemiologia Médica do Instituto, afirmou que a dieta com muita gordura e carne e poucos legumes, verduras e frutas está relacionada com 30% de todos os casos de câncer. Na mesma percentagem (30%) está o fumo como cancerígeno. Mesmo os que têm predisposição genética podem evitar o câncer se corrigirem a alimentação. A incidência do câncer de mama é muito maior nos países onde se consome muita gordura animal (pesquisa em 43 países). O excesso de sal na culinária japonesa é responsável pela maior incidência de câncer no estômago. Os tumores pancreáticos estão ligados ao ácido gálico, produzido pelo excesso de gordura, presente na alimentação com carnes. Outro risco corre por conta dos "alimentos" industrializados contendo aromatizantes e conservantes artificiais (Jornal *O Globo*, 24/4/1994).

A imprensa internacional recentemente destacou um trabalho apresentado pelo cardiologista Dean Ornish a um congresso na Clínica Cleveland.[57]

> A experiência envolveu um grupo de 42 pacientes, todos com as artérias do coração seriamente obstruídas por placas de gordura, predispostos a dores anginosas e enfartes. Todos condenados à cirurgia. Em vez da safena, com todo o imenso ônus de dor e dinheiro, depois de submetidos à cineangicoronariografia, foram tratados com alimentação exclusivamente vegetal e exercícios de yoga.[58] O exame foi repetido um ano depois e mostrou que 82% dos pacientes apresentaram a reversão total do quadro. Pra que safena?!

Declarou o Dr. A. Carvalho de Azevedo (professor titular de Cardiologia da PUC e participante do congresso) que foram apresentados três outros trabalhos nos quais haviam sido utilizados remédios convencionais redutores do colesterol; nenhum deles, no entanto, com resultados tão bons quanto os do Dr. Ornish... No tratamento feito por este, os altos níveis de colesterol baixaram de 200 a 250 para os ideais 150 a 160 miligramas.

Se as doenças mais devastadoras — o câncer e as cardiovasculares —, conforme provado,[59] puderam ser curadas com uma dieta inteligente e, no caso das cardiovasculares, com *exercícios de yoga*, temos motivos para festejar. Estamos diante de uma auspiciosa mutação na medicina.

Notícias assim não trazem novidades para os tradicionais cultores das terapias naturais, principalmente para os verdadeiros yogaterapeutas. Mas valem como chancela científica. Há 35 anos, em *Autoperfeição com hatha yoga*, sugeri alimentação

Saúde na terceira idade

vegetariana, supressão de hábitos destruidores como o álcool, o fumo e outros ligados à alimentação, e os demais aspectos da yogaterapia. Após uma experiência de mais de três décadas, em outro livro (*Saúde plena: yogaterapia*) publiquei casos solucionados que parecem milagres.

ALIMENTAÇÃO PATOGÊNICA[60]

A conhecida expressão "cavar a sepultura com os próprios dentes" é dura e chocante, mas denuncia com veemência e precisão o que a humanidade vem fazendo até agora. Que o proveitoso alerta dramático sirva para nos convencer a assumir nossa responsabilidade pessoal na observância do "manual de instruções", no item "nutrição". Comer não pode continuar a nos desnutrir, intoxicar, engordar, desestabilizar, deformar o corpo, finalmente, a nos impor uma velhice triste e "dodói". A forma comum (*normótica*) de alimentar-se é tremendamente patogênica.

Quem continuar irrestrita e irresponsavelmente submisso à tirania do paladar (em regra geral já bastante corrompido), seguramente estará encurtando a juventude e a vida.

Para exemplificar: o generalizado hábito de regar as refeições com grande quantidade de líquidos gelados, gasosos e açucarados é responsável pela mórbida expansão do estômago, que chega a duplicar ou triplicar seu tamanho natural. A dilatação comprime: para cima, o coração e os pulmões; e para baixo, os intestinos. Sem espaço para se movimentar, os importantes órgãos só podem funcionar precariamente. Os que se libertaram de tal hábito, atendendo à minha sugestão, conseguiram corrigir velhas disfunções e alguns até voltaram a ver os próprios pés, há anos escondidos debaixo da barriga volumosa.

JOSÉ HERMÓGENES

Nutrição higeogênica[61]

Gostaria de poder explicar melhor, mas não tenho como detalhar todos os *porquês* das diferentes sugestões para uma nutrição desintoxicante, antioxidante e geradora de saúde. Para não ultrapassar os limites deste livro, cabe-nos contentar-nos com indicações sintéticas e gerais sobre o que fazer e o que evitar. Quem quiser saber mais, estude outras obras sugeridas na bibliografia, entre elas *Autoperfeição com hatha yoga*, *Paz, amor e saúde*, *Saúde plena: Yogaterapia* e *Yoga para nervosos*.

- Progressivamente, adote a alimentação vegetariana. Sem repressão e sem ansiedade, pare de intoxicar-se devorando bicho morto. Há milênios você deixou de ser fera;
- substitua o açúcar refinado por melado, mel, açúcar mascavo ou estévia. Vença a compulsão de comer os tão apetitosos docinhos, refrigerantes industriais, caramelos, sorvetes e tortas, inegavelmente sedutores, mas comprovadamente lesivos à vida. Açúcar gera dependência, igual às outras drogas. É também um tremendo oxidante;
- evite farinhas brancas (macarrão, pão, pizza...). Consuma somente cereais integrais (arroz, milho, trigo, aveia...);
- aumente o consumo de frutas, legumes, tubérculos, raízes e folhas verdes, que fornecem vitaminas, sais minerais e fibras, portanto eficazes antioxidantes e desintoxicantes naturais;
- evite os extremos — comer em demasia ou escassamente. Apetite desenfreado pode ser sintoma de um distúrbio psicológico denominado bulimia. Nada de usar os per-

Saúde na terceira idade

niciosos moderadores de apetite. O autotreinamento que este livro ensina, e você vai praticar, pode lhe assegurar tranquilidade psicológica e harmonia interior; desta forma, sem droga e seus perturbadores efeitos colaterais, o apetite virá a ser moderado e sadio;

- equilibre a dieta e não precisará das modernas e dispendiosas overdoses de multivitaminas e sais minerais artificiais. Evite tornar-se um obsessivo consumidor de produtos de laboratórios. Mas, se o geriatra achar por bem receitá-los, atenda. Não se transforme, porém, em mais uma vítima da automedicação.[62]

- Eis alguns alimentos que, graças a seus princípios ativos e efeitos terapêuticos antioxidantes, são indispensáveis a uma dieta de *des-envelhecimento*:

  — levedura de cerveja, pela riqueza de vitamina B;
  — iogurte (não o industrializado), por suas bactérias de fermentação que vão combater, nos intestinos, as bactérias de putrefação;
  — farelo de trigo, que, pela abundância de celulose (fibra), combate a prisão de ventre;
  — germe de trigo, por suas fibras, vitaminas (e toda família da vitamina B) e sais minerais;
  — gergelim, pela riqueza de proteína;
  — sementes e nozes, pelas proteínas, mas também pela concentração de bioenergia;
  — alho, porque suprime a produção de colesterol no fígado, reduz a concentração do *mau colesterol* (*LDL*) e aumenta a do *bom colesterol* (*HDL*), inibe a formação de coágulos sanguíneos e normaliza a pressão sanguínea;

JOSÉ HERMÓGENES

— algas marinhas, pelo teor de vitaminas e sais minerais;
— brotos de soja, feijão, alfafa e outros, pela grande concentração de bioenergia.

- Beba muita água no intervalo das refeições, mas nunca durante as mesmas. Nada de refrigerantes. Prefira sucos de frutas frescas feitos na hora. A melhor opção é, sem dúvida, a água de coco;
- é indispensável a ingestão de fibras, que previnem a prisão de ventre, câncer do cólon e doenças inflamatórias do intestino; combatem o diabetes; reduzem o acúmulo de gordura no sangue e previnem a aterosclerose;
- alerta contra os "alimentos" (?!) carregados de bactérias de putrefação que, depositados no cólon, intoxicam o organismo todo. São exemplos: sardinhas enlatadas, fiambres, presuntos, mortadelas, frutos do mar, linguiças, salsichas... São todos tóxicos. Ou, mais claramente, venenos;
- frituras são terrivelmente prejudiciais. Evite-as;
- o jejum desintoxica, sendo portanto indispensável aos candidatos à boa saúde e longa juventude. Beneficia não somente o corpo material, mas também as funções psicológicas e a condição espiritual. Reconhecemos ser desconfortante e difícil ao homem comum passar um ou dois dias sem comer. No entanto, deixar de comer somente todas as manhãs é bem mais fácil. Não implica sacrifício. Tente. O desjejum será no almoço. Durante a manhã, beba água. Muita água;[63]
- nunca vá para a cama empanturrado com um lauto jantar. Substitua o jantar pesadão por um lanche à base de cereais integrais, iogurte (não industrial), torrada de pão

Saúde na terceira idade

integral, frutas maduras ou secas e chás de ervas. Isto lhe propiciará um sono gostoso e sadio;

- alimentos conservados à custa de aditivos não prestam. Se tiver de consumir enlatados, coma a lata, mas não o que tem lá dentro;
- esquive-se à ingestão de gorduras animais. Nada de queijos gordurosos (amarelos). Prefira ricota. Leite, só o desnatado;
- dê um não à manteiga, mas não a substitua por margarina, carregada de um espantoso número de aditivos químicos. Prefira a manteiga árabe confeccionada com gergelim (*tahine*);
- defenda-se contra a dependência de cafeína. Modere muito o consumo de café, mate, chá preto;
- beba muita água ao longo do dia;
- cigarros, bebidas alcoólicas e outras drogas não podem fazer parte da vida de um candidato à saúde na terceira ou em qualquer idade;
- procure informar-se sobre as incompatibilidades alimentares, isto é, alimentos que não devem ser consumidos na mesma refeição.
- procure atender às muito conhecidas recomendações sobre a higiene na conservação, preparo e consumo dos alimentos. Uma recomendação, geralmente não observada por ser desconhecida, é cultivar a atitude mental adequada à mesa, que pode ser assegurada por orações: uma no início e outra no encerramento da refeição. Pesquisa científica já provou a eficácia das orações meditadas;[64]
- é sabido que estômago não tem dentes. É assim que, se a mastigação for apressada e insuficiente, o que *normalmente* ocorre, problemas digestivos ou estão acontecendo

ou engatilhados para detonar. Portanto, mastigue bem, demoradamente, ensalivando o bocado e já digerindo os amidos. Seu estômago lhe agradecerá;

- evite o vício de comer no intervalo das refeições;
- curtir uma sestinha gostosa é muito aconselhável. Se já tiver aprendido bem a arte do relaxamento, sua sesta não precisará ser prolongada. Cinco a dez minutos serão suficientes.

Desintoxicação

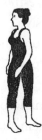

OS QUATRO TERRORISTAS

P restigiadas escolas clássicas de medicina natural, inclusive a do Dr. Paul Carton, responsabilizam o acúmulo de venenos no sangue pelas doenças que nos acometem. A doença seria, então, o esforço defensivo da natureza a fim de descartar a carga de tóxicos que ameaça a vida. Não seria, portanto, um mal, mas um bem. Quando a intoxicação crescente se torna insuportável, a *eliminação* ganha prioridade.

Há os que culpam a *oxidação* pelas enfermidades e pelo envelhecimento. Outros acusam o *estresse*; outros, a *debilidade imunológica*. Quem está com a razão? Todos. Ouso supor que o que inicia e acelera a *entropia* é um violento complô antivida (*entrópico*), formado basicamente pela *sinergia*[65] de quatro terroristas: *oxidação, estresse, imunodepressão* e *poluição orgânica*. O que você acha?

JOSÉ HERMÓGENES

No que se refere ao corpo material, não se pode negar que cada um destes fatores já produz grandes estragos. Agora que sabemos que atuam conjuntamente, criando doenças, mais fácil se torna intuir soluções terapêuticas de maior abrangência e eficácia.

Já podemos concluir que, ao longo da vida, descuidadamente, acumulamos venenos, toxinas e *radicais livres*, comportamo--nos inabilmente quando em *estresse* e falhamos em preservar a eficiência do sistema defensivo.

Já estivemos estudando como nos é possível usar procedimentos naturais e holísticos para:

- reduzir o excesso dos mafiosos *radicais livres*;
- administrar competentemente o inevitável *estresse*, para impedi-lo de produzir *distresse* (doença, dor, falência biológica);
- reabilitar as reações do sistema defensivo, otimizando as circulações linfática, sanguínea, nervosa e energética.

E quanto às toxinas? Como proceder?!

DESPOLUIÇÃO

Chegou o momento de conversarmos sobre o que fazer para remoção ou redução do monturo venenoso, a intoxicação do meio interno.

A saúde de uma cidade — todos sabemos — fica ameaçada ou precária durante uma greve de lixeiros. Fedentina, feiura, imundície pelas calçadas, risco de peste... um horror. Qualquer *sistema* (um equipamento, uma família, uma comunidade, um ecossistema, um organismo...) se degrada quando nele a sujeira

Saúde na terceira idade

se acumula. Não é assim? A poluição do meio interno orgânico produz diversas e simultâneas enfermidades, agravando e acelerando a decadência. Cada doença é um grito alertando que o excesso de lixo está destruindo a vida (provocando a *entropia*).

A carga tóxica de um organismo idoso, obviamente, é maior que a de um organismo jovem. Se nada foi feito antes para evitar ou reduzir seu crescimento, provavelmente já está abalando sua saúde. É preciso evitar maiores estragos. Que isto não o assuste! Mas, pelo menos, convença-o da necessidade de se desintoxicar.

Por um lado, pare de envenenar-se ou pelo menos diminua o aporte de substâncias tóxicas. Por outro, procure estimular e intensificar os processos naturais de eliminação dos dejetos. Em resumo: evite a intoxicação e ative a desintoxicação. Diminua o aporte e aumente o deporte de venenos em seu organismo.

Os processos naturais de eliminação de poluentes evidentemente são muito mais eficazes em uma criança que em um idoso. Isto deve ser levado em conta. Feliz aquele que, igual a uma criança, pouco tempo depois da ingestão de um alimento estragado, vomita ou detona uma diarreia. Isto acontece porque o organismo, rico de energia (*prana*), para preservar a vida, consegue, com firmeza e rapidez, proceder um eficaz expurgo. Nesta linha de pensamento, tomar remédio para deter uma diarreia funciona na contramão da natureza, que sabiamente se defende. O médico, sabendo disto, em cada caso, delibera sobre a conveniência ou inconveniência de intervir medicamentosamente contra a diarreia e os vômitos. Uma coisa, no entanto, é absolutamente indispensável em ambos os casos — beber muita água ou outro líquido "honesto", com o fim de evitar a desidratação do doente.

Respeito aos processos da natureza

Segundo a doutrina cartoniana, uma irritação na pele de uma criança indica que a Natureza está expulsando do meio interno algum veneno.[66] Um "remédio" pode suprimir o sintoma, isto é, a irritação cutânea. Mas... e a causa, a intoxicação? Foi eliminada? Respondem os cartonianos que a enfermidade foi apenas "recolhida", isto é, deslocada para uma parte mais profunda do corpo. A próxima eliminação que a natureza tentará, poderá ser na forma de doença em um órgão mais profundo, digamos, através de uma afecção de garganta. Se, graças a um outro tratamento eficiente, a nova e dramática tentativa desintoxicante for mais uma vez frustrada, a carga poluente se "recolhe" ainda mais, para vir a manifestar-se algum dia como uma doença bem mais dramática e destruidora, como um câncer.

Pare de envenenar-se

Infelizmente, o processo de envenenamento no ser humano se inicia ainda na vida fetal, com os poluentes absorvidos do sangue materno. Que as grávidas, por amor, levem isto em conta, e se disciplinem. Anos se passam, e ao longo da infância, adolescência, juventude e maturidade o indivíduo incessantemente continua se intoxicando cada vez que consome carnes, frios, frutos do mar, edulcorantes, conservantes, aromatizantes... finalmente, *envenenantes "artificiais"*, bebidas alcoólicas (bebem de tudo, menos água pura). É mais na adolescência que o bicho homem, submisso à propaganda, pratica as maiores agressões contra si mesmo, tornando-se um *nor-*

mal consumidor de cigarros, refrigerantes, pseudoalimentos supertóxicos, *fast food* e, o que é pior, as drogas mais pesadas adquiridas dos traficantes.

DESINTOXICAÇÃO INTEGRAL

A higiene, vista convencionalmente, sob o ângulo materialista, recomenda vigilância sobre aquilo que, penetrando o corpo, o agrida. Sem dúvida, indispensável. Quem o fizer aumentará a probabilidade de desfrutar uma terceira idade sã e gostosa. Mas é o bastante?

Nosso treinamento, não esqueçamos, é holístico. Não se limita, portanto, ao corpo físico. É por isto que nossa lista de tóxicos a evitar é muito maior. Temos que ficar de "pé atrás" não somente contra *substâncias*, mas também contra energias, emoções, sentimentos, pensamentos, imagens, sons, formas, cores, curtições, comportamentos, convicções, conversas, ações, companhias... que sujem, perturbem, rebaixem e envenenem todo vasto sistema que somos (corpo, campo energético, psiquismo, intelecto e espiritual). Como se vê, além da higiene convencional voltada para o organismo físico, é absolutamente necessário praticar psicoterapia, eticoterapia, esteticoterapia, pranoterapia e, acima de tudo, logoterapia, conforme os diversos capítulos deste livro propõem.

Quem me inspira nesta proposta de higiene holística é a autoridade máxima da medicina — o Dr. Jesus Cristo.

Quando uma vez os fariseus criticaram seus discípulos por não terem lavado as mãos antes de comer (higiene convencional), Ele replicou:

JOSÉ HERMÓGENES

> O que contamina o homem não é o que entra na boca, mas o que sai da boca. Isso (verdadeiramente) é o que contamina o homem. (Mt 15:11)

E, mais adiante, em reunião particular com seus discípulos, elucidou:

> Ainda não compreendeste que tudo o que entra pela boca desce ao ventre, e é lançado fora? Mas o que sai da boca procede do coração, e isso contamina o homem. Porque do coração procedem os maus pensamentos, mortes, adultérios, prostituição, furtos, falsos testemunhos e blasfêmias. São essas coisas que contaminam o homem... (Mt 15:17-20)

Ele, o mais sábio dos higienistas holísticos, não deixou dúvida. Não é?

Os emunctórios

É interessante saber o que faz a Natureza para limpar nosso organismo físico, o qual, sendo um grande sistema, dispõe de subsistemas especializados na nobre função de gari. Os médicos os denominam *emunctórios* ou órgãos *excretores*.

Alguns *emunctórios* são permanentes:

- os intestinos, que eliminam as fezes;
- o aparelho urinário, a urina;
- a pele, o suor;
- os pulmões, o gás carbônico, resultante da respiração.

Além destes, há *emunctórios* eventuais. A tosse, o espirro e o vômito são ações emergenciais de limpeza.

Como se vê, precisamos nos treinar a fim de otimizar nossos emunctórios.

A frequência diária de eliminação das fezes, aceita como *normal*, fica aquém do que deveria ser. Os que se contentam com uma vez por dia, se consideram *normais*. Mas tal frequência não é a *natural*. Se é seu caso, trate de aumentar o número diário de evacuações. O ritmo yóguico, que é o da natureza e também recomendado por Hipócrates, é de três vezes. Coitados dos que sofrem de prisão de ventre. O intestino grosso neles se degrada à condição de fétida cloaca; torna-se um monturo de podridão que, através das vilosidades intestinais, passa ao sangue, envenenando o organismo. Ninguém é bastante sadio se passa semanas ou mesmo dias sem defecar.

Combata a prisão de ventre com alguns procedimentos:

- coma bastante fibras (de trigo, bagaço de laranja, folhas verdes);
- beba cerca de 2 litros de água por dia (exceto durante as refeições);
- consuma alimentos como quiabo, mamão e azeitonas pretas dissolvidas na água;
- pratique a técnica de ativação do diafragma (página 326);
- ponha em ação tudo que aprendeu sobre eticoterapia, esteticoterapia, psicoterapia e, principalmente, logoterapia;
- se o caso for rebelde, tome, com moderação, infusões da erva cáscara-sagrada (faz muito efeito).

Você vai constatar boas mudanças em sua saúde e melhor disposição à medida que for conseguindo limpar o cólon. As fezes perderão o mau cheiro; de secas e empedradas, se tornarão claras, pastosas, lubrificadas e abundantes. A despoluição intestinal, em certas emergências, se torna prioritária, tanto que justifica, a conselho médico, o emprego de clisteres, purgantes e supositórios de drogas farmacêuticas. Mas os meios naturais são preferíveis.

Se você levar a sério todo o treinamento holístico, por certo estará se prevenindo contra as perigosas retenções urinárias. Em crise grave, procure um urologista. A toxemia, nestes casos, se torna violenta e muito perigosa.

Para aumentar a sudorese pratique exercícios fortes (evitando excessos), caminhadas, *pranayamas* (técnicas energizantes através da respiração yóguica) e sauna (contraindicada aos hipotensos). Suar todos os dias é excelente. Para melhor desintoxicação através da epiderme, mantenha os poros sempre desobstruídos. Para tanto, durante o banho, esfregue-se com esponja vegetal. Enxugue-se, friccionando a pele com toalha seca e áspera, para remover as células mortas.

Os *pranayamas* triplicam a amplitude tanto da inspiração como da expiração. É o único exercício que força uma expiração radical, chegando mesmo a expelir boa parte do ar residual que a respiração do homem comum e mesmo a dos atletas não consegue. Nas pessoas *normais*, os ápices pulmonares geralmente viram depósitos de germes que a expiração *normal* não consegue eliminar. Infecções e afeções também se tornam *normais*, isto é, frequentes aí. Só a respiração completa da yogaterapia dá um jeito nisto.

Saúde na terceira idade

Outro procedimento desintoxicante eficaz é o jejum, que os yoguis, há milênios, vêm ensinando. Além de útil no emagrecimento, breca acúmulo de carga tóxica, oferece um benéfico repouso fisiológico e funciona como uma espécie de *autofagia*.[67]

Jejuar uma vez por semana é bom, mas alguns acham desagradável e se julgam incompetentes para este preceito do treinamento. É por isto que, aos magotes, estão acorrendo aos chamados spas, nos quais se internam e pagam para que os disciplinem e lhes imponham um regime corretivo. Os frequentadores conseguem temporariamente perder alguns quilos e fazer uma desintoxicação parcial. Saindo de lá, se não tiverem aprendido como se autodisciplinar, quase sempre reassumem a indisciplina, e, mais uma vez, obesos e intoxicados, retornam, para mais um estágio de disciplina imposta. Minha proposta é que, assumindo esta forma de treinamento holístico, façamos de nossos lares o spa ideal e permanente, e baratinho, baratinho... Quanto ao benemérito jejum, a partir de agora, experimente o sistema de diariamente beber 2 litros de água e nada comer durante a manhã. Que a primeira refeição seja o almoço, que deve ser atóxico ou pelo menos hipotóxico, isto é, sem venenos ou com pouco veneno.

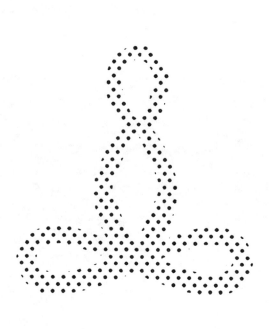

PARTE 4

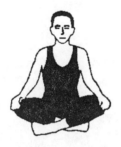

Viver em alta frequência

A alegria e a beleza de viver

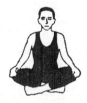

ESTETICOTERAPIA

Graças a estudos teóricos, mas principalmente por experiência acumulada ao longo de mais de quatro décadas como instrutor de pessoas em idades diversas, sendo a maioria de idosos, convenci-me de que sensações, sentimentos e emoções, finalmente, vivências afetivas, quando puras e sublimes, favorecem a saúde, prolongam a juventude e dão sabor à vida. Na mesma medida e pelas mesmas razões, as curtições vis e estressantes são destrutivas, favorecem a *entropia*.

Contou Sai Baba que uma vez um homem encontrou a "deusa da peste" e quis saber de que aldeia ela estava vindo. Perguntou

JOSÉ HERMÓGENES

depois sobre o número de vítimas. Ela respondeu: *Morreram trezentos, mas eu só matei vinte. O resto morreu de medo.*

Emoção perversa, ruim, feia... provoca doença e acelera a decadência (*entropia*). Mas emoção sublime, suave e bela age no sentido oposto. Ainda bem!

Canalizar a afetividade para o lado da luz, do amor, da paz, da beleza, da harmonia, tendo em vista alcançar saúde, vitalidade e uma longa sobrevida mais feliz é o que se pode denominar *esteticoterapia*,[68] desde que estética é o braço da filosofia universal que tem por objeto de especulação a sensibilidade humana.

Cultivar e curtir sentimentos bons, suaves e refinados, emoções elevadas e construtivas, bem como uma lúcida sensualidade sublimada, amplifica a eficiência imunológica, favorece a estabilidade orgânica e reduz a intensidade dos impactos estressantes frequentes na vida de qualquer um.

SAÚDE PLENA

Os passos *esteticoterápicos*, que, obviamente, só nós mesmos podemos dar, infalivelmente melhoram nossa qualidade de vida, dando-nos como retorno:

- *euforia*, alegria íntima, suave e autossuficiente;
- *eutimia*, o estado psicossomático de serenidade, paz, tranquilidade e harmonia;
- *eurritmia*, correto funcionamento coordenado dos diferentes órgãos, aparelhos e sistemas orgânicos.

Saúde na terceira idade

Sensualidade intensa e selvagem, sentimentos mesquinhos e deprimentes e emoções avassaladoras formam uma espécie de intoxicação e engendram estresse. Disto resultam:

- *disforia*, tristeza, depressão, abatimento e desânimo;
- *distimia*, intranquilidade, nervosismo, afobação, excitamento, tensão, agitação e inquietude;
- *disritmia*, instabilidade, desequilíbrio, desordem, perturbações funcionais.

Cura quântica

Para seu próprio bem, trate de cultivar e mesmo cultuar belas sensações e sentimentos puros e nobres; refugie-se na fortaleza da equanimidade, do contentamento e da alegria. Erga sua cabeça acima dos altos e baixos, ganhos e perdas, vitórias e derrotas. Controle sua imaginação. Discipline a sensualidade. Negue-se à onda frenética de erotismo pervertido e fogoso, desvairado e mórbido, que hoje corrompe a arte, tão imprudente e sofregamente consumida pelas massas psicologicamente manipuláveis. Vacine-se contra a estética corrosiva de nossa cultura, que é tão devastadora quanto radicais livres, vírus, bactérias e parasitos. Resista à "estética" virulenta e alienante.

A mais promissora novidade em medicina é hoje, sem dúvida, a *cura quântica*, cujo poder se mostra ilimitado. Opera milagres. Não é possível explicar aqui o que é a cura quântica, mas pode ser dito que o chamado *estado quântico*, condição básica e indispensável para que os milagres aconteçam, segundo entendo, se resume em *euforia* ou alegria sublimada e *eutimia* ou serenidade espiritual.

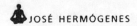JOSÉ HERMÓGENES

A meditação pode lhe abrir os portais da *eutimia*, e você mergulhará na doçura da paz, na vastidão da harmonia, no reino da indizível felicidade biopsicoespiritual. Os fantásticos efeitos da meditação conducentes à *saúde plena* já foram rigorosamente medidos por numerosas investigações médicas em laboratórios.

RISOTERAPIA

Quase todos os órgãos da imprensa dedicam espaço ao bom humor. Frequentemente é veiculado como: "Rir é o melhor remédio." Será mesmo? É. Você mesmo pode recordar-se de alguma vez em que uma gostosa gargalhada restaurou sua boa disposição, elevou seu moral, suavizou uma aflição, revigorou o sistema todo. Se não aconteceu com você mesmo, pode ter sido com alguém de seu conhecimento. Ao atender alguém deprimido, distressado, nervoso, aflito, angustiado, tenso, presa de fobia, enfim, vítima da "coisa",[69] procuro dizer algo engraçado que possa desafivelar-lhe a carranca sombria, enfermiça e apavorada, que possa levá-lo a sorrir. O primeiro sorriso que desabrocha me dá a certeza de já ter começado o processo de transformação libertadora. A tensão, pesada e doída, que, há meses e muitas vezes há anos, vem sendo nutrida por velhas mágoas e densas trevas, não resiste a um sorriso desinibido e libertador. Sorrir descontrai, solta, ilumina, desengatilha, cura. É como o raiar do sol "dando um chega pra lá" na escuridão da noite. Deus abençoe todos os palhaços deste mundo.

Norman Cousins, primeiro editor de *Saturday Review*, foi hospitalizado como doente terminal, com cinco enfermidades graves. No leito de moribundo, foi tomado por uma intuição, e para dar-lhe curso pediu um projetor e velhos filmes das palhaçadas dos Irmãos Marx. A curtição hilariante produziu efeito tão inesperado que convenceu os médicos a lhe dar alta. A experiência tornou-se mundialmente famosa através de seu livro *Anatomy of an Illness* [Anatomia de uma doença].

Modernas pesquisas indicam que uma estrepitosa gargalhada mexe terapeuticamente não só com toda a musculatura da face, mas também com as cordas vocais, nervos, músculos e glândulas; massageia o diafragma; age beneficamente sobre o tórax, o abdome, o fígado, os pulmões. Finalmente, um grande remédio.

Para o sistema imunológico o riso é, segundo estudos realizados pelo Western College of Springfield, muito especial. Uma risada estimula as atividades das células especializadas no combate a vírus e bactérias. O nome delas é bem significativo — células assassinas. A concentração da imunoglobina IgA, que age contra vermes e infecções respiratórias, segundo uma pesquisa, é bem maior em uma plateia assistindo a uma comédia que em uma que assiste a um documentário. Tudo leva a crer que nos indivíduos que assistem a filmes de monstruosidade, catástrofe, horror, crueldade e violência máxima, a imunologia é jogada lá embaixo.

O riso influencia diretamente o hipotálamo, centro cerebral que governa a reação do corpo ao estresse; também promove vasodilatação cerebral, melhorando assim o fluxo do sangue. Conforme sabemos, uma abundante irrigação sanguínea no cérebro é a garantia da lucidez mental dos idosos, de tal forma que alguns medicamentos geriátricos de grande consumo têm esta finalidade — vascularização cerebral.

JOSÉ HERMÓGENES

Conforme insistimos em afirmar, não existem ação e reação exclusivamente físicas, portanto, a risoterapia não favorece somente o organismo material. Os efeitos salutares são também energéticos, psicológicos e intelectuais. Em outras palavras, quem ri melhora o sistema todo.

Uma das mais eficazes e gostosas metodologias de nosso trabalho yogaterápico tem sido a "grande gargalhada". Nos *satsangs* (reuniões de descontração, catarse, cântico, louvor a Deus, meditação e harmonização, praticadas na Academia Hermógenes), bem como nas aulas do curso "Saúde na Terceira Idade", proponho que todos, juntos, gargalhemos. Dando o exemplo, saio na frente. A turma me imita, e logo a gargalhada gostosa e irreprimida contamina todos. É alegria infantil, espontânea, espalhafatosa, inocente, puríssima, descondicionada, cada um a rir da gargalhada dos outros. Os alunos adoram. Sentem-se eufóricos e tranquilos depois de tal mutirão de alegria. Gozo imaculado. A "blindagem do caráter", denunciada como a maior culpada por toda forma de limitação e padecimento que avassala a espécie humana, conforme a teoria de Reich, não consegue resistir ao doce impacto do riso euforizante, e racha. O relaxamento é seguro e imediato. A criança, até então encolhidinha dentro da blindagem de cada um, reprimida há anos pelo formalismo imposto à vida adulta, se solta, feliz, graças ao riso franco, esfuziante, que quebra a dureza da velha "couraça". E os resultados? Admiráveis. Com a repetição, adeus aflições, depressões, zangas, tristezas, "engatilhamentos", repressões, tensões e contenções crônicas e fatigantes; adeus drogas para os nervos! Mal-estares e fadigas, abatimentos e medos, adeus!

Com a mesma intensidade que a tensão debilita o sistema imunológico, engendra radicais livres e tumultua a homeostase, a distensão provocada pelo riso espontâneo melhora as defesas, reduz a oxidação e reestabiliza o meio interno orgânico. Bom humor, moral elevado e euforia, juntos, instantaneamente lançam no sangue restauradores e mantenedores da saúde (hormônios, neurotransmissores e neuropeptídios), e, o que é muito importante, incitam o *timo*[70] à atividade.

O TIMO

O "alto-astral", direta e imediatamente, estimula as funções defensivas do timo, glândula endócrina que produz e "treina" as *células T*, cuja incumbência é identificar, isolar e destruir os *antígenos*, isto é, os inimigos (vírus, bactérias... e células anômalas). Bilhões de células se reproduzem incessantemente em todo o corpo. Umas morrem e outras, nascendo, automaticamente as substituem. Algumas, no entanto, já nascem anormais. Se não forem destruídas, multiplicam-se e produzem um câncer.

Dá para compreender a importância das *células T* e, consequentemente, do *timo*, que as produz? Coitado daquele cujo *timo* enfraquece e falha! Sir MacFarlane, ganhador do prêmio Nobel de Medicina, sugere que estimular a atividade do *timo*[71] é forma de prevenção do câncer e de todo tipo de infecções produzidas por radicais livres, germes e vírus.[72]

Depois de tais argumentos, sinto-me com o direito de sugerir — SORRIA!

Há tipos sorumbáticos, carrancudos e blindados, como aquele pessimista obstinado, azedo e beligerante que, quando alguém o cumprimentava sorrindo um "Bom dia!", ele murmurava irritadíssimo: "*É a sua opinião!*"

Se você for um desses — tomara que não! —, recomece a ler este capítulo, agora mais atentamente. Todos, sem exceção, temos algum motivo para chorar, mas, felizmente, temos também muitos outros para sorrir. Por que se fixar exclusivamente naqueles? Toda moeda tem duas faces. Deixe de olhar somente para a face feia e desagradável das coisas, das pessoas e dos acontecimentos. Ficar sempre recordando fatos dolorosos, além de ser de mau gosto, só serve para ressuscitar o estresse. Se sofrer foi ruim, para que agora ressofrer? Interessa fragilizar o sistema imunológico, instabilizar a homeostase e aumentar dentro de você a população de radicais livres? Prefira relembrar acontecimentos felizes e estimulantes. Esta é uma boa forma de sair da pior e voltar a sorrir. Será sorrindo que você conseguirá desbloquear seu imenso potencial.

Diante do exposto, sorria agora, ainda que esteja sob alguma forma de padecimento, ainda que em desconforto e desvantagem. Mesmo que lhe pareça só ter motivos para chorar, ainda assim sorria. E obrigue, desta forma, a vitória a sorrir para você.

Sorrir em benefício próprio é excelente negócio. Mas, melhor ainda, é sorrir beneficiando alguém. Que seu sorriso ilumine o ambiente, desanuvie amargurados e resgate os coitados engolidos pela tristeza. Sorrindo, você pode fecundar muitas almas. Leve seu sorriso ao necessitado, ao solitário, ao revoltado, finalmente, ao enfermo. Que o Deus que está em você sorria sempre ao Deus que está nos outros.

Na antiga China, os mestres taoístas já conheciam o poder da energia do sorriso. Praticavam o "sorriso interior", para mover a energia *chi*[73] e produzir um alto nível desta, obtendo, como

Saúde na terceira idade

resultado, saúde, felicidade e longevidade. Sorrir a si mesmo é como deixar-se acariciar pelo amor, e o amor pode curar e rejuvenescer.[74]

O sorriso interior dos taoístas, para mim, se parece com a vivência de euforia quando associada à *eutimia*, e, de alguma forma, evoca o que o yoga denomina *samadhi* e os cientistas de hoje nomeiam estado *quântico*, condição necessária para curas milagrosas.

CANTE!

"Quem canta seus males espanta", diz o adágio popular. Nada custa experimentar. Cante alegre enquanto se banha. Cante como puder, tanto que se alegre, levante seu moral e se revigore. Cantar, bom e gostoso para todas as idades, favorece sanidade ao idoso, mesmo que ele seja um tremendo desafinado. Cante, portanto, por amor a si mesmo. Mas, sendo desafinado, por amor aos outros, contente-se com suas audições debaixo do chuveiro. Cantar desinibe, solta, relaxa, liberta psíquica e energeticamente, e, fisicamente, promove expansão pulmonar.[75] É uma excelente catarse.

Nos *satsangs* do "Salão-das-sete-janelas" (Academia Hermógenes), todos cantamos desinibidamente, enquanto também sorrimos, dançamos e nos expressamos por gestos. É uma hora de intensa e abençoada alegria infantil, desencadeadora de gratos efeitos físicos, energéticos, mentais, emocionais e, o que é infinitamente importante, espirituais.

Se você for dotado de algum talento canoro, enturme-se no coral da igreja, do clube, da empresa ou em outro qualquer. É

JOSÉ HERMÓGENES

investimento de tempo de alta rentabilidade em termos de terapia rejuvenescedora. Os mestres do yoga incentivam a cantar qualquer dos muitos nomes de Deus. Os chamados *bhajans* ou cânticos devocionais são por eles receitados como a disciplina espiritual mais fácil, gostosa, fecunda e, portanto, a mais adequada aos nossos dias. *Hari bol! Hari bol! Hari bol!* — cante (*bol*) o Nome de Deus (*Hari*), incentivam os outros, enquanto eles próprios cantam.

VIDEOMANIA

Da próxima vez que for à locadora de vídeos, em defesa da saúde e do bem-estar, deixe na prateleira, para os desavisados, fitas de terror, violência e pornografia. Prefira comédias que o façam rir ou histórias românticas, nas quais a beleza da vida e a doçura do amor induzam vivências ternas, puras, amorosas, elevadas, sublimes... Está sendo difícil agora encontrar filmes que nos enlevem, mas também elevem. Poucos merecem entrar em seu lar. O mercado, em geral, oferece monstruosidades ou licenciosidades, na fórmula comercial *sangue-sêmen*, que deliciam os imaturos. Tais fitas, via de regra, provocam *disforia, distimia* e *disritmia*, ou seja, provocam estresse. Assistindo a elas, sem percebê-las, o consumidor engole violentas toxinas psíquicas, altas doses de emoções depravadas e, consequentemente, estresse.

Para alguns entendidos em arte (críticos e intelectuais) os temas de filmes e peças teatrais são simplesmente realistas; expressam tão somente a realidade. Em geral, defendem que a arte tem de ser radicalmente despreocupada com o bem e com o belo. *Ora, a vida é assim* — dizem eles.

Saúde na terceira idade

Que continuem a pensar assim. Mas... Quanto a você? Vai se render e se tornar mais um imprudente consumidor de horror e pornografia, poluição psíquica e monstruosidade? Absolutamente. Firme sua opção por beleza e sanidade. Se produtores e roteiristas só conseguem ver tudo escuro e impuro, coitados! A mosca, embora voando em um jardim florido e cheiroso, despreza as flores, e voa à procura de qualquer coisa podre e malcheirosa, daquilo que a agrada. Adora curtir o antijardim. A abelha faz exatamente o oposto. Voa, voa sobre o pântano fétido e asqueroso até encontrar a única flor que nele viceje para nela pousar. Posso fazer uma sugestão? Siga o exemplo da abelha. Deixe pra lá o moscardo curtindo a imundície.

MUSICOTERAPIA

Já tem ampla comprovação científica a musicoterapia. Em hospitais de primeiro mundo, doentes em enfermarias e até em CTIs apresentaram grandes melhoras quando passaram a escutar música ambiental devidamente selecionada do repertório clássico. No Brasil a experiência foi levada a efeito em Fortaleza pelo cientista Prof. Harbans Arora.

Felizmente você não precisa chegar a hospitalizar-se para tirar proveito da curtição musical. Em sua casa, em solidão, de olhos fechados e relaxado, ligue sua mente às obras dos grandes mestres. Fique ali, desligado dos afazeres e preocupações normais. Mergulhe no mundo da harmonia, da melodia e dos ritmos.

Evite as músicas excitantes ou descomprometidas com a perfeição da harmonia e a beleza da melodia. Procure alcançar, através da música, *euforia* e *eutimia*. Quanto ao ritmo,

JOSÉ HERMÓGENES

terceiro elemento da música, tenho a dizer, segundo li nas pesquisas, que as de ritmo *anapéstico* (o rock, a "metaleira", que lembra um bate-estacas) foram identificadas como agressoras dos ritmos biológicos normais de um organismo sadio. Provocando, assim, imunodepressão, isto é, debilitaram o sistema imunológico. Já as de ritmo *dactílico*, como o da valsa, ao contrário, sintônico com os ritmos orgânicos, só fizeram bem.

> Usando centenas de indivíduos, descobri que a audição frequente do rock provoca o enfraquecimento de todos os músculos do corpo... cada grande músculo se relaciona a um órgão. Isso significa que todos os órgãos de nosso corpo estão sendo afetados por uma grande proporção da música popular a que estamos expostos todos os dias... Que características deste chamado compasso de rock são responsáveis por este efeito debilitante?... É um compasso da-da-DA. Isto é conhecido em poesia como ritmo anapéstico... é possível que, quando nos expomos a um ritmo sincopado ou anapéstico, se estabeleça uma reação de alarma de estresse... O ritmo debilitante é, aparentemente, contrário ao ritmo fisiológico normal do corpo... Os sons arteriais podem ser registrados com equipamento eletrônico sofisticado... As grandes artérias das extremidades parecem ter um compasso de valsa... O ritmo anapéstico é o oposto do dactílico ou ritmo de valsa. (Diamond, John, M.D.; *Seu corpo não mente*)

Bem sei que você, vovô ou vovó, pode ficar preocupado com o netinho ou netinha que se transformou em mais um consumidor quase *dependente* da chamada música jovem. De nada

Saúde na terceira idade

vale sua preocupação nem sua bem-intencionada tentativa de que desista da curtição. Não se aborreça. A juventude cederá lugar à maturidade, e a curtição de hoje, amanhã, já não será a mesma.

Os grandes regentes permanecem sadios até avançada idade, provavelmente em virtude das músicas clássicas com que lidam. Por outro lado, já foi observada grande incidência de acidentes cardiovasculares entre os músicos de orquestras dedicadas à música erudita contemporânea, talvez pelas dissonâncias e a indefinição melódica. O Dr. Diamond, em 1979, quando lançou seu livro, citou 111 regentes ainda em atividade, cujas idades iam dos 70 aos 96. Entre eles, Pablo Casals, com 96, Leopold Stockovsky e Rudolph Ganz, ambos com 95. Arthur Rubinstein deu concerto aos 96, Segovia, aos 93, Madalena Tagliaferro, depois dos 90... A música indiana, tanto a instrumental como a devocional cantada (*bhajans*), produz sensíveis efeitos euforizantes e calmantes, facilita a concentração da mente e induz doces vivências espirituais.

Na prática musicoterápica há ainda a sugerir as "músicas" que a natureza produz. Escutá-las é um sinal de sabedoria. Os sons da natureza ajudam a viver bem. Os resultados das pesquisas do Dr. Diamond nos aconselham a ficar relaxados, em silêncio, curtindo o canto dos pássaros, o rumor monótono das ondas, da cachoeira, do arroio, do vento no matagal, escutar em silêncio a serenata dos grilos e o coral dos sapos em noite chuvosa, e, ainda melhor, ouvir por alguns minutos nossa própria respiração tranquila. Quando respiramos, conforme dizem os Mestres yoguis, pronunciamos o mais prodigioso dos *mantrans*. A inspiração vibra *So*, a expiração, *ham*. Sendo assim, nem os ateus escapam de pronunciar ininterruptamente, pela vida inteira, o Nome de Deus. Uma das mais simples e eficientes formas de meditar consiste em, sentado de modo apropriado, relaxado e em silêncio, transformar-se em ouvinte dos sons da própria respiração calmíssima.[76]

CROMOTERAPIA

Não posso deixar de mencionar que algumas cores melhoram a saúde; outras, não, ou a estragam. Depende de sua necessidade pessoal no momento. Cores como azul e verde-claro provocam *eutimia*, isto é, tranquilizam. Ora, se você estiver deprimido, evite-as. Neste caso, prefira o vermelho, que estimula e excita. Se, ao contrário, estiver agitado, intranquilo, em *distimia*, evite o vermelho e tire proveito do azul e do verde-claro. Em *Yoga para nervosos* você terá maiores esclarecimentos e indicações.

SUAS SENSAÇÕES

O Dr. John Diamond, depois de muitas pesquisas, expôs em seu livro *Seu corpo não mente* uma tese que denominou *cinesiologia behaviorista*, segundo a qual nosso contato sensório com o ambiente repercute diretamente sobre a glândula timo, e, consequentemente, sobre o sistema imunológico. Enquanto algumas sensações o revigoram, promovendo a *vigilância imunológica*, outras, ao contrário, são imunodepressoras, isto é, debilitam nossas defesas.

Completando nossas reflexões sobre a *esteticoterapia*, transcrevo resumidamente algumas conclusões dos estudos do Dr. Diamond sobre os efeitos estimulantes ou debilitantes sobre o timo.

Revigoram o timo: (a) ler poesia; (b) olhar paisagens, mesmo em foto ou pintura; (c) escutar sons da Natureza; (d) escutar o rumor de uma cascata; (e) ouvir músicas clássicas...

Saúde na terceira idade

Debilitam-no: (a) o noticiário alarmante da TV ou do rádio; (b) cenas de violência na TV; (c) fotos de terroristas, incendiários, tarados...; (d) determinados anúncios na TV, especialmente fotos em close de pessoa fumando...

Perguntam-me se *esteticoterapia* é a mesma coisa que a *terapia da arte*. Digo que apenas se parecem. Nesta, a terapia se baseia em escolhidas obras de *arte*, isto é, produzidas pela genialidade humana. A *esteticoterapia* se baseia nestas, mas também nas inigualáveis obras produzidas pela genialidade da Natureza.

Positividade

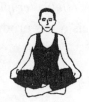

*Sereis tão jovens quanto vossa esperança.
Tão velhos quanto vosso abatimento.*

Gen. MacArthur

Quando o corpo se ressentir do mau uso, a mente falhar pelo não uso, a emoção estiolar-se pela falta de inter-relação social produtiva... não culpem a aposentadoria por sua decadência como ser humano; não culpem o jovem que ocupou seu lugar na empresa; não culpem os filhos ausentes que estão lutando pela sobrevivência, cuidando da própria família; não culpem ninguém pela solidão e falta de perspectiva de seus dias. Aceitem que, finda a obrigação de cumprir horários e fazer um trabalho que às vezes amavam, perderam a oportunidade de tentar realizar "aquele sonho da juventude"... Perderam a oportunidade de descobrir em si mesmos, no prazer de cantar, dançar, pintar, esculpir, escrever, ensinar, jardinar, fotografar, aprender um novo idioma, amar..., talentos escondidos. Perderam a oportunidade de levar a orfanatos, asilos de velhos abandonados, casa de recuperação de viciados, hospitais etc., um pouco de sua experiência de vida, de sua capacidade organizadora, de seu trabalho enobrecedor, de sua solidariedade humana. Perderam a oportunidade de fazer a vida digna de ser vivida, fazer da aposentadoria e da terceira idade o momento mais rico e abençoado de suas existências. (Professora Marilda Veloso, ex-Presidente da Associação Brasileira de Professores de Yoga e Professora de Psicomotricidade)

A *positividade* é, sem dúvida, um dos fatores preponderantes na defesa e estabilidade de todo o grande sistema que cada um de nós é. Em sua falta, a própria vida está ameaçada. Não procurarei definir ou descrever *positividade*. Você mesmo o fará. Para tanto, reflita sobre o que vem a seguir.

Uma senhora vivia sempre adoentada. Quando lhe perguntavam como ia, sempre respondia chorosamente: *Hoje estou melhor... que amanhã!* Escutando a mesma pergunta, seu marido, estivesse como estivesse, respondia sempre: *Vou bem. Não vou melhor pra não fazer inveja.* Qual dos dois cultivava *positividade* e por isto, sempre sadio, driblava as doenças e a velhice?

Positividade é a fortaleza de minha aluna Lina Maria Salla, sexagenária. Desconhecendo uma velha pressão ocular, inesperadamente perdeu a visão de seus sempre alegres olhos azuis. Continua aluna e não falta às aulas. Quando alguém pergunta como vai, sorrindo sempre diz: *Lina vai bem. Os olhos é que não enxergam.*

JOSÉ HERMÓGENES

Positivo também era aquele sujeito que, tendo despencado do quarto andar, ainda estatelado no chão, acorreram pessoas querendo ajudá-lo, indagando: *Que aconteceu, amigo?!* Bravamente respondeu: *Não sei. Estou acabando de chegar. Que saúde! Benza-o Deus!*

Tomara que você tenha entendido bem o que é *positividade* e esteja firmemente decidido a desenvolvê-la. É absolutamente importante que você se torne uma pessoa *positiva*, alicerçada em um moral altíssimo, tornando-se imune aos frequentes desafios, golpes e percalços inevitáveis a todo vivente. A positividade acende luz vermelha contra depressão, tristeza, debilidade, vulnerabilidade, distresse, entropia e, conforme vimos, contra a morte.

MOTIVAÇÃO PARA VIVER

O psiquiatra vienense Viktor Frankl, quando prisioneiro em campo de concentração nazista, observou que a grande maioria de companheiros de desdita envelheciam rápido e morriam logo. No entanto, alguns poucos, inclusive ele próprio, sob o mesmo martírio, sobreviviam saudáveis. Bom cientista, Frankl procurou uma explicação. Depois de cuidadosas observações, convenceu-se de que os mais vulneráveis, vencidos pelo grande sofrimento, haviam perdido o motivo para viver. Viver para quê? Os que resistiam mais, inspirados e motivados por algum grandioso projeto, se empenhavam em viver para concretizá-lo. A conclusão do cientista foi: desde que tenhamos um importante e nobre motivo *por que* viver, a vida, em nós, se mobiliza e descobre *como* viver.

Doença e velhice assaltam facilmente os desmotivados, os demissionários da vida. Uma vez uma desencantada senhora lhe indagou em desespero: *E agora? O que posso esperar da vida?*

Saúde na terceira idade

Frankl sugeriu que mudasse a pergunta para: *O que a vida espera de mim?* Os desmotivados, eles mesmos, derrubam seu próprio sistema imunológico; perturbam o equilíbrio funcional (sua *homeostase*) e esgotam suas reservas energéticas. Resultado: enfermidade, tristeza, abatimento, velhice e morte.

Em uma entrevista à TV, Pablo Picasso, aos 90, esbanjando vitalidade, foi indagado sobre qual de suas muitas obras a que mais lhe agradava. *A próxima*, respondeu com firmeza.

Conclusão: se você pretende viver melhor e mais, eleja um alvo magnânimo, magnífico, sublime, elevado e se empenhe em persegui-lo, a ponto de dizer para si mesmo: *tenho de alcançá-lo e não descansarei até conseguir.*

Autorretrato positivo

Você, eu, todos vivemos a repetir *eu sou* e *eu estou*. Pois bem, da próxima vez, cuide-se para não acrescentar, sob pretexto algum, qualquer expressão destrutiva, pejorativa, pessimista, negativa, desprimorosa, negra, debilitante... coisas do tipo: *uma carta fora do baralho, um velho cansado, um caco de gente, um sei lá o quê, um pé na cova...* Pare com isso! Cuidado! Na hora, um anjo passando por perto pode dizer *amém*. Depois não vá culpar o pobre anjo. E há sempre anjos por perto. Ao pronunciar *eu sou tal coisa* você verdadeiramente assina um decreto que funciona inexoravelmente a seu favor ou contra você mesmo. Portanto, cuidado! Muito cuidado!

O que você hoje é — vitorioso ou não, sadio ou enfermo, vigoroso ou frágil, risonho ou choroso, protegido ou vulnerável... — em grande parte é devido à autoimagem ou autorretrato que, no passado, nem mesmo você se lembra quando andou impingindo a si mesmo.

JOSÉ HERMÓGENES

Retoque sempre seu autorretrato. Visualize-se incondicionalmente bem, forte, fulgurante, jovem, lépido, liberto, harmonioso, vibrante, tranquilo, eficiente, saudável, criativo e feliz, até mesmo quando a transitória situação o levaria a pensar o contrário. Tal atitude psicológica, de fato, funciona como uma forma de magia branca a operar milagres e a toda hora está à sua disposição. O autorretrato positivo ajuda a superar desafios e episódios ruins. Pela mesma razão e na mesma medida, um autorretrato negativo espicha e agrava ainda mais o mal já existente. Finalmente, o que você prefere: uma "luz no fim do túnel" ou o "fundo do poço"? A informação está aí. Agora a opção de uso cabe somente a você.

UM PROJETO PARA SUA VIDA

Como já sugerido, faça um magnífico projeto para sua terceira idade. Um que lhe pareça belo, nobre e viável. Sempre haverá algo magnificente para você fazer ou conquistar. Mesmo que parentes e conhecidos, por ignorância, lhe sugiram "pendurar as chuteiras", não ligue. Se até agora não escolheu uma grande meta, não importa. Faça-o logo que puder, desde que seja *a começar de ontem*. Que aquilo que planeja mobilize seus talentos e suas energias, seu tempo de pessoa aposentada, suas habilidades, sua *capacidade* de criar, organizar, servir e amar. Você é um aposentado, não um inútil. Não se contente com o jogo de gamão e o bater papo na praça.

Se a tarefa que se determinou a cumprir for um serviço à comunidade, parabéns. Estará, desta forma, vencendo a mais generalizada e nefasta de todas as enfermidades que atacam o ser humano — a *egoesclerose*, isto é, a hipertrofia e enrijecimento do ego pessoal, que nos torna egoístas. *Egoesclerose* gera ambição, ódio, medo, solidão, depressão e até desmotivação para viver; finalmente, implode a vida da gente.

Os mestres do yoga sugerem, para objetivo supremo da existência de cada ser humano, seu crescente aperfeiçoamento, tanto que viabilize sua comunhão com Deus. *Tornai-vos perfeitos como perfeito é o vosso Pai* — sugeriu o Cristo. Pode haver um objetivo mais alto pelo qual e para o qual viver?

Eleger um excelso projeto e engajar-se nele é bênção para os que se aposentam. Se para você, até agora, aposentadoria é um definitivo e gostoso fazer coisa nenhuma, mude de ideia. Mude, para poder continuar sadio e vivo.

Não pare

O equilíbrio de uma bicicleta dura enquanto ela se movimenta. Quando para, cai. Com você se dá a mesma coisa. Então, não pare. Em prol de seu bem-estar, evite o ócio como evitaria um câncer. Sentir-se inútil, vazio, sem nada fazer, vira tormento. Por isto, trate de engajar-se em um serviço qualquer. Não só a troco de salário, mas, acima de tudo, para não começar a implodir. Invista seus talentos, seu valioso patrimônio de conhecimentos e experiência, construído ao longo de tantos anos. Invista seu tempo, agora *perigosamente* sobrando.

Infelizmente tornou-se quase impossível trabalho remunerado para um "terceira idade" aposentado. Se conseguir um, aproveite logo. Se não, ofereça-se para ajudar alguma instituição assistencial, alguma associação, alguma campanha benemérita, tudo a título de *terapia do trabalho* ou *laborterapia.*[77] Mesmo sem proventos ou proveitos materiais, mas seguramente em

JOSÉ HERMÓGENES

favor de sua qualidade de vida e para proteger-se contra a deterioração, assuma um serviço. Neste caso, o salário não será expresso em moedas, mas na certeza de sentir a importância de estar vivo e ser útil, de gozar de saúde, na alegria de amar e de servir. Parece estranho que uma pessoa aposentada precise chegar a dizer coisas assim: *Não me sinto com o direito de adoecer. Não posso deixar desamparados aqueles deserdados da sorte que tanto dependem de mim. Saúde não há de me faltar porque preciso continuar ajudando os que de mim precisam.*

A DOÇURA DA SOLIDÃO

A solidão vem maltratando, entristecendo e derrubando muitos idosos. Há, no entanto, idosos sábios que, embora vivam sós, não chegam a temer ou condenar a solidão. Como? É simples: dela se aproveitam. De que forma?! Se aproveitam porque conseguem descobrir enorme valor na solidão. Aprenderam que sem ela ninguém toma posse da riqueza interior existente em suas almas. Os que acreditam que o Reino de Deus está dentro deles mesmos não lamentam a solidão, pois é na solidão que, a caminho do Reino, conseguem mergulhar nos luminosos abismos de si mesmos. Como meditar, enquanto ainda aprisionados no burburinho dos relacionamentos interpessoais, profissionais, cotidianos?

Na doçura da solidão, a alma inteligente se abastece de energias valiosas para, com elas, acrescentar eficiência ao serviço que presta e avançar mais no caminho que percorre.

É *normal* ter medo de viver só. Mas o que é aceito como *normal* raramente é sadio e desejável. Pessoas *normóticas* só se sentem seguras tendo alguém por perto, servindo de suporte.

Saúde na terceira idade

São dependentes dos outros. Há solitários que chegam ao pânico. Coitados. Ainda não se deram conta de que a verdadeira segurança se encontra dentro deles mesmos, em seus próprios corações. Como não conseguem se refugiar em seu mundo interno, no qual só encontram vazio ou conflitos, aflitos, buscam segurança fora, na companhia de alguém.

Nós da *terceira idade* precisamos ter certeza de que o coração espiritual de todo ser humano é um reino de paz, silêncio, amor, felicidade e luz. Ainda relutamos em aceitar como verdade o que o maior dos médicos ensinou — *O Reino de Deus está dentro de vós*. Portanto, à nossa disposição. A esperar-nos. Mas, sem a bendita solidão, como assumir a posse e o desfrutar?

A meditação[78] abre o caminho para a grande riqueza, isto porque aquieta e emudece a mente, sempre agitada e falastrona. Meditar é agradável, vitalizante e relaxante. É fonte de saúde. Mas praticá-la com razoável eficiência depende de *decisão*, *dedicação*, *disciplina*, *persistência* e, além de tudo, da preciosa *solidão*.

Aos que não se dispõem a meditar, mas temem a solidão, pois ela dói, que se enturmem em grupos de convivência. Esta busca, porém, não está isenta de riscos. O primeiro é contrair uma doença chamada dependência, isto é, chegar a um ponto em que a companhia de alguém é tão indispensável quanto a dose diária de um psicotrópico a um neurótico ou uma "cheirada" a um toxicômano. Esta indigência fragiliza e maltrata. *Não faça sua felicidade depender daquilo que não depende de você* — advertia o sábio Epiteto.

O segundo risco é a possibilidade de enturmar-se em um grupo com maus hábitos, sem ética, em enfermiço estado psicológico e seguindo alguma equivocada filosofia de vida. *Quem*

JOSÉ HERMÓGENES

com porcos se mistura, farelo vem a comer — adverte o adágio popular. Traduzindo: se você se ligar a um grupo de pessoas pessimistas, revoltadas, vazias, viciadas, sem horizontes, sem objetivo de vida, deprimidas, maledicentes, torpes, ociosas... vai se *mesmificar*. É por isto que os mestres yoguis tanto recomendam a convivência com pessoas de alto desenvolvimento espiritual, sábias, sadias, alegres, criativas, já avançadas na senda espiritual. Reflita sobre o que será proposto a seguir sobre "Convivência *Satsang*".

Há uma terapia definitiva contra a penúria da solidão. Consiste em aproximar-se dos outros, não como um carente a pedir, mas como alguém que pode ajudar, doando-se. Sintetizando: *deixa de ser solitário aquele que se torna solidário*. Solidarizar-se nada custa e muito rende. Tenho certeza de que mora alguém perto de você carecendo de sua presença, mendigando sua ajuda. Vá ao necessitado e acabe logo com sua solidão. Por certo isto favorecerá o outro, ou outros, mas, instantaneamente, também você. Na alegria de dar se extingue a tristeza de pedir.

Lamentar a solidão pode ser visto como sintoma de uma enfermidade pandêmica,[79] que venho chamando *egoesclerose*. Recuperar-se de tal doença, isto é, minimizar o egoísmo, funciona como vacina contra uma imensidade de sofrimentos, inclusive a solidão e todos os estragos que ela impõe.

Espero que você não esteja aí se lamentando por se sentir mais um vovô solitário. Mas se for o caso: primeiro, rechace a menor tendência de ter peninha de si mesmo; segundo, compreenda e perdoe os "ingratalhões", nada lhes pedindo; terceiro, suspenda lamentações e protestos; e, finalmente, derrube as muralhas do ego e saia de si. Cultive amor. Vá ao encontro dos outros. Não para pedir, mas para dar. Ajude-os com sua

Saúde na terceira idade

presença, suas palavras, sua alegria e compreensão. Isto funciona melhor que muitas terapias dispendiosas. Solidarize-se, e, pronto!, adeus solidão. Experimente.

Convivência

Em boa hora pessoas da terceira idade, em quase todas as cidades, estão se juntando em *grupos de convivência*. Não vacile: enturme-se também e aproveite. Se ainda não existe um onde você mora, que tal você se tornar o pioneiro? Convoque seus conhecidos. Organize a turma para almoços, "bate-papos", conferências, vídeos, para jogar, praticar yoga, dançar, cantar, viajar juntos, representar uma peça, desenvolver campanhas assistenciais.[80] Esta é terapia de ajuda mútua. Informe-se sobre a experiência, a estrutura e o funcionamento de algum dos mutirões da terceira idade já em atividade. Nas maiores cidades, em universidades, existem cursos de reciclagem da cultura para a terceira idade. Daqui por diante, outros surgirão. Estamos assistindo à definitiva erradicação de desagradáveis enfermidades ainda incidentes sobre os idosos — o tédio, a marginalização, o vazio, a ociosidade, a tristeza e a solidão. Estude o que adiante é dito sobre *Satsang*. A convivência com gente jovem também é frutífera pelo que eles podem comunicar de vigor, alegria e espontaneidade.

Autopiedade

"Emprego de coitadinho" ou mendicância de afeto, de carinho, de amor, de compreensão, de companhia, de ser correspondido, de simpatia e de compaixão, infelizmente comum em pessoas idosas, debilitam o sistema imunológico e favorecem

JOSÉ HERMÓGENES

a hoje temida *oxidação*, denunciada como responsável pelo processo de envelhecimento. Ter "peninha" de si mesmo devasta como um supervírus atlético, associado à fina flor dos *radicais livres* mais destrutivos.

Se chegar a identificar em sua mente a mais tênue inclinação para a autopiedade, corte logo. Defenda-se! Dê logo um enérgico "chega pra lá". Se, infelizmente, por falta de alerta, já assumiu seu posto de mendicância, procure deixá-lo. Erga-se! Afaste o inimigo. Não aceite a condição de pedinte. Liberte-se. Como?!

Experimente a atitude oposta, que consiste na alegria de se doar, de compreender, ajudar, amparar, servir... Não admita ser incapaz de fazer algo por alguém. Há inúmeras formas de ajudar ao alcance de qualquer um. Quem não pode, por exemplo, orar pelo necessitado, compreender os que padecem, sugerir um caminho a quem se sente perdido, dar uma palavra de incentivo...? Uma vela acesa acende inúmeras outras sem nada lhe custar. Acenda sua própria chama. Qualquer pessoa tem algo a dar que os outros podem estar precisando. Você tem o que dar. Pobre não é aquele que não tem, mas aquele que pede. Rico não é aquele que tem, mas é aquele que dá.

O Cristo, o maior dos terapeutas, receitou: *Tudo aquilo, portanto, que quereis que os homens vos façam, fazei-o vós a eles...* (Mt 7:12) Ora, se você mendiga que o compreendam, antecipe-se e compreenda. Se deseja ser amado, adiante-se e comece a amar. Se gostaria de ser servido, por que não começar você mesmo a prestar serviço?... Não se debilite, permitindo que sua felicidade dependa daquilo que espera que os outros lhe concedam. Não sofra porque seus familiares o estão deixando à míngua de atenção e amor. Não pretenda corrigi-los. Mas uma coisa lhe fará imenso bem — dar a eles o amor que eles não têm para dar e que, antes, imprudentemente, você andou mendigando.

Ginástica do cérebro e da mente

Não abra a porta à aterosclerose. Para tanto, pratique os exercícios que mexem com o corpo, movimentando a cabeça e provocando maior irrigação cerebral. Mas não é só isto o que você deve fazer. Existem outras formas de afiar e agilizar a mente. A leitura e o estudo aguçam a intuição e o raciocínio; preservam a memória, a imaginação e o discernimento; finalmente, previnem a deterioração da vida mental e intelectual. Fazendo assim, você estará vencendo a batalha contra a demência. Não é a idade que apaga o intelecto e a mente, mas a falta de exercício. Que o aposentado se lembre de ser alguém com tempo bastante para cultivar ideias, esmiuçar doutrinas e teorias, curtir as artes, para aprimorar as mais altas faculdades do Espírito. A fase que você e eu estamos vivendo é uma hora privilegiada em nossas longas vidas. Temos agora maturidade e tempo indispensáveis para investir em tarefas supremas para as quais todos nascemos — a busca de uma verdade superior, libertadora, a conquista da sanidade-santidade da alma. Em nenhuma das fases anteriores da vida tivemos condições de procurar até encontrar, de pedir até receber, de bater na porta de Deus até que venha a ser aberta. Finalmente, vamos ou não escalar a montanha, fugindo da sombra do vale para a comunhão com a Luz?

Está bem curtir com outros aposentados o interessante bate-papo e o jogo de gamão na praça. Mas isto lhe basta?

É conhecido que a *função faz o órgão*. Aposentar as faculdades superiores é prejuízo na certa. Favorece o indesejável. Embrutece.

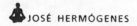JOSÉ HERMÓGENES

Leia bons livros. Mantenha-se informado e atualizado. Assista a conferências. Faça cursos e seminários. Habilite-se a usar o computador. Aprenda uma nova arte. Frequente museus e teatros. Viaje. Não se deixe marginalizar culturalmente. Cultive aquelas atividades intelectuais que não somente o enlevem, mas principalmente o elevem, que lhe *des-velem* os esplendores do Espírito e abram acesso às luminosas profundidades do Reino de Deus. Meditação todos os dias é imensamente favorável. É um rendoso investimento que você deveria aproveitar.

O ESPORTE

O esporte pode ser muito benéfico, se adequado aos naturais limites e condições biológicas da idade. Praticar é bem mais sadio que apenas torcer. Caminhadas são terapêuticas, especialmente se associadas a outros exercícios, principalmente os respiratórios.[81] Natação, idem. Também é muito bom pedalar. Pescar acalma.

Torcer sem moderação e sem discernimento e entregar-se imprudentemente à empolgação radical, por ser comprovadamente estressante, chega a ser perigoso. Deve ser evitado. Que se cuide aquele que se autorrotula "torcedor doente". Enquanto há tempo, trate de "curar-se" de tão esquisita doença. O estresse provocado por uma decisão de campeonato, vez por outra, tem fulminado torcedores cardíacos. Não submeta sua vida e sua saúde ao bom ou mau desempenho do time de sua fanática preferência. Na hora em que terminou a partida decisiva da Copa de 1950, com a derrota do Brasil frente ao Uruguai, um brasileiro, no Rio de Janeiro, teve morte instantânea. No Uruguai morreram seis.

Saúde na terceira idade

Administre o inevitável

É natural que, mais que os jovens, os idosos temam a morte. Ao longo de suas longas vidas, estes já acompanharam muitos enterros de velhos parentes e amigos. Mas também é natural e mesmo inteligente começar a conviver "numa boa" com a ideia do inevitável fim. O sábio Platão ensinava que a finalidade última da filosofia é morrer com decência e beleza. A palavra *eutanásia* etimologicamente significa morrer bem, isto é, destemida, lúcida e serenamente. Preparar-se para descartar o corpo, além de um "bom negócio", chega a ser um nobre dever. Temer a morte é uma forma segura de precipitá-la, portanto, um tremendo "mau negócio". Por que temer?

Quem teme a morte, embora possa se autorrotular espiritualista, é de fato materialista. O materialista acredita que a morte é o fim de tudo, porque para ele — coitado! — a matéria é tudo. Acabada esta, restaria nada. Tal crença até agora se baseava em já descartados dogmas científicos. Nos dias atuais, a pesquisa avançou tanto, principalmente na Física, que a tese materialista assumiu a contramão do avanço científico. O materialismo fechou para balanço. Fechou por falta de matéria. Matéria é tão real quanto o gelo que, aquecido, se derrete e some.

Mas quem pode negar verdade à famosa advertência bíblica *és pó e ao pó voltarás*? Ninguém. Trata-se de uma verdade imortal e incontestável. Aquela parte de nós que é pó, inevitavelmente, ao pó retornará. O *pó da terra* (os diversos elementos químicos que compõem o corpo), na hora da morte, já desprovido da energia da vida (*prana*), será restituído ao pó, à terra. A matéria que, enquanto vivos, usávamos como empréstimo, não pode deixar de voltar à origem. O calote é impossível. Não adianta tentar ser mau pagador. Mas... Somos exclusivamente pó?!

JOSÉ HERMÓGENES

Os materialistas dizem que sim. Coitadinhos! Azar o deles! Se tivermos uma visão mais lúcida e verdadeiramente científica, não teremos dúvida de que, além do *pó da terra*, dispomos da energia que empresta vida ao pó; temos também a mente, o intelecto, a sensibilidade, que continuam existindo após a chamada morte, sem o pó. E ainda mais importante: somos essencialmente o Espírito, que é imortal. Tudo que transcende o corpo nada tem a ver com enterro, tumba, extinção. Usamos transitoriamente um *corpo corruptível* (na linguagem de São Paulo), mas, nós, *Espírito*, somos a própria eternidade *incorruptível*. Os que se identificam com o corpo, supondo equivocadamente não passarem de pó, têm um grande motivo para temer e detestar a morte. No entanto, os que, mais ditosos e espertos, já abriram os olhos para a verdade, tendo certeza de serem o *Espírito Eterno*, por que a temeriam?

Pesquisas médicas recentes revelaram que a perda de um ente querido, pelo qual se tinha forte apego, desencadeia uma dramática desmotivação para continuar vivendo (*Tomara que Deus me leve também. Não quero mais viver*). Daí para uma depressão profunda nada falta. Esta, por sua vez, abruptamente implode a eficiência defensiva orgânica, a qual, em 75% dos casos, se evidencia em um câncer letal. A chamada *síndrome da viuvez*, se não debelada a tempo, leva à morte, por câncer ou outra enfermidade. Tudo se passa como se aquele que ficou, submerso em tristeza e saudade, demissionário da vida, buscasse uma forma de ir ao encalço do companheiro. Todo este mecanismo funciona como uma espécie de suicídio, no qual a depressão substitui o gatilho do revólver ou a overdose de tóxico. Convém lembrar que o suicídio, além de um tremendo pecado, resulta em uma frustração total. Não nos é lícito

Saúde na terceira idade

encurtar a vida que pertence a Deus e não a nós. Por que se deprimir com o falecimento de um parente próximo ou amigo querido? E mais — por que viver em angustiante expectativa de sua própria morte?

Você se debate e se abate, entra em pane e se desestrutura quando tem de abandonar uma velha roupa surrada, já imprestável? Não. Não é? Pois bem, o corpo é uma roupa que agora ainda estamos vestindo, mas, em determinada hora, por imprestável, temos que despir. Entende? É bobagem a gente se apegar a qualquer roupa — a nossa ou a de alguém que amamos. Saber morrer é verdadeira riqueza.

Um admirado expoente da música universal escreveu:

> Uma vez que a morte é o verdadeiro objetivo final de nossa vida, ao longo dos últimos anos tenho me tornado amigo e me ambientado com esta fiel companheira certa dos homens, de modo que sua imagem para mim nada tem de horrível, mas me inspira, acalma e conforta. Agradeço a meu Deus por ter me dado a ventura e a oportunidade de reconhecer na morte a chave para nossa verdadeira felicidade. Nunca deito sem lembrar que poderei não existir no dia seguinte. Os que me conhecem não podem dizer que sou triste — e por essa ventura, todos os dias agradeço ao meu Criador... (Amadeus Mozart)

Alguém, impressionado pela exaltação da morte no estilo do grande músico ou por leituras das experiências de famosos tanatólogos,[82] como Elisabeth Kübler-Ross, o Dr. Raymond Moody e outros, além de comunicações kardequianas que falam da doçura do morrer e da vida fora da matéria, pode chegar a um mórbido desejo de ir logo embora.

JOSÉ HERMÓGENES

Por nenhuma razão podemos desistir de continuar vivendo, e vivendo com saúde. Não é pela certeza de que este corpo é descartável que deixarei de cuidar da saúde e de alongar minha vida. É insano querer abreviar a existência, antecipando a morte. Reconciliar-se com o fim inevitável não permitirá negligenciar o programa de saúde nem empalidecer e encurtar a vida tão preciosa. Agora você viverá mais, porque já não teme nem detesta a morte.

A TERAPIA DA EQUANIMIDADE

O estresse, isto é, o grande agente oxidante, um debilitante do sistema imunológico, o gerador de inúmeras doenças, é mais facilmente bem-administrado por pessoas que não se deixam abalar pelos inevitáveis prós e contras, aplausos e vaias, vitórias e derrotas, lucros e perdas, ascensões e quedas, enterros e partos, prestígio e ostracismo, rosas e espinhos... Equanimidade é o nome desta bendita imperturbabilidade, que funciona no nível psíquico como estimulador das defesas orgânicas e é, portanto, decisivo fator de saúde e longevidade. Como chegar a ser equânime?

Se ao longo de sua vida você foi um bom observador, terá aprendido que nada, absolutamente nada, é definitiva e exclusivamente nosso. Estará firmemente convencido de que tudo quanto, por ignorância, pensamos possuir, em verdade nos possui, nos pesa, nos desarruma, agita, preocupa e nos desprotege em meio a este mundo estressante no qual nos coube viver. Quem, por sabedoria, em seu coração, já se desapegou de coisas, pessoas, fama e posições, de tudo que algum dia inevitavelmente lhe será arrebatado, embora ainda esteja com elas, terá alcançado o tesouro da equanimidade.

Saúde na terceira idade

Quando, em uma crise, sentir-se vítima de uma injustiça, de uma desilusão, de um despojamento, de uma demonstração de desprezo, de um grande prejuízo, finalmente, no fragor de uma derrota, de um conflito, não se descontrole nem se revolte, e muito menos se deixe abater. Imagine-se em uma poltrona de cinema vendo um filme. O drama na tela exibe uma sequência de cenas e episódios emocionantes: tragédias, alegrias, mortes, vitórias etc. Fosse você uma pessoa imatura, a ponto de identificar-se com o que vê, embora tudo fictício, choraria, gargalharia, se exaltaria, se deprimiria, sintetizando, se estressaria. Não é? Ainda bem que você é uma pessoa psicologicamente madura, logo, "dá o desconto", e não se abala. Pois bem, faça o mesmo diante do drama ininterrupto que erroneamente costumamos denominar "a *realidade*" em torno de nós. Merece o nome de realidade aquilo que não para de mudar a cada instante, que não permanece o mesmo?

Quanto a suas aflições, faça um honesto e corajoso exame de consciência, buscando descobrir se, digamos, não estará hoje colhendo resultados de antigos e já esquecidos erros, isto é, alguma dívida (perante a lei da vida). Sendo este o caso, por que se rebelar, reclamar e protestar? Não é bom poder resgatar promissórias? Não sendo este o caso, por se considerar pessoa justa e sem dívida (hipótese difícil, desde que você é um ser humano como eu), ainda assim, de que vale se lamuriar ou protestar? É possível também que o sofrimento tenha vindo para esmerilar, burilar alguma aresta que você, embora pessoa evoluída, ainda tem. A dor não alcança somente os imperfeitos e errados. Deus — e só Ele sabe por que — tem o estranho hábito de submeter a duras provas de exames aqueles que O amam e O servem, portanto, naturais candidatos a alguma promoção. Os santos que o digam.

JOSÉ HERMÓGENES

A fornalha testa as jarras do oleiro. E a prova do infortúnio prova os homens justos. (Ec 27:5)

É por isto que já repeti inúmeras vezes: *Se você sofre, meus parabéns!* Cabe uma pergunta: *Daqui a cem anos, que restará de todo este sofrimento de agora?* Robert Elliot, geriatra americano, propôs:

Regra nº 1 contra o estresse: não se preocupe com ninharias.
Regra nº 2: tudo é ninharia.

A esta altura de sua vida, provavelmente já lhe foi permitido constatar que, tanto vitórias como derrotas, tanto prazeres como pesares, tanto gentilezas como ofensas, finalmente, todos os *opostos da existência*, não resistem ao tempo. Se desfazem como as nuvens que flutuam no céu. Surgem e somem. Na escala do eterno, são ninharias. Alegrias e tristezas passam sem deixar marcas. Como diz a sabedoria hindu, os pássaros, cruzando o céu, não deixam rastro.

Durante uma época de terríveis carências e sofrimentos nos Himalaias, Yudisthira, chefe dos nobres guerreiros Pandavas, lembrou-se de que Krishna lhe dera um lenço com uma inscrição, recomendando que o lesse somente quando em meio a grande júbilo ou em profunda aflição. Lida a misteriosa mensagem, a calma e a coragem voltaram. Estava escrito: *Isto também passará.* Cultivar equanimidade é forma de evitar ou minimizar as consequências indesejáveis do estresse.

Você se aproximará do tranquilo oásis da equanimidade na medida em que transferir o amor que tem por si mesmo para aqueles com quem convive e mesmo para desconhecidos, enfim, para a humanidade como um todo. Chame esta superterapia

Saúde na terceira idade

de *compaixão*. O egoísta viverá sempre como desvalida folha seca no vendaval, atirada de um lado para outro, de uma euforia exorbitante a uma debilitante distimia, de uma festa a um lamento, de uma gargalhada estrepitosa a um agitado pranto. Aquele que sabe que na vida, inevitavelmente, dias de sim cedem lugar a dias de não, não se apega, não teme, não tenta prolongar indefinidamente uma transitória posse exclusiva ou o desfrute do que quer que seja. E, assim, não se apaixona a não ser por Deus, por ser Deus eternamente o mesmo. Só o amor, quando universal e fecundo, torna um homem feliz.

> O aglomerado dual de prazeres e dores, frio e calor, resulta do contato dos sentidos com seus respectivos objetos. Estes são evanescentes. Vêm e vão. Encare-os com tranquila equanimidade. (Bhagavad Gita 11:14)
>
> Enfrentando todo aglomerado dual de prazeres e dores, vitórias e derrotas, lucros e perdas, com uma santa equanimidade, apronte-se para travar a batalha. (Bhagavad Gita 11:15)

A terceira idade pode ser sua "batalha". Trave-a de maneira sábia para chegar a vencê-la.

Pré-ocupação

Pré-ocupar-se quer dizer ocupar-se previamente com o que ainda não aconteceu e pode vir a não acontecer. Em geral, *pré-ocupamo-nos* porque ansiamos evitar o desagradável ou alcançar o agradável. É o ego aquela parcela de cada um de nós que deseja, se apega, detesta, odeia, briga e teme. Tudo isto causa estresse. Nos desgasta. E, por causa disto, adoecemos e envelhecemos depressa. Na *pré-ocupação*, o que nos agrada ou

JOSÉ HERMÓGENES

o que nos desconforta ou ameaça ainda não está presente, a não ser em nossa mente ansiosa. E assim, embora sendo ainda uma simples ausência, consegue dificultar uma solução inteligente enquanto desgasta o saldo de nossas energias. São inteligentes a ansiedade e o tumulto de *pré-ocupar-nos*? Se o mal for inevitável ou, ao contrário, predestinado a não acontecer, em que nos ajuda *pré-estressar-nos*? Não será preferível proteger-nos contra a canseira, o desgaste e a tensão, alcançando, assim, melhores condições de eficiência e lucidez para melhor administrar fatos e coisas na hora exata em que ocorram? Deixe para tirar os sapatos quando chegar à beira do rio. Economize sua munição. Por enquanto, aproveite para ser feliz. A música ainda não está tocando e você já começou a dançar? Que o acontecimento — funesto ou jubiloso — encontre você sereno e firme. Atente para o que Jesus, o médico dos médicos, aconselhou:

> Não vos inquieteis, pois, pelo dia de amanhã, porque o dia de amanhã cuidará de si mesmo. Basta a cada dia o seu mal. (Mt 6:34)

Se *pré-ocupação* apenas perturba e em nada ajuda, que dizer de *pós-ocupação*? Eis uma fonte de sofrimentos gratuitos principalmente para os que têm muitas recordações por conta dos muitos anos vividos. Imagine duas senhoras idosas melancólicas, fazendo crochê e conversando. Diz uma: *Pois é, comadre, está fazendo quase três anos que o falecido me deu de presente estes chinelos. Coitadinho! Que Deus o tenha. Como foi terrível aquela doença... Não me esqueço nem me conformo.*

Se pré-ocupação é pré-aflição, a pós-ocupação é re-sofrimento. Pré-ocupar-se e pós-ocupar-se são, sem dúvida, mais destruidores que vírus e radicais livres.

Proteja-se contra a imaginação pessimista que programa um futuro tenebroso e contra uma amarga lembrança que reabre feridas. O futuro ainda não existe. O passado já deixou de existir. Cuidado com a ansiedade turbulenta e com a saudade tristonha. Proteja assim sua juventude, sua preciosa vida. Viva alerta e conscientemente o precioso *agora*. Fique sempre presente no *aqui*.

Contentamento

Viver de ansiedade em ansiedade, de um desejo a outro, inquieta, desestabiliza, estressa, fatiga e inviabiliza a harmonia, a tranquilidade e a saúde. Que pode ser feito? Contentarmo-nos. Simples — não é? O contentamento é a terapia mágica contra intranquilidade, sofreguidão, angústia, ansiedade, hipertensão, imunodepressão, oxidação, enfim, contra uma vasta patologia que estraga a vida de muitos idosos.

Coitado do descontente. Gasta muito de si mesmo, ansiando por fazer algo que ainda não fez, por adquirir o que ainda não tem, por subir mais um degrau, por adquirir o último modelo anunciado, por mais um título, mais uma citação na coluna social, mais um diploma ou honraria... O descontente, acossado por mil ambições obsessivas, agita-se em um fatigante campo de batalha permanente. Quando, à custa de tremendos desgastes, conquista o objeto desejado, festeja. Mas por pouco tempo. Não tarda a novamente sentir vazio, enfado e tédio. E a insatisfação novamente o agita. Imagina então novo objeto ou objetivo, e reinicia outra campanha neurótica. Para quê? Aonde isto vai dar? Todo indivíduo insatisfeito sofre como aquela tartaruguinha em cujo casco amarraram um pauzinho na ponta do qual

JOSÉ HERMÓGENES

penduraram apetitosa folha de alface, exatamente diante dos olhos da bichinha. Tentando comer a alface, teoricamente, o animal se exaure perseguindo o inalcançável.

A insatisfação naturalmente é mais típica na pessoa jovem, por conta do empenho natural por conquistar seu lugar no mundo.

A doce paz do contentamento em geral só é possível na terceira idade, assim mesmo aos poucos que, inteligentemente, digeriram e assimilaram prolongada e preciosa experiência, transformada em sabedoria. Dificilmente um jovem consegue desfrutar as delícias dessa raridade que é o "sentimento de bastante". Tal sentimento de já *possuir* (*fazer gozar e realizar*) o "bastante" é uma conquista de quem, amadurecido e liberto de ilusões e ansiedades, já consegue serenamente abrir mão de posses, cargos, diplomas, honrarias, vaidades... Tal desapego acontece somente aos raros que, por muito vividos, já se *desiludiram* com a embusteira felicidade de poder dizer: *estas coisas, estas conquistas, estas pessoas, estes prêmios, estes aplausos, tudo isto é meu.*

Por ser a idade em que se pode desfrutar a ventura do contentamento, graças ao desapego inteligente, admito que a "terceira" é a mais feliz idade.

Será bastante natural que você, por muito ter vivido, esteja questionando nestes termos: na terceira idade, então, temos de esvaziarmo-nos de todos os anseios? Não cairemos assim no vazio e na estagnação? Em páginas anteriores não fomos incentivados a fazer projetos e a evitar a desmotivação?

Temos aqui uma contradição. Mas é só na aparência. A ansiedade por objetos e objetivos impermanentes — que a ferrugem, os ratos e os ladrões nos arrebatam, e não resistem ao tempo —,

Saúde na terceira idade

que não atravessam o portal da morte, gera um descontentamento insano, perturbador e infeliz. O que agora estou propondo aos da terceira idade é o cultivo de um descontentamento benfazejo, de uma santa aspiração pelo bem, um sublime anseio pela paz, pelo amor, pela sublimação, pela harmonia, pela libertação, pela felicidade, pelo que tenho chamado *saúde plena*, finalmente, por tudo quanto estará sempre conosco, mesmo quando já tenhamos descartado o corpo. A ansiedade pelos falsos valores evanescentes nos estressa e nos adoece. Mas a ânsia pelos valores eternos nos acalma e nos salva.

De *Yoga para nervosos*, sobre o mesmo tema, transcrevo:

> Há um querer sereno, sem luta, sem tensões, que abre a porta da vitória. Não é satisfazer a insatisfação o que nos faz felizes. O não ter a insatisfação, sim. Não confunda contentamento com covardia. Ao contentar-me conquisto a paz, e com a paz, o remédio.

Cultive discernimento e verá que quase tudo que, com tantas batalhas, andou acumulando, é fugaz e você não pode possuir para sempre. Arrefeça, portanto, o desejo de conquistar e amealhar mais. Cultive o "sentimento de bastante". "Tire o pé do acelerador" senão perderá a chance de se deliciar com a paisagem.

Compaixão

Na medida em que o ser humano progressivamente dissipa o egoísmo, se refina, se dulcifica. Chega o ponto em que sentir em si mesmo o que o outro sente se faz natural. Eclode nele a compaixão.

JOSÉ HERMÓGENES

O compassivo, não mais dominado pelo ego reivindicante, se sente no outro; sente ser o outro. Para o verdadeiro sábio que se unificou a Deus, o outro já não existe. Feito Deus, está em todos. Sua mão direita seria capaz de ferir a esquerda? Não. Por quê? Porque pertencem a um só corpo. Uma padece. A outra também. Só a ignorância, tornando-me egoísta, isola-me de meu próximo, e, o que é mais doloroso, afasta--me de Deus. Em Deus somos um só. Você e o próximo são como suas duas mãos. Só na aparência são distintas e estão distantes. As ondas do mar são parcelas do mesmo mar. Só ilusoriamente são diferentes e separadas. Uma pessoa idosa, com discernimento mais refinado, está, naturalmente, mais bem-capacitada para se condoer dos sofrimentos e rejubilar--se com as alegrias dos outros.

A compaixão tende naturalmente a acentuar-se na terceira idade, por conta do maior acervo de experiência. Desejos, paixões, temores são mais ardentes e perturbadores nas fases primeiras da vida, quando cada um, instigado por seu projeto de autoafirmação, de conquista e de ascensão social, com a agressividade de um gladiador, abre seu caminho custe o que custar. Raros jovens muito especiais vivenciam compaixão. Na terceira idade, no entanto, arrefecida a agressividade, brota a misericórdia. Ausência de compaixão em pessoa idosa é sintoma de imaturidade espiritual e indício de que viveu inutilmente, sem aprender.

É natural ao idoso, dotado de sabedoria, reconhecer e as-sumir responsabilidade pelo bem-estar e segurança de seus semelhantes. Este é um dos mais veementes indicadores de inteligência e um dos melhores antídotos contra a solidão, contra a neurose, contra o vazio e o tédio e contra a destruidora

Saúde na terceira idade

desmotivação para viver. Compaixão ou misericórdia é amor em ação. Faz bem àquele que ama e que serve e àquele que é amado. O amor é a maior garantia de saúde e felicidade pessoal e bem-estar coletivo. O desamor é a grande fonte de problemas, em nós e nos demais.

> Bem-aventurados os misericordiosos, porque alcançarão misericórdia. (Mt 5:7)
> A religião pura e sem mácula aos olhos de Deus é esta: visitar os órfãos e viúvas nas suas aflições. (Tg 1:27)

Perdão

Ressentimentos, ódios, mágoas, malquerenças, planos de vingança... têm a malignidade de poluentes mentais, vírus e radicais livres, porque desencadeiam no corpo doenças mil. Presa desta violenta toxemia psíquica, o corpo envelhece rápido e cedo se acaba. Os sofrimentos produzidos por uma intoxicação gastrointestinal são aliviados quando o doente consegue expelir a carga poluente que o estava envenenando. Haverá algo semelhante a fazer que nos ajude a expurgar também a poluição mais perturbadora, a mental?

Os grandes mestres receitam o perdão como um dos mais eficientes antitóxicos psíquicos. A cura pelo perdão chega a ser tão rápida e radical que parece milagrosa. Dores, disfunções, debilidades, mal-estares, fadigas, irritação simplesmente somem. Até infecções chegam a ceder. E não se trata da simples remissão de sintomas. É cura mesmo. Cura pela remoção da causa. O mau cheiro de uma casa suja cessa tão logo se ponha fora o lixo. Baseando-me no que observei ao longo dos anos,

JOSÉ HERMÓGENES

posso com segurança afirmar que ressentimento, mágoa, ódio, planos de desforra... tudo isto é como lixo fétido. Guardá-los dentro do peito é gostar de mau cheiro.

Desfrutar saúde, paz, vigor, bem-estar e comungar com Deus são inacessíveis aos que cultivam a execrável toxemia psíquica, isto é, o ódio. Sentimentos destrutivos dirigidos a inimigos e desafetos podem atingi-los dolorosamente, mas, esteja certo, quem os emite igualmente é atingido. É o conhecido efeito bumerangue. Cumpre-se a "lei do retorno". Ódio, rancor, ressentimento, pensamento cruel... são incompatíveis com aquilo que todos desejamos — tranquilidade, bem-estar, saúde, vigor, felicidade...

Se você ainda estiver nessa, dê um *chega pra lá. Perdoe já!* Total, incondicional e irrestritamente, releve. O maior dos terapeutas uma vez receitou um antioxidante de poder ilimitado e polivalente: *perdoai sete vezes setenta vezes*, isto é, ilimitadamente. A aula última que Ele deu foi no final de sua existência, quando, na cruz, quase morrendo, lembrando-se dos que O haviam traído, aprisionado, condenado e torturado, orou assim: *Pai, perdoai-lhes, pois não sabem o que fazem.* (Lc 23:24)

Na terceira idade, temos de praticar o perdão irrestrito por seis motivos óbvios: primeiro, por ser agora mais fácil que na juventude, graças à experiência acumulada durante tantos anos; segundo, porque, com isto, ficaremos mais sadios, tranquilos e felizes; terceiro, porque nossa expectativa de duração é modesta, portanto, convém perdoar agora quando ainda podemos; quarto, porque quem nos fere, ignorante que é, não sabe o que faz; quinto, porque é impossível que não tenhamos dado motivo de queixa a alguém, pois não somos perfeitos; sexto, porque é-nos imprescindível que Deus nos perdoe.

Saúde na terceira idade

Não alcançaremos o perdão de nossas dívidas para com Deus se já não tivermos perdoado irrestritamente os nossos devedores.

Exercício

A você que felizmente já *sabe o que faz*, sugiro: sentado confortavelmente, olhos fechados, imóvel e relaxado, imagine, o mais nitidamente possível, diante dos olhos da mente, a pessoa da qual até agora ainda guardava ressentimento. Envolva-a com uma nuvem luminosa de amor e mentalmente lhe declare — *Fulano, eu só desejo teu bem. Deus te abençoe*. Aproveite assim o efeito bumerangue, a "lei do retorno". Depois, imagine igualmente alguém que, com ou sem razão, ainda está magoado com você; envolva-o em amor, e, pedindo-lhe desculpas, peça a Deus que o abençoe. Repita esta "metodologia" tantas vezes quanto necessárias para que, eliminada a mágoa, venha a sentir-se sadio, tranquilo e feliz.

Quase me esqueci de dizer: *perdoe também a si mesmo*. Vou dizer por quê: quando atropelados pela neurose da autosseveridade e pela mania de perfeição, fazemos a bobagem de nutrir remorsos que nos roem por dentro e por fora. Arrepender-se é divino. Ter remorsos é infernal. Para prevenir tal forma de autodestruição, trate de aceitar, sem alarme, sem puxão de orelhas, que seu último erro[83] possivelmente ainda não será o último. Embora movido pelos mais santos propósitos de aperfeiçoar-se, você é ainda apenas um ser humano. Cuidado, no entanto, para não cair no extremo oposto, o da autocomplacência, passando a mão sobre sua própria cabeça, pondo a máscara de bom e perfeito, e julgando correto tudo quanto

JOSÉ HERMÓGENES

faz, forjando desculpas para seus deslizes. Isto é igualmente funesto. Sem alarme, mas sem condescendência, procure identificar a qualidade de seus atos, palavras, pensamentos, sentimentos e desejos; procure conhecer os passos que deveria ter dado, mas não deu, os deveres que negligenciou. O mais belo exemplo de contrição vem de São Paulo, que, desejando agir retamente e detestando errar, com bravura e sinceridade confessou publicamente sua impotência diante das inclinações humanas ao erro — *Não pratico aquilo que quero, mas faço o que detesto.* (Rm 7:15)

Exercício

Ao sentar-se na cama, à noite, para orar e depois dormir, faça uma retrospectiva do dia e, mesmo que não se recorde de erro algum, peça a Deus que o esclareça para identificar os erros e o fortaleça para não os repetir.

Analise seu comportamento diário quanto ao que vai aqui sugerido:

> O Altíssimo usa de misericórdia com os que se arrependem. (Ec 13:3)
> Lembra-te de teu fim e põe termo às tuas inimizades. (Ec 28:6)
> Não pagueis o mal com o mal, injúria com injúria. Ao contrário, abençoai, pois para isto fostes chamados. (1 Pc 3:9) A honra do sábio consiste em passar por cima de uma ofensa. (Pr 19-11)
> Amai os vossos inimigos, fazei bem aos que vos odeiam, abençoai os que vos maldizem e orai pelos que vos injuriam. (Lc 6:27)

Saúde na terceira idade

A nós da terceira idade, cuja sobrevida encurta a cada dia, convém fazer o possível para que, ao partir, tenhamos zerado tudo que seja ódio, ressentimento, mágoa... em relação a qualquer pessoa. Levar tais impurezas na bagagem é demasiadamente estúpido. Enquanto ainda no uso do corpo, nos é possível sanar relacionamentos traumáticos e curar antigas feridas, apaziguar velhos e lamentáveis conflitos. Sobrecarregados de sentimentos de culpa e ressentimentos, lá do outro lado, como conseguiremos nos acertar com os que ficaram, alguns magoados conosco e outros por nós magoados?

Satsanga[84]

A nós da terceira idade convém considerar que, se tivermos a companhia de pessoas mentalmente saudáveis e espiritualmente iluminadas, contaminamo-nos com a paz, a serenidade, a energia pura, as aspirações santas, a coragem, o júbilo refinado, a visão inteligente das coisas, que elas irradiam em torno de si. Seus pensamentos, sentimentos, emoções, palavras e ações espargem um imenso potencial benéfico. Convém-nos conviver com pessoas sãs e santas. Isto, por certo, fortalece nossa natural imunidade físico-energético-psíquico-espiritual. Tais pessoas evoluídas nos passam felicidade verdadeira. Esta é a razão por que os Mestres Espirituais da Humanidade sempre recomendaram *satsanga* aos aspirantes à verdade e à libertação final.

Sat é uma das muitas denominações do Ser Supremo; *sanga* significa grupo, turma, reunião, associação. *Satsanga*, esta divina fonte de vida, consiste em conviver com pessoas devotadas a Deus, daí a importância de frequentar uma comunidade verdadeiramente religiosa. Jesus ressaltou o imenso valor do *satsanga*

JOSÉ HERMÓGENES

ao prometer: *Quando dois ou mais se reunirem em meu nome, Eu estarei entre eles*. (Mt 18:20) Buda aconselhou os discípulos a buscar refúgio em Buda, na disciplina da retidão e no *sanga*, isto é, na comunidade de monges.

A companhia de um pessimista nos deprime; a de uma pessoa irada, atiça a violência; a companhia de um libertino acende as labaredas da sensualidade. Por outro lado, o amigo positivo, sereno, bondoso, limpo, eficiente, de bons sentimentos e elevadas aspirações só nos ajuda.

Que tais argumentos não o levem, porém, a negar sua presença a desventurados deprimidos, revoltados, atormentados, desarmonizados, enfermos e até pervertidos, finalmente, àqueles que precisam de ajuda. Ir ao encontro deles é caridade que não se deve negar. Mas, prolongar a permanência com eles e inadvertidamente permitir intoxicar-se com seus distúrbios e vícios, fragilidades e paixões, dependências e ódios... não deixa de ser tremendamente arriscado. É como se eles estivessem se afogando. Para poder salvá-los, não se atire imprudentemente às águas revoltas que os estão tragando. De cima de uma pedra, dê-lhes a mão. Para ser mais explícito, empreste-lhes temporariamente sua mão. Mas não se entregue todo. Se você não se sentir bastante forte para não se deixar envolver e influenciar, aguarde. Não se arrisque. Um grande santo hindu — Sri Ramakrishna — lembrou que enquanto uma árvore ainda está pequenina precisa ser cercada para que as cabras não a devorem. Quando, mais tarde, árvore frondosa, pode-se tirar a cerca e ela abrigará todo o rebanho em sua sombra.

Saúde na terceira idade

RENÚNCIA

Uma das maiores fontes de sofrimento a qualquer pessoa é o apego *àquilo* e *àqueles* que, iludidamente, supõe lhe pertencerem exclusiva e eternamente. Em uma pessoa idosa tal ilusão começa a se desfazer, porque já pressente próxima a hora em que, abandonando o corpo, em fração de segundo, terá sido despojada de tudo o que ainda presumia seu. Por isto mesmo, na terceira idade é essencial cultivar o desapego, exercitar a renúncia em relação a tudo e a todos. O que pensamos possuir, na hora da morte nos é arrebatado. Deixamos tudo e todos. Amigos e parentes ainda vão conosco até o cemitério. Depois disto só levamos os créditos de uma vida reta ou as dívidas de uma vida mesquinha e cega. Por isto, os Mestres Espirituais ensinam e exemplificam desprendimento, desapego, renúncia...

Abnegar-se, renunciar, desprender-se, desapegar-se... que tanto bem nos fazem são mais difíceis aos que, ainda jovens, se veem naturalmente engajados em seu próprio crescimento e independência. Para eles, todos os dias são dias de conquistar alguma coisa, amealhar certos valores e subir patamares mais elevados na escala social. Mesmo a esses, os mestres aconselham arrefecer a luta neurótica por ganhar mais e os advertem quanto à sedutora ilusão de serem *donos* de coisas, pessoas, posições e sucessos.

Se os muitos anos vividos e a experiência amealhada conseguirem aguçar o discernimento, o então ex-jovem conclui que dinheiro, cargos, amigos, parentes, *status*, obras de arte, eleitorado, diplomas, comendas... finalmente, tudo quanto imaginara possuir, por ser fugaz e destrutível pelo tempo, em realidade nada vale. Tudo muda e se acaba. Tal constatação torna natural e inteligente amainar a ambição e o imaturo sentimento de posse. Nada

JOSÉ HERMÓGENES

persiste, portanto, nada merece apego. É assim que, espontaneamente, o homem inteligente elimina desejos, apegos, aversões e medo. Chega-se à felicidade pelo simples abrir mão da pesada e volumosa carga penosamente acumulada às próprias costas.

Constatar o desvalor do que antes parecia valor, para um tolo chega a doer. Mas para os que souberam administrar seus dias e estão envelhecendo sábia e venturosamente, vale como uma das mais redentoras conquistas espirituais. A sabedoria nos alivia de múltiplos desejos e apegos. Reciprocamente, a sabedoria aumenta à medida que desejamos cada vez menos e extinguimos crônicos sentimentos de posse.

Numa tarde, dentro de um banco, um setentão simpático e desempenado aproximou-se e, sorrindo, perguntou se eu era o professor Hermógenes. A seguir me disse que a mim devia sua vida. Diante de meu embaraço, sintetizou sua história.

Depois da morte de seu neto mais amado, fora assaltado por demolidora depressão, que, invulnerável a todos os tratamentos tentados, o matava aos poucos. Sua vontade de viver acabara. Fora privado daquele ao qual tanto se apegara. *Mas* — acrescentou — *depois de ler um trabalho em seu livro* Mergulho na paz, *venci a depressão e fugi das garras da morte. E decorei o poema.* E, como querendo dar uma prova, recitou-o:

Adormeci à sombra da árvore.
Ao acordar dourado pingo de sol dançava sobre meu peito.
Pensei que era meu.
Senti-me rico.
Quis agarrá-lo.
Meu gesto de cupidez assustou-o. E a luz se foi.

Saúde na terceira idade

O dourado pingo de sol de sua vida era seu neto. O apego produzira a depressão. Alcançando a compreensão, renunciou ao insegurável, recuperando a saúde e resgatando o gosto de viver.

Pessoa velha ainda agarrada ao transitório representa uma frustração para a Vida Universal que nela confiava e investiu. Um idoso assim terá ocupado mal o *tempo* e o *espaço* que Deus lhe confiou. Viveu, mas não aprendeu.

Se você ainda se opõe a abrir mão dos falsos valores, se ainda não começou a distribuí-los criteriosamente a familiares, a antigos servidores e instituições assistenciais, não demore. Antes que seja tarde, lembre-se de que mortalha não tem bolso, e de que a volumosa carga que ainda arrasta vai "impedir sua entrada no céu". A porta lá é estreitinha. Não dá passagem a tanto "bagulho" (propriedades, condecorações, títulos...). Você se sentirá mais feliz depois que tiver aligeirado o fardo de suas pseudoconquistas, de seus diplomas, cheques, escrituras... Se resistir, e continuar apegado a ilusórios bens, que direito tem de chamar de insano aquele mendigo que apegadamente carrega latas, caixotes, papelões usados e farrapos?

Renunciar não significa "largar tudo pra lá" e ficar na penúria. Seria erro acrescer mais um mendigo ao mundo. Administre seus bens, mas sempre vendo o que realmente são — um empréstimo. Ninguém efetivamente é dono. O único dono de tudo é Deus. Não passamos de transitórios administradores. Esta compreensão induz à renúncia inteligente. A vida se torna mais feliz quando despoluída de ambição e apegos.

ISHVARAPRANIDHANA[85]

Qualquer ser humano pode ter enfrentado, ou poderá vir a enfrentar, problemas insolúveis e barreiras intransponíveis; ser apanhado por crises irremediáveis; contrair doenças incuráveis; ser assaltado por aflições incontroláveis. Nós, homens e mulheres, podemos ser envolvidos em situações cujo peso evidencia dramática e incontestavelmente a impotência de nossas armas, a fragilidade de nossos recursos, a falência de nossas limitadas forças e talentos. Que fazer quando tal acontece?

A resposta, segundo os mestres hindus, está sintetizada em uma palavra — *ishvarapranidhana*. Este é o nome do mais milagroso dos remédios, que, eternamente válido, serve a todos e serve para tudo. Significa a entrega irrestrita e incondicional de nós mesmos, de nossos problemas, de nossos seres amados, à onipotência, onisciência e onipresença divinas. O insolúvel terá solução. O intransponível será superado. O irremediável e o incurável serão sanados. O incontrolável virá a ser administrado. O impotente ganhará força e eficácia. Para isto basta que consigamos nos render a Deus, com ilimitada confiança, totalmente disponíveis, sem reivindicar nem regatear, mas aceitando e agradecendo incondicionalmente tudo que chegar como resposta. Seja o que for.

Na autoentrega (*pranidhana*) o devoto do Senhor do Universo (*Ishvara*) não tem que desejar e esperar uma determinada solução, uma especial forma ou fórmula de resposta.

É *normal*, em horas críticas, suspirando, dizermos: *seja o que Deus quiser*, Mas, no fundo, estamos querendo mesmo uma única solução, que, segundo nosso ângulo de visão, é a única que nos serve. Também *normal* é, primeiro, formularmos nosso projeto pessoal (nomeação, assinatura de um contrato, o resultado negativo de uma biópsia, a vitória de nossa facção, uma cura milagrosa...), para, depois, sublinharmos com um *se Deus quiser*. Na verdade, já estamos a dizer: *Ele tem de querer*.

Isto não é totalmente reprovável. Mas a entrega a Deus é incompatível com atitudes assim. Portanto, como se vê, *ishvarapranidhana* não é nada fácil.

Longa experiência me anima a receitar tal elixir mágico, que dá alívio instantâneo e uma solução definitiva, que funciona como bálsamo infalível e oferece a superação para crises, doenças, quedas, despojamentos... Eis sua mágica fórmula sintética: *entrego-confio-aceito-e-agradeço*. O efeito costuma ser instantâneo. Produz uma doce calma imediata que encoraja e revigora.

Porque *confio* em Deus, a Ele me *entrego*. Se conseguir me entregar irrestritamente, passo a dispor não mais de minhas frágeis armas, mas da própria onipotência, a qual, a serviço da onisciência, me conduzirá vitorioso ao resultado mais sábio. A resposta pode vir inicialmente até na forma de uma piora, de um agravamento da crise e mesmo de uma aparente derrota. Isto porém não deve abalar minha confiança. *Aceito* como o melhor o que quer que receba como resposta. E é por isto que, antecipadamente, devo *agradecer*. Talvez seja esta atitude a mais eloquente declaração de nosso amor a Deus. São Paulo afirmou que *tudo* (seja o que for) *concorre para o bem daqueles que amam Deus* (Rm 8:28). Note bem — *dos que amam Deus*.

A atitude oposta à entrega, lamentavelmente a mais *normal* e espontânea, a mais ao alcance da mão, nada tem de inteligente. Consiste em teimosa e tensamente mobilizarmo-nos para impor nossa arrogante vontade, acreditando somente em nós mesmos.

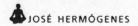

Afinal, *querer é poder*; conforme tantos repetem. Trata-se de uma atitude valente, mas adoidada, geradora de tensão, desgaste, estresse, que se traduz em mais doença, maior aflição, e derrota. Temos de travar a batalha para alcançar nossos objetivos, mas desde que sejamos capazes e eles sejam alcançáveis. No entanto, travar batalha pelo inelutável e inevitável pode ser desgastante, inócuo e decepcionante.

A*HIMSA* OU NÃO VIOLÊNCIA[86]

Temos que aprender a cultivar e praticar *ahimsa* (brandura, mansidão, não violência, não resistência, não briga...), com o que, sem travar a batalha, alcançaremos a vitória e conquistaremos o objetivo. Contra especiais crises desafiadoras, a mais eficiente forma de vencer é não batalhar. É isto que, em livros anteriores, tenho sugerido aos que precisam administrar, com sucesso, um quadro de estresse, uma crise asmática ou hipertensiva, uma preocupante insônia, uma impotência, uma teimosa úlcera péptica ou, finalmente, mil e uma doenças chamadas psicossomáticas... Ora, ninguém consegue dormir enquanto *luta* para dormir. Se o insone deixar de lutar porque se entregou a Deus, alcança a paz, e, desfrutando paz, adormecerá. Esta estratégia, ensinada em *Yoga para nervosos*, *Superação*, *Yoga: Paz com a vida* e *Saúde plena: Yogaterapia* não falha.

AUTOANÁLISE

Geralmente passamos a vida tão atarefados em descobrir erros nos outros, em escarafunchar a vida alheia, que tempo não sobra para conhecermos melhor a nós mesmos. Bisbilhotar, criticar e manter a tesoura afiada causam grandes males aos outros, mas também nos prejudicam, principalmente porque nos distraem, inviabilizando um dos mais preciosos diagnósticos — o diagnóstico de nós mesmos. Minha autotransformação curativa e redentora depende de eu poder identificar minhas próprias limitações, dependências, debilidades, erros, distorções, defeitos e carências. Como me libertar, se equivocadamente já me sinto livre? Como me corrigir se vaidosamente me julgo perfeito? Como alcançar a cura enquanto ignoro a doença que me ataca? O maravilhoso terapeuta Jesus Cristo ressaltou a importância de um autodiagnóstico e, ao mesmo tempo, condenou o erro de buscar defeitos nos demais.

> E por que reparas tu no argueiro que está no olho do teu irmão, e não vês a trave que está no teu olho? Ou como dirás a teu irmão: Deixa-me tirar o argueiro do teu olho; estando uma trave no teu? Hipócrita, tira primeiro a trave do teu olho, e então cuidarás em tirar o argueiro do olho de teu irmão. (Mt 7:3-5)

Sathya Sai Saba orienta insistentemente seus discípulos para que primeiro conheçam seus próprios erros e desvios e, para tanto, parem de fuxicar a vida alheia.

A psicanálise chama *projeção* o mecanismo pelo qual, inconscientemente, o ego pessoal lança sobre os outros os defeitos que, existindo em si, tenta escamotear. Erros, falhas, pecados e defeitos que só encontramos nos outros, frequentemente, já estão em nós. *Quando João fala de Alice, fico sabendo mais de João do que de Alice.*

É conveniente analisar-nos honesta e corajosamente, visando assinalar o que precisamos mudar, que retificações devemos fazer, que erros evitar ou corrigir. É como o diagnóstico precedendo o tratamento.

JOSÉ HERMÓGENES

Ao tentar autoanalisar-se, capriche no discernimento, tome cuidado com seu ego maroto, o qual, por todos os meios, busca proteger-se. Você corre o risco de hipervalorizar suas possíveis virtudes e grandezas e, simultaneamente, minimizar e até negar possíveis pecados e feiuras. Ninguém é cem por cento santo nem cem por cento decaído. Você pode não ser santo, mas diabo não é. Não se deixe deprimir se descobriu em si coisas de arrepiar. A autodepreciação não ajuda em nada. Pelo contrário, derruba. Também feche a porta a remorsos. Arrepender-se é sábio. Autocondenar-se, não. Pessoas idosas atazanadas pelo remorso são levadas a dizer coisas assim — *pelo que já andei errando, estou perdido, nem Deus me ajuda*. Quem assim procede ignora a ilimitada misericórdia divina e, principalmente, o amor que o Senhor tem pelos que erram. Cada pecador é visto por Ele como uma ovelha tresmalhada na recuperação da qual Ele investe. As mais belas festas no céu, dizem, são as recepções amorosas aos que estavam perdidos e foram achados, que estavam mortos e reviveram, pelo arrependimento. Cristo declarou que veio para os doentes e não para os sãos. Quando sinceramente arrependido e disposto a lavar as manchas do passado, não faça votos heroicos nem assuma o pesado compromisso de nunca mais repetir tal ou qual erro. Opte por entregar-se a Deus, pedindo-Lhe que lhe dê discernimento e força. Se sofrer uma recaída — afinal, ainda somos humanos —, não se abata nem se entregue ao chão. Erga-se. Não lamente, nem se revolte. Continue se entregando a Deus, em busca de "reforço". Só estamos mal enquanto ainda desconhecemos nossos defeitos e quedas. Ao reconhecê-los, honesta e serenamente, já estamos superando, vencendo, retificando-nos.

Saúde na terceira idade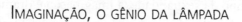

Imaginação, o gênio da lâmpada

A experiência tem mostrado que a imaginação, como serviçal, é imensamente prestimosa; mas, como tirana, extremamente destruidora. Grande parte de nossos sofrimentos físicos e psíquicos não têm uma causa objetiva, perceptível. São provavelmente gerados, mantidos e agravados pela imaginação alvoroçada e patogênica. Volte a estudar o que estivemos conversando sobre o autorretrato (página 217). A imaginação desgovernada comporta-se como uma enlouquecida artista plástica a desenhar mórbidos retratos de nós mesmos.

Ao entrar em um recinto em penumbra, uma pessoa foi tomada de pânico diante de uma cobra já armada para o ataque. A chamada *síndrome de alarme* automaticamente mobilizou-a para *lutar ou fugir* isto é, desencadeou um tremendo estresse. Foi sua exaltada e confusa imaginação que produziu a cobra, que não existia mesmo. A paz voltou quando ela viu que a cobra imaginada era só uma inofensiva corda. Igualzinho é o processo que engendra grande parte do sofrimento no coração dos homens. Se não cuidarmos de domar a imaginação, ela toma conta, nos alucina e nos arrasta para onde sua volubilidade gosta de caminhar. Quando se sente fogosamente solta, tiraniza nossas vidas. Uma calamidade. Cuidado, portanto.

É essencial controlar o poder despótico da imaginação. Negar-lhe rédeas não é o bastante. O positivo mesmo é utilizá-la em nosso proveito, como fonte de saúde, bem-estar, tranquilidade, segurança, enfim, como instrumento para a conquista da meta suprema — a comunhão com o Ser Eterno.

No campo da sexualidade, a imaginação é dramaticamente atuante. Pode estimular ou derrubar o potencial. Idem quanto ao sistema imunológico, quanto à harmonia interior (homeostase psicofísica), finalmente quanto a todos os aspectos do desempenho humano.

Daqui por diante seja vigilante e persistente em administrar o poderoso "gênio da lâmpada", que é a sua imaginação.

Segundo Sathya Sai Baba, uma das técnicas espirituais que mais eficientemente viabilizam a união com Deus consiste em repetir continuamente o seu nome e simultaneamente, usando a imaginação, pintar sua imagem na tela da mente.

PACIÊNCIA

Tolerância e paciência funcionam como prodigiosos elixires para qualquer idoso em seu relacionamento com a sociedade que mudou e principalmente com as novas gerações. Na mesma medida, a intolerância e a impaciência agem como vírus ou *radicais livres*. A propensão natural dos avançados em idade é entrar em choque com as coisas, hábitos, costumes, valores e modas que dominam as cabecinhas avoadas de netos e netas. Cuidado para não se tornar um contestador e repressor irritado, agressivo e chato. *Aprenda a tolerância*. Com simpatia e paciência, compreensão e brandura, você poderá vir a conquistar a amizade e a adesão, o respeito e a confiança dos avoados rebeldes. Seu amor poderá ajudá-los muito mais que sua intolerância mal-humorada. Que os jovens não o sintam como um policial carrancudo, mas como um doce amigo mais experiente com quem gostarão de aprender. Só o amor vence no chamado conflito das gerações.

Saúde na terceira idade

Leve a sério esta sugestão e por certo evitará muito entrevero que só pode machucar ambos os lados. Não radicalize. Se seu neto ou neta anda por aí se entregando às drogas e às más companhias, primeiro, não se desespere, não se deprima, não se entregue a preocupações destruidoras. Com amor e tolerância, tente o diálogo. O mais fecundo remédio é ainda aquele *entrego, confio, aceito e agradeço*.

Terapia da retidão

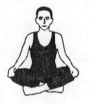

A CAUSA DO SOFRIMENTO

Para começar, pode ser perguntado: a conduta moral de alguém pode amenizar ou agravar, desacelerar ou precipitar seu envelhecimento? Pode alongar ou abreviar sua vida?

Teus pecados estão perdoados. Vai e não peques mais — costumava Jesus recomendar a quem dele recebera a graça de uma cura milagrosa.

Nestas sentenças eu o vejo ensinando que a causa verdadeira e última de qualquer doença ou limitação é uma única — o *pecado*. Não parece?

Quando Cristo curava, era o Logos ou Deus, com seu poder infinito, zerando dívidas decorrentes dos *pecados* cometidos; dívidas geradoras do infortúnio (cegueira, surdez, paraplegia, hemorragia crônica e inúmeras outras enfermidades). A ilimi-

Saúde na terceira idade

tada misericórdia curava o infortunado, mas severa e oportunamente recomendava não voltar a errar.

Vejo nisto o fundamento do que venho propondo com o nome de *eticoterapia*. Tudo que fizermos no sentido de retificar nossa conduta ética tem a virtude de prevenir, amenizar e curar doenças. Se purificarmos nosso relacionamento com o mundo, conosco mesmos e com a Vida Universal, estamos nos tornando merecedores de desfrutar da "vida em abundância", que é o tesouro que o Cristo nos oferece.

Mais uma vez farei um saque em sua inteligência. Preciso que entenda o mais claramente possível alguns conceitos. São essenciais. Seu empenho em compreendê-los, por certo, lhe fará bem. Quer apostar?

Primeiro, precisamos entender o significado da palavra *pecado*, que através dos séculos vem sendo usada abusivamente, e agora, um tanto desgastada, quase não impõe respeito, e até certo ponto, por muitos é desprezada.

Para começo de conversa, *pecado* não é algo que fazemos contra Deus, já que Ele é inatingível. *Pecado* é algo que fazemos contra nós mesmos.

Pecado pode significar:

- errar o alvo;
- infração contra o "manual de instruções";
- *egoesclerose ou egoísmo;*
- *adharma* ou irretidão.

Vamos refletir juntos sobre cada uma dessas noções.

JOSÉ HERMÓGENES

ERRAR O ALVO

Um atirador que atirou noutro alvo, diferente do que antes escolhera, por certo perdeu o disparo. Atirou em vão. Concorda? Vejamos um caso prático. Uma pessoa decidida a ir do Rio de Janeiro para Buenos Aires pagará caro, desperdiçará esforço, dinheiro e energia e sofrerá transtornos se, errando o alvo, embarcar em um voo com destino a Dublin. Todos os atropelos, desgastes e desconfortos que lhe sobrevenham decorrerão somente do *pecado*, o de errar o alvo.

De repente, eu lhe pergunto: qual é o alvo de sua existência?

Desculpe o atrevimento. Não se perturbe se de imediato não souber responder. Você não está só. Raríssimos seres humanos sabem nitidamente *por que* e *para que* vivem e *para onde* estão caminhando. Raríssimos se dão o trabalho de eleger um objetivo para suas vidas. Neste caso, quase todos somos pecadores, isto é, caminhantes sem rumo, sem meta. Um navio à deriva, sem bússola e sem leme vai se espatifar nos rochedos.[87] A moderna ciência de administração enfatiza a definição de um objetivo maior para a empresa. Tudo mais depende disto. Ouso identificar a ausência de objetivo de viver com o propalado "pecado original", apontado como causa de toda miséria humana. Não quero ser mais um *pecadocêntrico*, daqueles que falam mais de *pecado* do que do verdadeiro Alvo Supremo de todas as vidas — Deus.

A valer esta hipótese, a terapia contra o sofrimento humano impõe uma correta opção sobre o rumo de nossa vida individual. Afinal ela é, para cada um, a empresa mais importante.

Diversos caminhos imediatistas e irresponsáveis, a cada passo, se abrem diante de nós, a nos aliciar e nos alienar do Alvo Redentor. Por ignorar ou olvidar a verdadeira meta, caímos

Saúde na terceira idade

em *pecado*, empobrecendo o desempenho humano (sentindo, pensando, desejando, falando e agindo), o qual, por seu turno, gera fragmentação e conflito, angústia, distresse, *entropia*... Os que se engajam no rumo certo, a cada dia melhoram em todos os sentidos. Se santidade é caminhar correta e definitivamente para o Alvo Supremo, pode ser dito que santidade e sanidade são sinônimos perfeitos.

Reestude a "parábola do filho pródigo" e verá que, no início, seu alvo foi desfrutar o mundo e, para tanto, vencido pela sedução, alienou-se da casa paterna. Em que deu? Miséria radical, em uma "terra distante". A dor o despertou e, em meditação, optou pelo alvo correto — o reencontro com a misericórdia e com a opulência de seu pai, que ele houvera esquecido.[88]

Jesus Cristo nos aponta uma porta estreita que se alonga em um caminho igualmente estreito, e uma outra, larga, que se alonga em um caminho gostoso e largo. Mas, bom mestre e pastor, adverte que a primeira conduz à salvação e a segunda, à ruína. Deixa a opção por nossa conta.

Neste caso, que significa *Não voltar a pecar*, recomendado por Cristo? Suponho ser uma sugestão para darmos a mesma guinada que levou o "filho pródigo" a abandonar o "caminho largo", gerador de miséria, e assumir o "caminho estreito", de volta à bem-aventurança da casa do Pai.

Agora, na terceira idade, mais do que em qualquer fase da vida, tornou-se prioridade esta opção vital. Se, até agora, de costas para a Luz, estivemos caminhando para a sombra, precisamos *não voltar a pecar*, isto é, a teimar nesta viagem alienante, característica do ser humano *normótico*. A prioridade agora é dar uma "meia-volta", deixando para trás as sombras, caminhar para a Luz, conforme propõe Sathya Sai Baba.

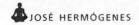
JOSÉ HERMÓGENES

Infrações contra o "manual de instruções"

Quando um mecânico bem-intencionado esclarece ao dono do carro que as avarias consertadas foram produzidas pelos *pecados* cometidos no uso incorreto do veículo, está sugerindo que ele comece a entender e atender ao "manual de instruções", que ensina como otimizar o desempenho e prolongar a duração do equipamento. Em um ser humano, o equipamento material é o corpo.

Um jovem todo cuidadoso com o carro, recusa-se a abastecê-lo com um combustível de terceira, mas, indiferente a tudo, injeta tóxico nas próprias veias. Ora, o "manual de instruções" diz que em veias e artérias só deve fluir sangue sadio. Não um veneno abjeto. As avarias e panes que o avoado vier a padecer em sua carne, naturalmente, serão consequência do *pecado* de infringir as recomendações dadas pelo fabricante do preciosíssimo equipamento que lhe foi emprestado.

Tornamo-nos delinquentes quando abusivamente comemos e bebemos o que é impróprio e impuro, quando poluímos com nicotina os indefesos pulmões. Cientificamente falando, fumar, bebericar, drogar-se, fatigar-se e outras transgressões equivalentes são *pecados* cometidos diretamente contra o corpo. Também *pecamos* contra a mente quando a ocupamos com pensamentos malévolos, pessimistas, apavorados, deprimentes, sujos, perversos e pervertidos. Inevitavelmente, no devido tempo, viremos a padecer avarias e panes diversas, quando não insanidade mental, com decorrências somáticas.

Todo nosso esforço no sentido de evitar e corrigir abusos e contravenções; todo empenho em cumprir o que o "manual" recomenda nos ajuda a evitar e vencer os agressores de nossas

Saúde na terceira idade

vidas — a intoxicação, a oxidação, a imunodepressão, a obesidade, a vida sedentária e o estresse, os quais, juntos, precipitam a entropia.

O MEGAPECADO

O egoísmo é, sem dúvida, o megapecado. É por si mesmo uma doença onerosa, desde que gera e aprofunda todas as outras. Tenho chamado tal doença *egoesclerose*. Que me perdoem os patologistas a ousadia de leigo ao falar de uma enfermidade que ainda não figura em seus tratados científicos.

De que valeria a um indivíduo evitar cigarros, carne, açúcar refinado, enlatados, praticar ginástica, massagem, caminhada, meditação, relaxamento, *ásanas, pranayamas*, autossugestão positiva, internar-se em um *spa*... com o propósito de melhorar a saúde, tendo ao mesmo tempo objetivo satânico de aprimorar seu desempenho de ambicioso e avarento; visando agigantar sua conta bancária; com o intuito de mais eficientemente mentir, trapacear, trair, agredir, para mais corromper e corromper-se, para continuar negando socorro, indiferente à dor dos demais; para mais espoliar, desamar, destruir, enfim conquistar todos os alvos perversos de seu ego? Quem age dessa forma ilude a si mesmo e aos demais. São farsantes e hipócritas.

Para curar a *egoesclerose* a ética espiritual receita a *humildação*, isto é, a minimização do ego pessoal. *Humildados*, paramos de pecar contra nós mesmos, contra a sociedade e contra o próprio Deus. É o ego que nos desvia de nosso verdadeiro e supremo Alvo. É o responsável maior por nossa fragilidade diante do estresse. Sofre muito aquele que reivindica sempre e demais e ambiciona sem limites, que se agarra tola e inu-

JOSÉ HERMÓGENES

tilmente ao que supõe possuir, aquele que sente ciúme, que odeia, inveja, que não perdoa os erros dos outros enquanto hipocritamente tenta ocultar os seus. Por tudo isto o egoísta vive permanentemente inseguro, portanto, superestressável. Isto já é enfermidade!

Viver eticamente implica reduzir o amor a nós mesmos, cedendo lugar ao amor que devemos ao próximo. Se de ambicioso me torno generoso; se em vez de odiar, passo a compreender e querer bem; se em vez de invejar, me alegro com as vitórias dos demais; se em vez de guardar rancores e ressentimentos, relevo e esqueço; se não preciso mais escamotear aquilo que pratico e o que sou, sem nenhuma dúvida, começo a conquistar vigor e bem-estar.

ADHARMA

O maior *pecado* de um jacaré seria recusar viver segundo sua *natureza*; não se comportar *jacaremente*. Coitado dele se, rebelado contra sua *jacaretude*, tentar se conduzir, digamos, feito um macaco. Desajuste traz insanidade.

Qualquer ser só consegue se manter enquanto cumprir seu papel específico no grande palco da vida. Um relógio deixa de sê-lo quando já não marcar o tempo. O fogo deixa de ser fogo se já não ilumina nem aquece. Todo ser tem um papel, uma tarefa, um dever específico dentro do cosmo. Se não o cumprir, não somente ele, perdendo sustentação, degenera, mas todo o sistema do qual fizer parte. Os sábios da Índia denominam *dharma* o comportamento específico que a Vida Universal designa para cada ser. Procure entender bem esta noção. Tentarei explicar melhor.

Saúde na terceira idade

Em uma orquestra sinfônica, cada família de instrumentos, conforme sua natureza, deve cumprir uma pauta que lhe é designada (seu *dharma*), de tal forma que as flautas toquem *flautamente*; os taróis, *tarolmente*; os violinos, *violinamente* etc. O instrumento que se rebelar, forçando desordeiramente tocar a pauta de um outro, se desarranjará, e também a orquestra e a música. Prejuízo geral. Em vez de sinfonia, se produzirá cacofonia. Em vez de beleza, feiura.

Nosso organismo é uma perfeita orquestra. Os diferentes órgãos são seus instrumentos. Suas respectivas funções (digestão, respiração, circulação...), as partituras. Cada órgão ou sistema tem, portanto, seu *dharma* específico, e tem de cumpri-lo a rigor. No organismo, saúde é sinfonia; doença, cacofonia.

Compreendendo assim, *pecado* ou *adharma* (o prefixo *a* significa negação, contravenção, ausência...), em nosso desempenho como pessoa, consiste em descumprir o papel (a tarefa, o dever, a atribuição...) que a vida nos designou no universo ou em outros sistemas de quais somos parte, conforme nossa *natureza* particular e íntima. Doenças, desequilíbrios, limitações e *entropia* são consequências dolorosas automaticamente impostas pela vida ao *pecador* (infrator) que nos tornamos. São Paulo estava absolutamente certo ao dizer que... *o salário do pecado é a morte* (Rm 6:23).

Como pessoas, nós e os jovens, biológica e psicologicamente diferentes, temos de cumprir *dharmas* diferentes. Nossas tarefas, comportamentos, motivações, deveres, valores, papéis sociais, hábitos e compromissos não são os mesmos. Assim, se tentássemos nos conduzir como se conduzem os jovens, estaríamos em *adharma*, *pecando* e, com isto, perdendo saúde. Para garantir saúde, conclua-se, temos de viver *terceiraidademente*.

JOSÉ HERMÓGENES

Da mesma forma, em *natureza*, os homens são diferentes das mulheres, por isto seus *dharmas* também são inconfundíveis. Se um homem quer saúde, que cumpra seu *dharma* específico masculino. A mesma coisa quanto à mulher. Que os homens se comportem masculinamente e as mulheres, femininamente. É isto que a vida espera de cada um. É esta uma condição para que se mantenham vivos e sadios. A contravenção (*adharma*) suprime a sustentação que a Vida oferece.

A ÉTICA UNIVERSAL

Chegou a hora de falar de uma ética eterna e universal que o ser humano deverá praticar para a promoção de seu bem-estar, vigor, saúde e felicidade. O primeiro passo, logicamente, é optar pelo alvo correto. Depois vem o empenho de reduzir a distância que ainda o separa deste. Para a correta definição do alvo, a um judeu se recomendaria compreender bem Moisés e o Torá e, o mais importante, seguir seus sábios preceitos. O decálogo de Moisés é um manual de *eticoterapia*. Para um cristão, a sugestão é que estude, "em espírito e verdade", o Sermão do Monte, e procure praticá-lo. Um budista precisa captar em profundidade e viver efetivamente o que o Bem-Aventurado ensina no Triptaka. A um hinduísta basta vivenciar as sábias lições dadas por Krishna a Arjuna, no diálogo Bhagavad Gita. Que um muçulmano entenda corretamente o Corão e cumpra seus preceitos. Na linguagem, tais propostas podem parecer diferentes, mas na essência se identificam.

Uma ética perfeita e capaz de promover sanidade e bem-aventurança, válida para seguidores de todas as religiões, é ensinada pelo sábio Patanjali. Propõe somente dez normas. Estude-as e, na medida do possível, procure praticá-las.

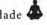

As cinco primeiras são vetos.
Evite:

- desejar agredir, ferir e matar qualquer ser;
- mentir, enganar, iludir, blefar;
- furtar, apropriar-se do que não é seu;
- perverter o sexo e se deixar dominar;
- ambiciosamente aceitar propinas, "comissões".

As cinco últimas levam a aplicar e cultuar.
Pratique:

- pureza, externa e interna, física e psíquica;[89]
- contentamento ou sentimento de bastante;[90]
- austeridade ou autocontrole, visando incinerar desejos e tendências egocêntricas, antissociais, inferiores e animalescas;
- estudo em busca da Realidade Última, do Alvo Supremo da vida;
- submissão radical a Deus?[91]

Outro programa universal de imensa capacidade *eticoterapêutica* está sendo proposto por Sathya Sai Baba. Observa ele que animais e homens têm alguns desejos e necessidades comuns — comer, repousar, reproduzir-se, defender-se... Mas há outros exclusivamente humanos, para os quais os animais são ainda incapazes. Somente seres humanos chegam a sacrificar-se pela *verdade*, pela *justiça*, pela *paz*, pelo *amor* e pela *não violência*.

Um ser humano ainda insensível a estes cinco valores (*veracidade*, *retidão*, *equanimidade*, *amor* sublimado e *mansidão* inteligente), apesar do formato de seu corpo lembrar o de um

JOSÉ HERMÓGENES

ser humano, é carente de *hominitude*. Para Sai Baba a salvação da humanidade depende de as crianças serem educadas e os adultos se *autoreeducarem* para os cinco valores tipicamente humanos. A saúde e a vitalidade, a segurança e a estabilidade de cada indivíduo e da comunidade como um todo repousam na conquista destes preciosos valores humanos. É pela falta de tais valores que o mundo tanto sofre.

CONCLUSÃO

Ao dizer *vai e não voltes a pecar*, Jesus, suponho, estaria realmente dizendo — *para não voltares a adoecer, não continues atirando em alvo errado; não sigas abusando de teus equipamentos (materiais, energéticos, psíquicos e intelectuais), mas cumpre os preceitos das sábias escrituras; não mais te conduzas contra o dever que a vida te atribuiu, conforme tua natureza individual; abandona a violência sob qualquer forma ou aparência; para de furtar, de mentir, de degradar a sacralidade do sexo e de ambicionar tanto; não continues a te intoxicar, a tão inquietamente desejar, a egoisticamente depender de gratificações mil, ignorando a fantástica Realidade que és; finalmente, não teimes em adiar tua submissão a Deus.*

Sexo e amor

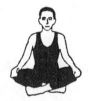

PATOLOGIA SEXUAL NA TERCEIRA IDADE

LONDRES — Se você pensa em sexo ou pornografia o tempo todo, a ponto de não conseguir fazer outra coisa na vida, procure um médico. A advertência é de um grupo de especialistas da Grã-Bretanha que criou o "SOS-Pornografia"... Nos casos mais graves — como o de pessoas que estão sofrendo de crises de abstinência pornográfica —, os médicos aconselham a inscrição no "Men Porn Group"... Mas para quem o vício se tornou muito forte, a única saída é a internação em clínicas especializadas... O número de britânicos viciados em pornografia é tão grande que já se tornou um problema social. (Jornal *O Globo*, 3/6/1995)

Lamento ter de mencionar e comentar terríveis matérias estarrecedoras, publicadas em um dos grandes jornais do país:

JOSÉ HERMÓGENES

Esta semana, Cayetano Sánchez, de 87 anos, matou sua esposa, Angeles Villó, de 83 anos, por ciúme. O caso ocorreu em Madri. Dez dias depois, o mesmo diário estampava a manchete: *Um homem de 72 estupra uma mulher de 84 anos.* Aconteceu no Piauí. O estuprador estava orgulhoso de sua virilidade. Confessou ter arrombado a porta da casa da anciã, que estava dormindo. Em 16/2/1995 telejornais noticiaram o caso de um magistrado de mais de 50 anos, aposentado, procurado pela polícia por ter praticado abusos sexuais com mais de 50 menores. Que horror!

Coisas assim não acontecem ao *Homo sapiens*, aquele que, na terceira idade, conseguiu *sublimar* o sexo. Mas infelizmente são próprias do *Homo eroticus*, que, ignorante e egoísta, vencido por compulsão sexual, faz sua própria desgraça e a de outras pessoas.

HOMO EROTICUS E HOMO SAPIENS

Homo eroticus é a casta formada por homens e mulheres que cultuam o orgasmo como o objetivo magno de suas vidas. A prática sexual para eles é tão importante quanto respirar. Temem impotência e frigidez como se fossem "doenças terminais". Consideram-nas medonhas, aniquilantes, destruidoras, desmoralizantes. Contra elas tudo deve ser tentado.

Ultimamente vêm tendo motivos para festejar. Experimentos científicos assinalaram sinais de rejuvenescimento em macacos idosos e solitários, aos quais os cientistas ofereceram a presença apetitosa de fêmeas. Os macacos se excitaram. Com o excitamento, voltaram a produzir mais hormônio sexual masculino (*testosterona*), em consequência, alguns sintomas de envelhecimento desapareceram.

Saúde na terceira idade

Se a testosterona rejuvenesce o macaco idoso, rejuvenescerá também o ser humano, concluíram festivamente alguns teóricos. Teria sido assim descoberta a sonhada "fonte da juventude" — o excitamento erótico. Erotizar velhos seria, portanto, a solução simples, barata, ao alcance de todos e, acima de tudo, gostosa. Esta seria a base científica para a *fornicoterapia* no caminho do *Homo eroticus*.

O caminho do *Homo sapiens* é diferente. Feliz por desfrutar valores e prazeres espirituais, naturalmente inacessíveis a pobres macacos, não se desespera com o fim natural da festa erótica de seus tempos de juventude. Psicologicamente estável e deliciado em seu universo interior, o sábio deixou de ser um dependente de hormônios sexuais. E é compreensível que sua deliciosa serenidade psicológica (*eutimia* associada à *euforia*) lhe propicie potência sexual mais duradoura. Assim, vigoroso mas tranquilo, o ser humano espiritualmente evoluído dispensa excitamentos artificiosos e, sem dificuldade, abre mão da busca neurótica aos prazeres eróticos. Quem alcança um prazer superior, por que continuaria sedento por um inferior?

Estatisticamente, em nossa cultura, os *Homo eroticus* são imensamente mais numerosos, merecendo por isto o rótulo de *normais*. Estimulados por "entendidos", indivíduos *normais* da terceira idade andam assumindo comportamentos sexuais desastrosos e trágicos (já ia escrever depravados ou patológicos, mas recuei, pois hoje tais conceituações são contestadas e rechaçadas por serem "nada científicas"). Casos escabrosos que provam tal fenômeno foram citados na abertura deste capítulo.

Tornou-se *normal* certa casta de profissionais e especialistas instigar à curtição erótica aqueles que as leis perfeitas da Natureza estão isentando ou já isentaram de proezas libidinosas.

JOSÉ HERMÓGENES

Que pensa você de alguém instigar uma criança a brincar com um brinquedo quebrado e irrecuperável?

Alguns *Homo eroticus* de terceira idade exultam quando, ao final da consulta, escutam uma explicação "científica" seguida de uma receita sedutora:

> Desde o climatério,[92] você está produzindo menor quantidade de hormônios sexuais. Isto causa alterações no cérebro (perda de memória, dificuldade de concentração e raciocínio), aumento de gordura abdominal, propensão a diabetes, falta de energia... Você está precisando de hormônios sexuais. Depende agora de você. Aumente sua atividade sexual. Não ligue para antigos preconceitos. O idoso também é gente, e precisa de sexo. De vez em quando, um filmezinho pornô faz bem — pode excitar a sexualidade e vir a produzir hormônios rejuvenescedores.

A VIDA APÓS O CLIMATÉRIO

A natureza é sábia. Portanto, sábio é sempre concordar com ela. Com o avançar da idade a produção hormonal *naturalmente* diminui e, consequentemente, o desempenho sexual. O climatério não é para ser temido e detestado, mas, ao contrário, deve ser recebido sem lamentos ou protestos, sem drama e sem depressão, e inteligentemente administrado.

Na vã tentativa de driblar o inevitável e *natural* declínio, idosos do primeiro caminho (*eroticus*) costumam apelar para substâncias, publicações, telefonemas pornofônicos e outros artifícios pornográficos, ditos afrodisíacos, em busca de caricatos arrepios eróticos e desempenhos sexuais extemporâneos, antinaturais e patéticos. Daí frequentemente resultam vexames, frustrações, tristeza, debilidades maiores e mesmo tragédias. É aconselhável entender a natureza, para atender-lhe os sábios desígnios, sem repressão, nem lamúrias, nem medo, mas com lucidez e serenidade.

A miopia materialista só conhece — e como! — o gozo em nível carnal. É por isto que a perda da libido repercute como tragédia descomunal. Soa dramaticamente, como a perda irreversível da única fonte de significado, alegria e vida. Patético!

A correta compreensão espiritual do universo, ao contrário, neste aspecto como em todos, ampara efetivamente o idoso. Ajuda-o a abrir mão de um brinquedo arruinado e imprestável. Por que deveria se perturbar, se distressar e mergulhar em crise? Aceitação e renúncia são sinais de inteligência, aquela inteligência que desfruta beleza não só no alvorecer, mas igualmente no anoitecer, que descobre ou redescobre outras formas sutis de prazer, que alcança refinadas vivências estéticas e místicas, que prospecta valores de maior pureza e duração, que abre os portais de acesso a um universo de saúde, paz, luz e felicidade, que nada tem a ver com penosos orgasmos desgastantes, artificiais, decadentes e momentâneos, forçados por grosseiros truques afrodisíacos.

SEXOMANIA OU SÍNDROME DE TÂNTALO

Um ser humano que ame liberdade, saúde, harmonia, paz e felicidade não se submete aos excessos de sua dimensão *eroticus* em detrimento de sua dimensão *sapiens*. O epílogo de uma vida *sapiens* é feliz e sadio. O de uma vida *eroticus*, *normalmente* patético e enfermiço.

JOSÉ HERMÓGENES

A mais sábia forma de não se deixar dopar pelo emocionalismo sexual, pela compulsão erótica,[93] coisas tidas por *normais*, consiste em desmistificar a generalizada *idolatria do sexo*, tão maciçamente introjetada pela cultura hedonista nas avoadas mentes *normóticas*.

Que todos, não somente os idosos, fiquem alertas, e não se rendam à artificial e sistemática intoxicação sexual, hoje tecnológica, artística e sistematicamente imposta às almas primitivas e imaturas. Que homens e mulheres, principalmente os da terceira idade, comecem a investir tempo, energias e talentos no culto e cultivo do verdadeiro amor, da sabedoria, da beleza e da serenidade, no refinamento da sensibilidade, na conquista do essencial da vida[94] e da saúde plena. Que procurem trocar o folgado caminho sedutor do *Homo eroticus* pelo estreito, mas libertador, caminho do *Homo sapiens*.

Especialmente o idoso, antes que seja tarde, precisa prevenir-se contra e vencer a patética e perturbadora *síndrome do último galope*, lamentavelmente já se tornando normal, ou melhor, *normótica*.

Uma das coisas que mais podem desestabilizar os idosos é a compulsão sexual a oprimir-lhes a mente. Se nada for feito, pode sobrevir o que chamo *síndrome de Tântalo*.[95] No início, apenas desejo e fantasia fustigando e nutrindo a sede de gozo. Na fase final, o idoso se dá conta — com muito sofrimento — da impossibilidade de mitigar tal sede. Isto o inquieta e maltrata. É torturante ter sede, não podendo beber; ter fome, não podendo comer; ter sono, sem poder dormir.

Conta-se que um refinado libertino e sexomaníaco morreu e foi para o inferno. Ao chegar, exultou de alegria e surpresa — a recepcionista, uma sedutora moça, totalmente nua e rebolante,

Saúde na terceira idade

começou a mostrar-lhe as instalações supersexy, superiores às do mais sofisticado motel-harém, repleto de belas mulheres voluptuosas... *Mas, um inferno assim* — pensou ele — *para mim é céu*. Nisto, se deu conta de que todas as zonas erógenas de seu corpo haviam sumido. Aí — coitado! — sentiu-se no inferno.

Quem, desde cedo, tiver investido talentos, energia e tempo na busca espiritual, quando idoso, provavelmente será imune à *síndrome de Tântalo*. E estará mais capacitado para embriagar-se com o néctar do Amor Divino. Por que, então, neuroticamente, perseguir os prazeres fugidios de orgasmos decadentes?

A REVOLUÇÃO SEXUAL

Hoje, revistas, vídeos, TV e, agora, até o computador e espetáculos públicos estão maciçamente investindo na exacerbação sexual, em ritmo de permissividade radical, inoculando as mentes com o vírus de dramática compulsão erótica, não obstante o risco de gerar mentecaptos.[96]

O que há pouco tempo era tido por perversão, hoje chega a ser enaltecido, alcançando alto preço no mercado. Tornar-se imune a tal massificação aventureira, para quem vive nesta enfermiça sociedade *normótica*, vem se tornando proeza heroica. Os que, preferindo a verdadeira liberdade,[97] não aderem, automaticamente são discriminados como "caretas", "retrógrados"... E eu assumo: sou um destes.

A pregação da chamada "revolução sexual" girou em torno de programas como "assumir", "liberar", "desreprimir"... E convenceu e ainda convence multidões de *Homo eroticus* a se submeterem radicalmente à *pornogandaia*. Como isto começou?

273

JOSÉ HERMÓGENES

Nos anos 1960, influentes intelectuais e prestigiados *experts*, liderando uma dita revolução sexual, apregoavam que, derrubadas as barreiras, extintas as repressões e liberado o sexo em todas as suas manifestações, problemas teriam solução, limitações sumiriam e até enfermidades seriam curadas. Quase sem encontrar resistência, o movimento triunfou. Finalmente liberdade, vigor, saúde, criatividade, satisfação e felicidade! E eis que vivemos hoje sob o domínio revolucionário. Mas, onde estão as pessoas verdadeiramente criativas, sadias, tranquilas e ricas de felicidade?

Masters and Johnson, *a clínica de terapia sexual mais famosa do mundo, encerra hoje suas atividades. William Masters, o fundador, em artigo para o jornal de Saint Louis (Missouri), fez uma avaliação pessimista do seu trabalho. Confessou que se aposenta com a sensação de ter fracassado e que a chamada revolução sexual é apenas uma terminologia que esconde velhos mitos.* (Jornal O Globo, 16/12/1994)

Que terá se passado com o famoso terapeuta de centenas de pacientes *liberados* e *assumidos*?

SUBLIMAÇÃO

A meta suprema da existência, apontada por todas as religiões, é a mesma, embora carregue nomes diversos, tais como religação (com Deus), iluminação, redenção, libertação, yoga...[98] Sua conquista, segundo todas as diferentes escrituras e mentores espirituais, passa pela *sublimação* (não repressão ou supressão!) da sexualidade. No hinduísmo é chamada *Brahmacharya*, isto é, *caminho para Deus*. Não que sexo seja pecado. Em vez disso, é dignificado e exaltado, enquanto meio natural de reprodução de todas as espécies, como um instrumento nas mãos do Criador a ensejar a suas criaturas o dom da vida. Como considerá-lo imoral?

O sexo, quando exacerbado, viciado, pervertido, irresponsável, mórbido e egoísta, de tal forma oprime e tiraniza que nada ou pouco deixa para ser devotado a Deus. Isto é o maior dano que ele pode fazer àquele que se tornou súdito submisso do "império dos sentidos". Que tem para ofertar à Divindade quem, intoxicado de volúpia erótica, na obsessão de gozar, submerge no mar revolto das paixões carnais, sacrificando tudo, submetendo-se todo?

Sublimação — repito com a maior ênfase — nada tem a ver com uma supressão inviável ou uma neurótica repressão a ferro e fogo, geradora de tensão e de mórbidos sentimentos de culpa. Por certo, para um jovem sadio, com as baterias em carga máxima, é naturalmente muito difícil *sublimar*. Terá que habilmente administrar sua própria libido, maximizada por mil tentações veementes e simultâneas, hoje providas em excesso por este adoidado *marketing* da sociedade tecnológica, permissiva e hedonista.

Quando o ex-jovem aporta na terceira idade, por conta da natureza, suas tensões sexuais tendem a esmaecer. Pouco resta de sua antiga energia vital, em geral esbanjada em abusiva atividade sexual do passado, tão característica desta cultura do prazer a qualquer preço. Como pode ser vigorosa sua velhice?

Mas quem viveu sabiamente, sem dissipar energia, não aporta à terceira idade já exaurido e enfermo, além disto, seu discernimento terá se aguçado; sua escala de valores terá se refinado e sua experiência, enriquecido. Graças ao amadurecimento espiritual, não lhe será muito difícil transmudar o gozo fugidio

JOSÉ HERMÓGENES

em felicidade duradoura; libertinagem erótica em liberdade verdadeira; sexo calhorda em amor puro.

É, portanto, conveniente que o jovem racione o dispêndio de sua energia, assegurando assim uma velhice sã e vigorosa; que o idoso, por seu turno, previna-se contra a imprudente adesão à cantilena da *fornicoterapia*; que utilize as energias que lhe restam para escalar a montanha antes que a noite chegue, aproveitando os últimos esplendores do dia que declina.

SUBLIMAÇÃO YOGATERAPÊUTICA

A ciência do yoga facilita a sublimação. Suas escrituras ensinam manobras que permitem captar e armazenar quantidades maiores de energia *prânica* ou bioenergia, a qual se expressa seja como vigor biológico e espiritual seja como potência sexual. Este fato faculta transmudar libido em poder espiritual ou *ojas shakti*. Os mestres e as escrituras ensinam como.

Praticando yoga, o idoso desacelera a inevitável queda da libido, e mais, pelo menos parcialmente, consegue reverter o quadro. No entanto — vale advertir —, que tal acréscimo de vigor não seja investido em impertinentes e extemporâneas proezas eróticas. O praticante de yoga canaliza para o Espírito a energia de que ainda dispõe. Entenda por *sublimação* exatamente esta transubstanciação inteligente, que não acarreta limitações e patologias que os teóricos materialistas atribuem acertadamente à repressão. Repressão é uma tentativa quase sempre lesiva. Implica violência e tensão.

A *sublimação*, solução definitiva para a *síndrome de Tântalo*, por resultar de compreensão e não de imposição, ao mesmo tempo que aumenta a vitalidade, promove inteligência,

Saúde na terceira idade

eutimia, euforia e contentamento. Senhor de si, aquele que sublimou, verdadeiramente potente, não desvia sua vitalidade para uma vida libertina e mentecapta. Quem sublima investe seu potencial no caminhar para uma libertação cada vez mais ampla.

Se você pretende sublimar, conte com o yoga, que lhe recomenda:

- Entenda bem que não tem de se reprimir e se tornar um arremedo de santo, mas deverá conseguir uma sábia e tranquila transmudação da energia sexual em poder espiritual. Para escapar à obsessão sexual precisará investir tempo, persistência, vigor e talento no caminho espiritual.
- Cultive a companhia de pessoas sadias, sábias, espiritualizadas.
  É isto que os mestres da Índia chamam *Satsanga*. Ao mesmo tempo, recuse enturmar-se com indivíduos do tipo *Homo eroticus*, pessoas ocas, ociosas, viciadas em fornicação.
- Estando aposentado, agora dispondo de tempo, experiência, vocação e ainda alguma energia, assuma responsavelmente um encargo em uma entidade, evitando a perigosa ociosidade, o vazio e o sentimento de inutilidade que acabam por derrubar o sistema imunológico da própria alma. Quem se comprometeu com alguma obra generosa, necessária e nobre, por certo se defenderá dos piores vírus e vampiros, que são os pensamentos, as lembranças e as fantasias eróticas.[99]
- Pratique oração e *Nama smarana* (jaculatória, isto é, a repetição permanente do nome de Deus).[100]

JOSÉ HERMÓGENES

- Com a mente sintonizada em Deus, você estará vacinado contra as intoxicações libidinosas.
- Medite no início e no final do dia seguindo a técnica ensinada no capítulo A Sintonia do Silêncio.
- Consuma alimentos vegetarianos frescos, saborosos, evitando excesso de condimentos excitantes. Modere o sal e evite açúcar refinado. Reduza drasticamente cafezinhos, refrigerantes à base de coca, mate, guaraná, chá preto, porque a cafeína, presente em todos, excita. Evite bebidas alcoólicas, principalmente as fortes.[101]
- Rechace filmes e espetáculos pornôs, hoje ao alcance do "controle remoto" da TV.
- Pratique técnicas yogaterapêutica sedantes e euforizantes, relaxamento, a "dança do elefantinho", posturas invertidas, respirações e automassagens.[102]
- Faça de sua caminhada mais que uma atividade meramente física, segundo foi sugerido no capítulo "Caminhada".

Amor

As práticas anteriores produzem bons resultados, porém, o que mais diretamente produz *sublimação* é, sem dúvida, o amor.

O amor se expressa por múltiplas formas. Sexo é apenas uma delas, e, assim mesmo, somente quando dulcificado pela renúncia, pela benevolência, pela beneficência, pela pureza, pelo devotamento, pela ternura, pela confiança, pela admiração e pelo respeito, finalmente pela ausência de egoísmo.

Amor filial, paternal, maternal, fraternal, o amor do artista por sua obra, o do santo por Deus, o do altruísta genuíno pelos pobres que ele ampara, o do herói por seu ideal, o do filósofo

Saúde na terceira idade

pela verdade, o do cientista por sua pesquisa... são nobres manifestações do amor, e todas isentas de sexo.

Hoje, pouco se menciona e valoriza tão belas manifestações do amor. A miopia materialista só conhece sexo, e confunde as coisas. Pornomania, erotismo medíocre, libertinagem, luxúria, fornicação e até patologias sexuais, expressões espúrias e exageradas de egoísmo, geralmente por pura ignorância, são rotulados de amor. Os títulos de filmes pornográficos não raro trazem o nome do amor — *Os crimes do amor, O amor infiel, Amor grupal, Amor a três*... Aqueles que assim pensam são vítimas da ilusão, e dessa forma, lamentavelmente, inviabilizam a felicidade de conhecer e desfrutar a verdadeira liberdade que o amor propicia. Quem se contenta com uma imitação barata como poderá chegar à joia verdadeira?

Amor assexuado enleva e eleva, sanifica e santifica. Glorifica e exalta os relacionamentos humanos. O amor divinizante frutifica em *eurritmia* e *euforia*, liberta, promove eficiência imunológica, mantém a homeostase, desacelera a entropia, reduz a oxidação. Em resumo, e falando sem exagero — o amor protege contra o envelhecimento e a morte prematuros. Vence a miséria humana, rompe grilhões e derruba fronteiras. É o luminoso caminho para a felicidade plena e perene, que só em Deus se pode alcançar. Por tudo isto é que Santo Agostinho sentenciou: *Amai e fazei tudo que quiserdes*.

O genuíno Amor é remédio contra a mais difundida de todas as doenças que sempre oprimiu o homem de todos os tempos e de todos os lugares. Ainda não catalogada pelos patologistas, eu a denomino *egoesclerose*,[103] isto é, o egoísmo maximizado e tirânico. Segundo entendo, a *egoesclerose*, bem-analisada, poderá ser vista como causa das demais doenças, pois, quanto

JOSÉ HERMÓGENES

mais egoísta, mais estressada é a pessoa, e, como sabemos, o estresse, quando mal-administrado, se transforma em distresse, que sendo doença inespecífica se manifesta sob variadas formas de padecimento e doença.

A atividade sexual só é nobre e abençoada quando abençoada manifestação do amor, e não como gulosa gratificação ao ego.

Que o amor, e não o sexo, venha tornar-se prioridade. Principalmente para os idosos. Que os aspirantes à saúde nesta fase da vida aceitem com sábia equanimidade, sem medo nem protesto, o natural arrefecimento da libido, e comecem a cultivar e cultuar o sublime amor assexuado. Que não se deprimam com a perda do precário prazer sexual quimérico, para o qual, naturalmente, já não dispõem do combustível dos idos tempos de juventude.

Para uma garotinha na primeira infância, brincar com bonecas é delicioso e natural, portanto, saudável. Anos depois, quando mãe, ao aconchegar ao seio o filhinho, na alegria de amamentá-lo, *para que* e *por que* as antigas bonecas? Seria sintoma de uma insanidade denominada regressão psicológica. Não é? Assim também, os prazeres eróticos, tão característicos da juventude, nada mais devem representar para a pessoa idosa espiritualmente amadurecida, portanto, capacitada para as doçuras do amor universal e redentor.

No primeiro capítulo contei como fixei em fita de vídeo uma festa de gente muito idosa, maltratada pela miséria no passado. O quadro belíssimo era obra do santificante amor sem sexo. Felicidade autêntica e exuberante se manifestava em descontraídas gargalhadas, gestos festivos, cantigas e danças folclóricas e hinos cristãos. Os vinte ou trinta velhinhos, anteriormente solitários e deprimidos em seus leitos, haviam resgatado a espontânea alegria pura, que parecia perdida nas

Saúde na terceira idade

brumas da infância muito longínqua. Sua professora de yogaterapia — Professora Maria Marlene Franco — lhes ensinara a cultivar saúde e boa disposição, mediante movimentar o corpo e as escassas energias remanescentes, através principalmente de uma prática esteticoterápica e ludoterápica. Em vez do inferno da obsessão ou compulsão eróticas, que motivaram os crimes sexuais citados no princípio deste capítulo, velhinhos e velhinhas exultavam com o amor assexuado e libertador. Em vez da síndrome de Tântalo, cultivavam, com beleza e força, o amor puro, espiritual e jubiloso. Passados mais de cinco anos, alguns terão descartado seus desgastados corpos. Provavelmente, no entanto, o fizeram inebriados ainda por belos sentimentos, emoções e pensamentos sãos e santos, próprios do verdadeiro amor, que profundamente desejo que você venha a conhecer e praticar, para que possa degustar a felicidade genuína e perdurável, aquela a qual todo ser humano aspira.

A sintonia da palavra

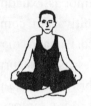

A oração faz o que drogas e cirurgia não podem fazer.

Dr. Larry Dossey, cirurgião

Na infância a gente pede — eu Te peço, meu Deus.
Na adolescência a gente ama — meu Deus, eu Te adoro.
Na maturidade a gente serve — Deus, usa-me.
Na sabedoria, que não tem idade, a gente se
identifica — eu sou Tu; Tu és eu.

Hermógenes, *Mergulho na paz*

Saúde na terceira idade

Orai sem cessar

A oração, uma conversa íntima com Deus, propicia conforto, segurança, doçura, paz, lucidez, força, saúde, enfim. É o processo que serviu aos santos de todos os tempos, de todas as religiões. É um remédio polivalente de grande potencial. A pesquisa científica confirma. Para as pessoas idosas, orar é a maior bênção e está sempre à mão, à disposição de qualquer um. Sendo a prece a consulta médica mais produtiva, o remédio mais potente, nada custa e não tem restrições ao uso. Pode ser tomado a qualquer hora e, melhor, deveria ser tomado ininterruptamente. Nada mais favorável à saúde que o contato permanente com o Deus que mora em nosso coração. Se você sofre carência, dor, dúvida, medo, angústia, depressão, qualquer forma de penúria, por que ainda está perdendo tempo? Comece a orar. Ore a partir de agora, e continue. É por isto que o sábio São Paulo aconselhava — *orai sem cessar*.

Mas como orar sempre? Eis uma boa pergunta. Uma resposta é esta: ofereça a Deus cada ato de seu dia — suas refeições, seu trabalho, seu repouso, seus lazeres, suas curtições estéticas, seu estudo, a limpeza e a arrumação da casa, seus atos de higiene pessoal, sua sessão diária de hatha yoga, suas compras... Uma atividade, digamos, como a caminhada, pode ser bem mais produtiva se lhe acrescentamos oração.[104] Pode ser a oportunidade de agradecer mil e uma dádivas, sendo a maior a de estar vivo, capaz de estar andando, desfrutando da beleza das árvores, da presença do sol... Enquanto caminhamos, ao cruzar com os estranhos, é bom vivenciar amor universal, dizendo mentalmente: *Eu te desejo toda felicidade e te abençoo em nome do Senhor.* Tenha a certeza de que, pela conhecida "lei do retorno",

JOSÉ HERMÓGENES

você estará igualmente sendo abençoado. É como jogar perfume contra o ventilador. Outra forma de orar constantemente consiste em escolher um dos muitos nomes de Deus e passar a repeti-lo, com reverência, ao correr do dia. Deve ser uma simples repetição insistente. O nome de Jesus, para você cristão, é o mais doce e mais poderoso dos *mantrans*.

PEDIR

Em geral, oração costuma ser um pedido a Deus para que nos dê algo. De fato é mil vezes preferível pedir a Ele que a um mortal qualquer. Jesus prometeu que aquilo que pedirmos na crença de que receberemos nos será concedido. Prometeu mais: *pedi e vos será dado*; *procurai e achareis*; *batei insistentemente na porta e ela vos será aberta*. Podemos, então, ter certeza de que receberemos aquilo que pedirmos, portanto, temos de refletir bem sobre o que pedir.

Diz-me o que pedes a Deus e eu te direi quem és:

Se pedes — dai-me, Senhor, a vitória sobre meu concorrente — és um egoísta, um imaturo, e ainda sofrerás muitas frustrações. Se pedes — dai-me, Senhor, uma saúde melhor para criar meus filhos — és pessoa responsável e terás a ajuda de Deus. Se pedes — dai-me, Senhor, a tua graça para que eu aprenda a amar-Te acima de tudo — és um devoto bendito e o amor será teu Nirvana. Se pedes — dai-me energia e lucidez, Senhor, para melhor servir-te na pessoa de meu próximo — és um servo de Deus e talvez chegues a encontrá-lo até mesmo nas chagas de um teu irmão leproso ou no olhar último de um moribundo.

Saúde na terceira idade

Se pedes — Senhor, dá-me Tua Divina Luz para que Te possa ver em tudo e em todos — és um sábio em plena busca, e terás a paz na "verdade que liberta", que é teu destino. (*Mergulho na paz*)

São Francisco de Assis dá um exemplo de pedido nobre, altruísta, generoso e sábio:

Senhor, fazei-me instrumento de vossa paz...

O mais sábio de todos os pedidos é uma oração hindu:

Senhor, do irreal conduz-me ao Real.
Das trevas, conduz-me à Luz.
Da morte, à Imortalidade.

Não somente pedir

Mas por que oração tem de ser sinônimo de súplica? É justo e inteligente um filho só se aproximar do Pai com a cuia na mão para receber alguma moeda? Há diversas outras formas bem mais positivas de oração: a de agradecimento; a de louvor; aquela na qual nos entregamos em oferenda; e, a mais terapêutica de todas, a oração de afirmação.

A boa oração não deve pretender convencer Deus a dar isto e aquilo de que precisamos e que Ele, até agora, parece estar negando. Deus já é doação permanente e sem limites. A oração deve pretender mudar, não Deus, o imutável, mas nos mudar, nós que oramos, tanto que, transformados, captemos sua ininterrupta, onipresente e abundante graça. A oração perfeita tem o poder de nos modificar espiritual, psicológica, moral, energética e fisicamente. Uma boa forma de orar é louvar Deus por todas as múltiplas manifestações de sua ilimitada misericórdia. A oração pode ser um pedido de perdão para nossos deslizes e quedas. Pode servir para oferecermo-nos para o serviço. Você precisa aprender a orar não somente para pedir, mas também para agradar Deus. Será um novo viver. Se precisar pedir, faça-o com sabedoria. Não peça ninharias nem se humilhe. Nenhum pai gosta de ver o filho fazer tais bobagens.

A GRAÇA DIVINA

É maravilhoso aperfeiçoar, aprofundar e intensificar o diálogo com Deus. Em verdade, é dele a iniciativa pois, sempre esteve, está e estará se doando pelo milagre da graça, que jorra generosa, abundante, em toda parte e durante todo tempo, sobre qualquer um, indiferente se santo ou pecador. A parte dele está feita. E a nossa? Que precisamos fazer para captar a graça sempre à nossa disposição?

Imagine a graça de Deus como a chuva que se despeja fertilizando indiscriminadamente a plantação e também o "mata-pasto". Quem não desemborcar seu pote, que razão tem para reclamar e pedir mais chuva? Desvirar o pote é tudo que se tem de fazer. Temos de tornar-nos receptivos à graça divina, que não cessa e é onipresente.

VIRANDO O POTE

Uma vez os discípulos pediram a Jesus — *Mestre, ensina-nos a orar.* Eis um sábio pedido que deve ter agradado ao Guru. Certamente que a resposta serve também para nós. Ou você tem dúvida?

Saúde na terceira idade

Jesus lhes aconselhou:

- ao orar, evite exibir-se para o público;
- ore secretamente, pois o Pai, em segredo, escuta e responde;
- não fale feito papagaio, repetindo fórmulas que não entende e não sente;
- nada precisa pedir, porque o Pai antecipadamente conhece, melhor que você, o que lhe convém, o que lhe é devido e o que lhe falta.

A única oração que Jesus ensinou se perenizou como o Pai-Nosso:

> *Pai nosso, que estás nos céus* (nos níveis mais puros, luminosos, santos, sutis e sublimes de cada um de nós). Santo é o teu Nome.
> *Venha teu Reino* (que está dentro de cada um de nós).
> *Seja feita tua Vontade na terra como já é feita no céu.*
> *Dá-nos hoje nossa parte do pão* (a nutrição material, energética, psíquica e, principalmente, a espiritual).
> *Perdoa nossas dívidas, se perdoarmos nossos devedores.*[105]
> *Não nos induzas à tentação* (o sedutor caleidoscópio do mundo que nos atrai, distrai, e, se nos rendermos, nos trai e, finalmente, destrói).
> *Mas liberta-nos do mal* (a ignorância que nos afasta de Ti e nos torna egoístas atormentados por desejos, apegos, aversões e medo).

Esta foi a única oração-súplica ensinada por Jesus. Tudo que nela é pedido nada tem de egoístico e mesquinho. São pedidos inteligentes e absolutamente essenciais.

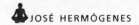

Note que Ele não sugeriu ao orante começar com uma louvação bajulenta, seguida de uma contrastante autodepreciação pessoal, no estilo — *Meu Pai, Tu que és o santo dos santos, possuidor de toda perfeição e poder olha para este teu servo indigno a rastejar desvalido no mais indigno pecado etc.* Isto pode agradar a um verdadeiro Pai? Que você não faça a bobagem de confundir coisas muito diferentes — *humilhação* e *humildação*.

Humildação

Pela *humilhação* aviltamo-nos, rebaixamo-nos... o que é totalmente inadequado a um filho do mais amoroso dos pais. *Humilhação*, não. A *humildação*, sim. Quando nos *humildamos*, reduzimos aquilo que em nós, por conta da ignorância, nos torna egoístas, isto é, uma pessoa que se comporta como sendo *diferente* e estando *distante* dos outros, inclusive do Pai. O ego pessoal, o Fulano de Tal que nos arvoramos ser e defender, é fator de perturbação e sofrimento. Nossa verdadeira alma é como o sol esplendoroso. É o próprio Deus. O ego pessoal é persistente nuvem escura, que O oculta. Quando conseguimos a glória de *humildar-nos*, afastamos a tal nuvem e, então, o sol brilha vitorioso. Nosso "eu sou Fulano de Tal" funciona, portanto, como um antiDeus. *Já não existo. É o Cristo que existe em mim.* Nestes termos o apóstolo expressou sua santificante *humildação*. Negar-se a si mesmo em proveito de Deus é *humildação*. *Que seja feita a tua vontade e não a minha* — foi assim que Jesus expressou sua perfeita *humildação*.

Quando você se *humilda*, descansa suas armas e entrega a batalha àquele que, onipotente, onisciente e onipresente a vencerá. Que bom! Não é?

Saúde na terceira idade

Oração de louvor

Todas as tradições religiosas ensinam preces e cânticos devocionais. Prática extremamente benéfica. Não a Ele, indiferente a elogios ou críticas. Quando o louvamos quem lucra — e muito — somos nós. Extravasar o coração devoto através de jubilosas palavras de reconhecimento e gratidão alivia nossas penas, desanuvia nossas almas, alegra a vida, produz felicidade. E tudo isto estimula o sistema imunológico, produz neurotransmissores, carrega de *prana* nossas baterias, promove harmonia nos diferentes níveis existenciais de que participamos e, assim, curtimos *euforia, eutimia* e *eurritmia*. A oração ou cântico de gratidão e louvor é a melhor das vitaminas. Desintoxica e desoxida. Deus não precisa de nossos louvores. Nós é que precisamos louvá-Lo. Que nosso canto ou prece de louvor não seja uma tentativa de barganha, isto é, uma bajução tentando agradar aquele ao qual vamos pedir algo. Só conseguimos exaltar Deus quando nosso coração genuinamente exulta.

O poder da humildação

Se você tiver um problema cuja solução parece impossível a você como homem, *humilde-se*. Na sua humildação, Deus acontece! E para Deus impossíveis não existem. Tire proveito desta oração perfeita e infalível, simples e definitiva — *entrego, confio, aceito e agradeço*. Você *entrega* o problema e se *entrega* incondicionalmente porque *confia* na sabedoria, misericórdia e justiça de Deus. Só lhe cabe agora *receber* o que vier como resposta; e, na certeza de que inquestionavelmente é o melhor,

JOSÉ HERMÓGENES

antecipando-se, *agradeça*. Há quem lhe proponha ensinar técnicas mentais para sempre conseguir o que deseja, para vencer a concorrência e alcançar sucesso. Tais pessoas citam muitos casos que comprovam a onipotência da mente. Confiando em Deus muito mais do que na mente, *humildamo-nos*, deixando que Ele, com sua onisciência, escolha por nós e para nós o verdadeiro sucesso, a vitória, que pode ser muito diferente do que o homem comum entende por sucesso e vitória.

ORAÇÃO AFIRMATIVA

O Pai fica todo feliz quando o filho confia incondicionalmente Nele, quando não se sente *distante nem distinto* Dele, quando Lhe diz, com todo carinho e intimidade — *Ó velho, estou contigo! Somos um só e o que é Teu é meu. Tu em primeiro lugar.*

Oração *afirmativa*, no estilo *vou ganhar a vaga no emprego porque conto com Deus*, tem um poder fantástico porque se baseia na fé. Este tipo de crença é condição básica para que se operem milagres. *Eu e Deus somos maioria* é outra forma de oração afirmativa de considerável poder. A *oração afirmativa* perfeita, porém, ainda não é esta na qual há um Deus e um ego pessoal, este a pretender determinado resultado já escolhido como o melhor.

A mais libertadora e bem-aventurada oração é aquela na qual afirmamos nossa comunhão com Deus, tornando-nos comensais de sua divindade e eternidade, bem-aventurança e poder. Sugiro que entre nesta. Esqueça aquilo que gostaria de pedir. *Humildando-se*, afirme sua intimidade com Ele:

Saúde na terceira idade

A luz de Deus me envolve.
O poder de Deus me protege.
O amor de Deus me invade.
A presença de Deus cuida de mim.
Onde quer que eu esteja, ali Ele está. [106]

Ainda mais iluminante é a afirmação do Cristo — *eu e o Pai somos um.*

Adote esta linha de *afirmação*, tendo certeza de que se tornará realidade algum dia. Então, em perfeito relaxamento, imóvel, com os sentidos desligados, respirando ritmicamente, afirme, com a mente e o coração, sem admitir hesitação ou dúvida:

Mais radiante que o sol,
Mais puro que a neve,
Mais sutil que o éter
É o Ser,
O Espírito dentro de meu coração.
Este Ser sou eu. Eu sou este Ser.

Todo rei adora que seu herdeiro já se identifique com ele, já tenha certeza de que é potencialmente o rei.

Por quem orar

Orar em proveito próprio, como vimos, é legítimo e imensamente benéfico. Mas não esqueçamos de orar também por nossos consanguíneos e amigos, por nosso patrão, nosso empregado, pela comunidade em que vivemos, pelos vivos

JOSÉ HERMÓGENES

e pelos mortos, pela humanidade inteira, pelo planeta em que vivemos e... por que não pelos que se comportam como nossos inimigos?

Orar em favor dos que nos querem mal, pensam mal de nós, falam mal de nós, nos agridem e atacam, nos traíram e roubaram... é um bálsamo para nós, e uma alavanca para melhorá-los e também para nos erguer aos céus. Esta é uma receita do Dr. Jesus Cristo:

> Amai os vossos inimigos, bendizei aos que vos maldizem, fazei bem aos que vos odeiam, e orai pelos que vos maltratam e vos perseguem. (Mt 5:44)

Orar pelos que nos querem bem é belo, mas pelos que nos querem mal é lindíssimo. É um golpe mortal contra nosso verdadeiro inimigo — nosso ego pessoal, aquele que nos mantém isolados e diferentes do Ser Supremo, essência una e única de todos nós.

Gostaria de poder convencê-lo a ponto de agora mesmo levá-lo a orar por seus "devedores", pois isto é absolutamente importante para uma terceira idade sadia e rica de paz e, principalmente, para um glorioso porvir.

A sintonia do silêncio

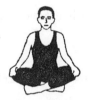

Quietude da mente

Meditação e oração, como práticas terapêuticas, mais que quaisquer outras, estão ao alcance dos idosos, sendo também as mais eficazes em todas as idades. Um aposentado dispõe sempre das duas condições essenciais à meditação: tempo e solidão. Um idoso, quando sábio, jamais se queixa porque o deixam de lado. Aproveita a solidão para meditar. Alforriado quanto às solicitações e responsabilidades profissionais, cívicas e sociais, sobra-lhe tempo para mergulhar na paz de seu reino interno. Por outro lado, mesmo aqueles que já não podem praticar as chamadas "atividades físicas", podem desfrutar das belezas e amenidades da vida meditativa. Tal como o relaxamento e a oração, a meditação requer solidão e imobilidade do corpo.

JOSÉ HERMÓGENES

Meditar é um "trabalho" sobre a mente, não no sentido sugerido pela expressão "meditarei sobre sua proposta", que levaria a refletir, pensar, evocar, imaginar, arquitetar, especular... Meditando, "fazemos" mentalmente o oposto, isto é, nada. O meditante procura silenciar e aquietar a mente. Em meditação, a mente, que em sua condição normal é como o mar encapelado, entra em calmaria, repousa. Meditação é o processo que, aquietando as ondas, permite desfrutar a vastidão e a profundidade estáticas do mar, tão opulento de força e sobriedade.

TERAPIA POLIVALENTE

Após repetidas experiências rigorosamente científicas, realizadas em laboratórios por médicos e especialistas, a meditação mostrou-se quase onipotente na cura e na radical transformação (para melhor) do ser humano em sua totalidade.

Entre outros, os resultados seguintes muito interessam ao candidato à saúde na terceira idade:

- organicamente — corrige a hipertensão sanguínea; reduz o ritmo metabólico, o ritmo respiratório, a concentração de lactato no sangue, a frequência de pulsações cardíacas; vence úlcera, insônia, asma, fadiga crônica e todas as doenças geradas pela tensão;
- psicologicamente — incrementa o rendimento do trabalho; amplia a criatividade; promove a autoaceitação e a espontaneidade; reduz a ansiedade e a depressão; evita que o estresse degringole em distresse (doença, sofrimento...); aguça a inteligência...

Saúde na terceira idade

Tais benefícios e muitos outros indicam que a prática diária, por meses seguidos, comprovadamente propicia saúde, serenidade, memória, inteligência, segurança psicológica, contentamento, enfim, tudo que detém ou reverte a decadência biopsicológica característica da terceira idade.[107]

Normalmente rebelde ao controle, a mente se comporta como um caldo de cultura para os vírus mais corrosivos de nosso bem-estar, de nosso potencial, de nossa paz e segurança. Quando concentrada, quieta, disciplinada, purificada e silente, abre-nos o portal para a *saúde plena*, que inclui poder, luz e felicidade. Sai Baba comparou-a com uma chave na fechadura. Girando-a para um lado, abrimos a porta do Reino de Deus, para o outro, fechamos.

Por todas estas razões, considere-se meu convidado para a prática diária de meditação. Não abra mão do direito de ser feliz e saudável em sua terceira ou quarta ou mesmo na quinta idade.

A "PAQUERA"

Talvez a mais difícil empreitada na vida de um ser humano seja parar e silenciar sua mente, normalmente agitada e tagarela. Se deseja uma prova, sente-se em um lugar isolado, fique imóvel, de olhos fechados, relaxe e tente deter o rebuliço e a eloquência da mente. Por exemplo, por alguns segundos procure focalizá-la em um único objeto de sua escolha, digamos, a paz. Verá que, mal começou, ela já furtivamente escapou para longe, para algo, para alguém, para algum fato...; terá ido para o passado ou para o futuro. Uma coisa é certa: você vai se sentir incapaz, desanimado e desgastado pelo esforço tolo e inábil no sentido de reduzi-la à quietude.

JOSÉ HERMÓGENES

Não desanime, porém. Vou lhe propor uma tecnologia sutil, que o ajudará.

Primeiro, desista de dominar sua mente, submetê-la, forçá--la, obrigá-la, pois é de sua índole vencer qualquer tentativa de imposição de nossa parte. Parece que ela toma como violência a mais sutil pretensão de subjugá-la, e habilmente a repele. O melhor a fazer é abordá-la gentilmente, com meiguice, na tentativa de conquistá-la, como um rapaz conquista uma namorada. Um advogado, meu aluno, sintetizou assim: *A mente não é para ser dominada; é para ser "paquerada"*.[108]

A TÉCNICA

Postura corporal — Sente-se em lugar isolado em uma postura que:

- seja, ao mesmo tempo, confortável e estável, de forma a não cansar e não criar problema de equilíbrio. Isto permitirá uma imobilidade física durante todo o tempo necessário à incursão no mundo interior. Ajoelhado, por exemplo, é impossível meditar;
- mantenha a coluna vertical, mas livre de tensão e esforço (ereta, mas sem eretismo). A verticalidade da coluna é para facilitar o trânsito da energia ao longo do conduto central, desde o períneo ao cérebro, isto é, ao longo da cadeia dos *chakras* ou centros de força. Mantenha a cabeça no alongamento da coluna, isto é, sem que o queixo se incline para baixo nem para cima. As mãos podem assumir duas posições tecnicamente propícias: uma sobre o regaço com a outra relaxadamente repousando sobre ela

Saúde na terceira idade

ou ambas com as palmas voltadas para cima, relaxadas, pousadas sobre os joelhos. Os olhos ficam fechados, mas devidamente relaxados.

Se lhe for possível, prefira sentar-se no assoalho forrado, em uma das posturas do yoga (*sukásana, siddhásana, padmásana*). Se não, sente-se em uma cadeira.

Uma pessoa acamada não está excluída dos benefícios da meditação. Basta-lhe cumprir as instruções a seguir referentes ao relaxamento, à respiração, à concentração mental e ao *mantram*, dando ao corpo a postura que achar mais cômoda.

Relaxamento — A postura do corpo (*ásana*) só estará perfeita quando, completada a descontração muscular e o meditante sentir como se o corpo não existisse. A calma é profunda. O repouso orgânico se evidencia pela redução respiratória, quando seu ritmo é perfeito, harmonioso e muito calmo. Tudo isto revela que o sistema orgânico atingiu uma condição de hipometabolismo (queda no metabolismo basal) de profundo e largo efeito benéfico. Outro fenômeno notável é a quase total suspensão da sensibilidade. Não se ouve. Não se vê. Não se sente temperatura ambiental.

É natural que os iniciantes não encontrem as coisas tão fáceis. Que não desanimem. Que continuem praticando. Leva-se o organismo ao relaxamento mediante observação de cada parte do corpo, acompanhando com a ordem mental (relaxe, amoleca, desligue, afrouxe...). Começa-se dos pés, indo até o alto da cabeça. As ordens mentais devem coincidir com as expirações, as quais, em si, são por natureza relaxantes.[109]

JOSÉ HERMÓGENES

Concentração sobre a respiração — Alcançado o estado psicossomático de imobilidade e profundo repouso acima descrito, tem início a etapa seguinte, na qual o praticante se torna mero espectador dos suaves movimentos respiratórios, sem, no entanto, interferir, somente observando — *ar saindo-ar entrando...* A contemplação do doce fluir-e-refluir do alento funciona como eficiente psicotrópico biopsicossomático. A *paquera* da mente já está indo bem. A agitação, o engatilhamento, a tensão psicossomática vão se rendendo ao embalo mágico de uma respiração calma e minimizada. A mente se deixa imantar pela alternância dos movimentos, enquanto silenciosamente registra: *entrando ar, saindo ar, entrando ar, saindo ar...*

O *mantram* — A fase final da meditação é a pronúncia inaudível de uma palavra de força que os hinduístas denominam *mantram*. É uma palavra curta, cuja repetição tem o poder sutil de imantar a mente para completar aquilo que vimos chamando *paquera*. O *mantram* que utilizo e sugiro aos alunos é *So-ham*, milenariamente ensinado pelos mestres e santos da Índia. Ao inspirar, mentalmente pronuncie *So* (o Ser Supremo). Ao expirar, *Ham* (você mesmo). Assim, no ritmo acariciante da respiração, você estará afirmando a unidade essencial de você (*Ham*) com o Ser Supremo (*So*).

Observações:

- Sem que você chegue a perceber *como, por que e quando*, atendendo à sua índole doidivanas, a mente escapole, atraída então por outro, mais outro, e mais outro objeto ou assunto. Com gentileza, traga-a de volta à respiração. Não

Saúde na terceira idade

tarda muito e novamente ela foge. Diante de tão obstinada agitação, é natural que você venha sentir-se frustrado. Nasce aí uma alternativa: desistir de domar um cavalo tão xucro ou mostrar que quem manda é você. Abandone as duas hipóteses. Nem abdicação, nem briga. A solução está em persistir paciente, sereno, firme, mas sempre com brandura e paciência. Definitivamente, o menos indicado é pretender vencê-la e oprimi-la. Desafiada e ameaçada, a mente tem mil e um modos espertíssimos de defender-se, e sempre se impor. A parada completa da mente é um empreendimento ciclópico, um desafio para vidas e mais vidas. Mas, ainda nesta vida e a seu alcance, a técnica aqui descrita pode melhorar sua atual existência em todas as dimensões. Mesmo não atingindo a meta mais alta, nos será muito proveitoso repetir o *mantram* e aperfeiçoar nossa observação sobre os movimentos rebeldes de nossa mente. Isto já nos garante preciosos dividendos, em termos de saúde, vigor, inteligência, paz e felicidade.

- Alguns meditantes lamentam a rebeldia e a frenética agitação de sua mente-macaco-louco. Outros se queixam de que, quando fecham os olhos e começam a relaxar, caem no sono. Ora, dormir não é absolutamente meditar. Os conhecedores explicam que o primeiro caso é o dos comedores de carne e outras substâncias excitantes (os cafeinados, as *colas* etc.). O segundo, dos subnutridos de energia vital, comedores de substâncias já envelhecidas (conservas) e não praticantes de *pranayamas* (técnicas de captação da bioenergia). A correção na nutrição e as técnicas de captação de energia ajudarão o meditante. Os meios clássicos o ajudarão, incluindo tudo que está sugeri-

299

do nos diversos capítulos, especialmente em positividade. Perdão, des-ambição, humildação, equanimidade, paciência, amor... tudo isto ajuda na meditação e da meditação reciprocamente recebe ajuda. A curtição estética de seu dia a dia e a meditação mutuamente se beneficiam.[110]

- A melhor hora e o melhor lugar para meditar são os que permitam solidão, quando e onde você não venha ser perturbado. Uma advertência: se enquanto estiver desfrutando a paz do mundo interior alguém o interromper, tome cuidado para, em vez de zangar-se, amar e abençoar o intruso. Seu poder mental está muito maior quando meditando. Se você, inadvertidamente, se zangar, pode causar dano ao infeliz. Amando-o e abençoando-o, ao contrário, pelo grande poder do momento, estará beneficiando-o. Não se esqueça disto, principalmente se o intruso for um neto, um filho ou esposa. Ora, é quando todos dormem que você mais à vontade se sentirá. Se consegue sentar no assoalho, forre-o bem para evitar desconforto.

Logoterapia: a apoteose

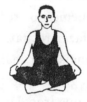

MILAGRES ACONTECEM

Só nos libertamos da aflição quando nos avizinhamos da bem-aventurança. Só a proximidade da perfeição nos liberta das imperfeições. Temos de caminhar para a Luz se quisermos mesmo nos evadir das trevas. Sem que nos juntemos à saúde, continuaremos doentes. Continua padecendo de fraqueza todo aquele que se mantém alienado do poder. À medida que avançamos em direção à liberdade, as algemas caem, terminando o cativeiro. A carência termina na presença da fartura. A terapia definitiva e polivalente, indicada para todas as idades, consiste neste diminuir distância e alienação.

JOSÉ HERMÓGENES

Todas as frentes de atuação terapêutica ensinadas neste livro são, incontestavelmente, eficazes, mas a mais abrangente, profunda e até onipotente é a que chamo *logoterapia*, pois é Deus (o *Logos*), com sua onipotência, onisciência, onipresença e misericórdia, a nos proteger, nutrir, curar, retificar, enfim, a salvar-nos de qualquer forma de aflição, imperfeição, treva, doença, fraqueza e carência. Se o caso requer milagre, o caminho é este — o da *logoterapia*.

Quando os médicos dizem que o quadro é irreversível é porque o estrago avançou tanto que a medicina, com todos os seus fabulosos e beneméritos recursos, não o consegue deter e muito menos fazer recuar. Por mais competentes que sejam os profissionais, por mais poderosas que sejam as armas da alta tecnologia terapêutica, a medicina não tem como sanar inúmeros quadros. Diante deles, os médicos, humilde e sabiamente, dizem: *nada mais podemos fazer; agora, só um milagre.*

E milagres acontecem, para estontear os médicos. Quem pode fazer milagres? O mais admirável dos médicos — Dr. Jesus Cristo — proclamou: *Aos homens, isto é impossível, mas a Deus tudo é possível* (Mt 19:26)... *para Deus não haverá impossíveis.* (Lc 1:37)

Onisciente, Deus sabe precisamente o que fazer.
Onipotente, facilmente faz o necessário, não importa que seja considerado impossível.
Onipresente, está sempre onde precisa agir.
Misericordioso, jorra sua Graça abundantemente, sem parar, sem discriminar... É assim que milagres acontecem. A *logo-*

Saúde na terceira idade

terapia, portanto, é a onipotente, onisciente, onipresente e misericordiosa providência divina produzindo e mantendo a saúde.

Aí você tem o direito de perguntar: *E como se consegue isto?*

Pedindo, buscando e batendo à porta

É compreensível que certas pessoas, interpretando equivocadamente veneráveis promessas do Cristo, pretendam tornar possíveis reconhecidos impossíveis. Um exemplo disto foi registrado há alguns anos na imprensa internacional, quando um pastor evangélico se trancou em um quarto com o cadáver da mãe, na certeza de que, conforme Cristo prometera, iria ressuscitá-la. O mau cheiro fez a autoridade pública intervir.

Jesus confirmará eternamente que quem pedir receberá, quem se empenhar na busca virá a encontrar, quem insistentemente bater terá a porta aberta. Esta é uma verdade de absoluta e eterna validade. Talvez visando proteger-nos contra nossa própria imprudência, que inspira pedir e procurar objetivos errados, a bater em porta errada, o mesmo Dr. Jesus Cristo alertou:

> Buscai, primeiro, o Reino de Deus e sua perfeição, e todas estas coisas vos serão acrescentadas. (Mt 6:33)

Principalmente agora, na terceira idade, precisamos ter juízo para só pedir e buscar o que for inteligente e apropriado, e só bater na porta certa. Ora, aos 82 anos, imprudente seria pedir valores inadequados à minha sobrevida que dia após dia míngua. Não peço que aumente meu patrimônio, pois o pouco

JOSÉ HERMÓGENES

que tenho me será arrebatado por um final que se aproxima. E pode chegar a qualquer momento. Devo pedir — isto sim — a alegria de doar. Não vou pedir prazeres materiais novos ou mais intensos. Peço sempre a felicidade e a paz, que não cessam. Não devo pedir para não morrer, mas peço para quando privado do corpo, curtir a doçura da liberdade verdadeira. Não busco nada que a ferrugem consome, os ratos roem e os ladrões levam. Pedirei — isto sim, e com que veemência — a ruptura das cordas que ainda me atam ao mundo ilusório (a ignorância, o egoísmo, os desejos, os apegos e as aversões). Pedirei a remoção de todos os obstáculos que até agora me têm impossibilitado o encontro com meu verdadeiro ser, o ser que em realidade eu sou, aquilo que armas não ferem, fogo não queima, água não molha e vento não seca (palavras de Krishna). Como pessoa idosa, não me convém pedir nem mesmo saúde, conforto, atenção dos mais jovens, carinho daqueles que criei e amparei... muitas coisas normalmente, e até compreensivelmente, pedidas e buscadas.

Buscai, primeiro, o Reino de Deus e a perfeição dele, e todas essas coisas vos serão acrescentadas.

Portanto, em obediência ao Mestre, minha "terceira idade" será meu investimento prioritário, visando entrar em seu Reino e ajustar-me à "sua perfeição". Todas as coisas, normalmente pedidas e buscadas, embora já não anseie por elas, não me faltarão.

Sugiro que você faça o mesmo. Peça, peça muito, insista em buscar. Mas seja esperto e só busque e peça o melhor — o Reino.

O rei mais poderoso e rico do mundo decidiu dar uma grande festa, comprometendo-se a conceder a cada convidado o que pedisse. Na saída do palácio, cada pessoa levava joias, moedas,

Saúde na terceira idade

títulos de propriedade... Uma bela jovem estava saindo sem nada. O rei a fez parar e perguntou-lhe o que desejaria. *Posso e quero dar-lhe o que pedir. Comprometo-me a atender* — falou para valer. Atendendo à insistência do rei, olhando-o nos olhos, apontando para ele, laconicamente a jovem respondeu — *você!* Assim, ficou com o rei e tudo que era dele. (Parábola contada por Sai Baba.)

Concluindo — o que devemos prioritariamente pedir a Deus é Ele mesmo, seu Reino, sua Graça onipotente.

É normal a um jovem viver pedindo isto e aquilo. Mas, a um idoso, deixa de ser. A um idoso o natural é abrir mão do que Jesus mencionou como *essas coisas* e dar prioridade absoluta ao Reino de Deus. A *logoterapia* assegura uma terceira idade mais feliz, e a mais feliz das idades.

LOGOTERAPIA, A PLENIFICAÇÃO DE DEUS EM NÓS

Logoterapia consiste em sabiamente minimizar nossa dimensão humana em proveito de maximizar a dimensão divina, igualmente nossa. O Cristo, por misericórdia, se fez homem para ajudar o homem a fazer-se Deus.

Tudo que fizermos para plenificar a potencialidade divina em nós é *logoterapia*.

A *logoterapia* limpa a fuligem da manga do candeeiro de nossa mente, e só assim a luz do espírito que somos pode resplandecer; desemborca o pote de nossa mente, permitindo abastecermo-nos com a chuva de água viva que indiscriminadamente se despeja sobre todos; conduz-nos ao banquete do Pão da Vida, onde mitigamos, definitivamente, a fome que parecia eterna; põe-nos de pé e nos arranca da treva da noite invernosa, e nos conduz para junto da fogueira do Espírito Santo, onde luz e calor nos restauram; burila a pedra bruta que temos sido, fazendo de nós joia deslumbrante; abre a branca vela do barco de nossa vida para que aproveitemos a brisa que o fará singrar para o Porto Seguro; *des-velando* nossa verdadeira Essência, faz-nos perceber que somos ilimitada, perene e onipotente oceanitude, vencendo, portanto, a ilusão de pequenez, fugacidade e fragilidade da onda insignificante que temos acreditado ser; usando a fé como alavanca, remove montanhas que atravancam o caminho estreito que dá acesso à plenitude, à sanidade, à santidade, à liberdade, ao sorriso, à serenidade, ao contentamento, ao discernimento, à equanimidade, finalmente, à vida abundante, à saúde plena.

EGOSCLEROSE

A *logoterapia* acontece na medida em que conseguimos vencer a falsa crença de que somos um ego *distante* e *distinto* do outro; *distante* e *distinto* de nossa verdadeira essência — o *Logos*. A verdadeira cura *logoterapêutica* é progressiva. Avança à medida que diminuímos o reivindicante ego pessoal, sempre inquietado por múltiplos desejos, apegado ao que supõe possuir, odiando o que lhe desagrada e temeroso de sofrer qualquer forma de despojamento, aflição e dor. Temos de investir nossa "terceira idade" na busca da cura radical da doença mais perturbadora — a *egosclerose*. Aquela que nos algema na ilusão de sermos somente um efêmero sujeito que se autorrotula Fulano de Tal. Que diminua o ego, cedendo espaço ao esplendor divino. Abaixo o grande impostor, sentado até agora no trono de nosso coração. Entronizemos o Ser Supremo, nossa verdadeira e eterna essência.

Saúde na terceira idade

Quem me avisa amigo é

Como se pode ver, a *logoterapia* implica uma autotransformação profunda e definitiva, mas nada fácil, por conta de nosso ego pessoal, que, atraído e distraído pelos encantos do poder e do prazer mundanos, se mobiliza, por mil e um modos e meios, para nada perder e para cada vez mais adquirir, se impor, crescer e reinar. É o ego a grande montanha que temos de remover, a nuvem escura que esconde o sol, a fuligem na manga do candeeiro, o adversário maior.

É essencial saber como ele é. Possessivo, ciumento, ambicioso, orgulhoso, ofendível, malicioso, rixento, ladino, disfarçado, apegado, vaidoso, medroso, ciumento, obcecado pelo gozo e pelo poder, sob qualquer forma, e muitíssimo rebelde. Nosso esforço terapêutico deve se concentrar em trocar tais qualidades geradoras de estresse por qualidades opostas, promotoras de saúde e paz. Ao perceber que optamos pela *logoterapia*, o ego se encrespa defensivamente e tentará tudo para dissuadir-nos e largar o projeto pra lá. Se desejar vê-lo de frente, olhe-se no espelho. Você gosta muito dele. Não é? Aí está a dificuldade.

A conquista do reino

A palavra evangelho significa "boa notícia". E existirá melhor notícia de que a que o Reino de Deus está dentro de nossas fronteiras individuais? Apesar de sermos finitos, o infinito está em nós. Embora mortais, a eternidade está conosco. Não obstante imperfeitos, temos dentro de nós a perfeição adimensional do Pai. Sujeitos a aflições sem conta, somos

JOSÉ HERMÓGENES

potencialmente a própria bem-aventurança. O Cristo veio para guiar nosso esforço na busca do Reino, mas, como não engana ninguém, deixou bem claro que "o caminho é estreito" e que ninguém O conquista se não vender tudo que tem para captar o necessário capital para adquiri-lo, pois Ele é a pérola mais rara. Todas as lições do Cristo, direta ou indiretamente, ensinam como alcançar a perfeição de nosso Pai que está no céu, que está dentro de nós. Tudo que disse implica sacrificar aquilo que mais amamos, a que mais nos apegamos — nosso pequenino e soberbo ego pessoal.

O ESFORÇO E A GRAÇA

Conhecedor de nossas reduzidas forças e da debilidade de nossos passos, ao mesmo tempo que estimula um empenho total promete a ajuda da divina graça. A grande conquista da *logoterapia* se faz, portanto, conjugando esforço e devotamento pessoais com a graça divina. Temos de empenhar discernimento, decisão, disciplina, dedicação e devoção. Deus entra com o mais importante — sua onipotente e infinita misericórdia.

Enunciando que veio nos trazer "vida em abundância",[111] tudo que o Cristo ensinou, principalmente no Sermão da Montanha, foi a mais sábia receita *logoterapêutica*. Se quiser, portanto, ficar sabendo de *logoterapia*, pergunte a Ele. Estude e reestude — em espírito e verdade — o que, sentado no alto da montanha, falou para seus discípulos.

Você perceberá que me inspirei nas linhas mestras da mensagem do Cristo para escrever a quarta unidade deste livro — Viver em alta frequência —, onde tudo que digo tenta explicar a teoria e levar à prática da *logoterapia*.

Saúde na terceira idade

Dos livros que publiquei, *Autoperfeição com hatha yoga*, *Yoga para nervosos*, *Superação*, *Logoterapia para nervosos*, *Yoga: paz com a vida*, *Saúde plena: yogaterapia*, *O essencial da vida* e *Iniciação ao yoga* são os que mais diretamente tratam da metodologia da redução da distância que nos separa de Deus, o *Logos* para o qual impossíveis tornam-se possíveis.

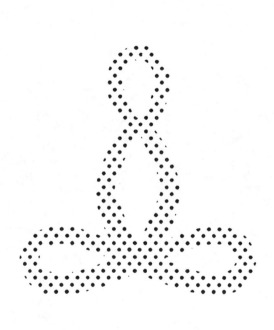

PARTE 5

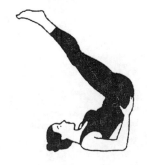

Hatha yoga

A energia da vida

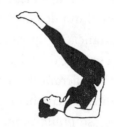

Medicinas vitalistas

Raras pessoas não escutaram falar da eficiência de terapias como a acupuntura, o *shiatsu*, o *do-in*, o *tai chi*, a homeopatia, a radiônica, o *jorei*, o *reiki*, a digitopuntura, a *moxabustão*, a reflexologia, a auriculopuntura, a bioenergética, a caixa orgônica e a *hatha yoga*, Todas têm uma mesma base, que as caracteriza e explica o espantoso poder que têm. São todas terapias *vitalistas*, isto é, trabalham com a *energia vital* ou *bioenergia*, aquela que quando sai de um corpo o deixa cadáver; quando flui livre e corretamente, produz saúde; e quando escassa, bloqueada ou maldistribuída, produz doença. Cada uma destas terapias, à sua maneira específica, age sobre a fantástica energia, produzindo resultados sempre admiráveis.

JOSÉ HERMÓGENES

A energia vital permeia, anima e controla não somente o corpo material. Ela estrutura e dinamiza a vida psíquica. Desde eras remotas até hoje recebeu nomes diversos: bioenergia, *élan* vital, hálito divino, sopro da vida, magnetismo animal, *vayu*, energia ódica, *pneuma*, *ki*, *chi*, orgono, bioplasma... Segundo a Bíblia, o Criador soprou o *hálito da vida* nas narinas de Adão, transformando uma escultura de barro em um homem vivo. Dá para sentir a importância de aprender a *manobrar* com a bioenergia em favor da saúde e da vida?

Os sábios da velha Índia deram-lhe o nome de *prana* e ensinaram inteligentes manobras para bem captá-la e administrá-la, chamando tal processo *pranayama*.[112] Armado com suas informações e praticando suas técnicas, você poderá trabalhar o *prana* a seu favor.

Pelo treinamento *pranoterapêutico* você pode:

- ampliar a captação da bioenergia;
- fazê-la fluir melhor nos corpos (físico e sutil) em proveito da dinâmica psicossomática.

Na terceira idade nosso potencial energético diminui a caminho da exaustão inevitável. Racionar o dispêndio garante, portanto, viver mais e melhor. O yoga, indo mais longe, ensina como repor os gastos. É disso que tratamos aqui e em diversos capítulos, como "*Pavanamuktásana*", "Respiração e vida", "Sua sessão diária de hatha yoga e diversas técnicas". Leia-os. Pondere. E pratique.

316

NOSSO CORPO ENERGÉTICO

Para começar, falemos resumidamente de um segundo *corpo* nosso, que parte da ciência materialista-mecanicista ainda teima em ignorar. Tem anatomia e fisiologia próprias. Sua tarefa é prover e promover vigor e sanidade psicossomáticos. Fluindo por condutos sutis, os *naddis*,[113] a energia se distribui, nutrindo e regulando funções. Ao longo do eixo energético do corpo (a partir do períneo até o alto da cabeça) se enfileiram sete centros imateriais, verdadeiros acumuladores e transformadores da energia. Por parecerem rodas ou *mandalas*, são chamados *chakras*.

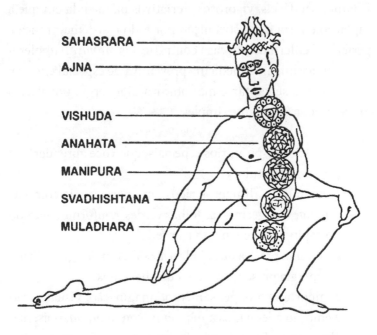

Figura 50

JOSÉ HERMÓGENES

Quando limpos e desimpedidos, os *naddis* garantem o livre aporte fluídico aos *chakras*, ativando-os, e eles, por seu turno, propiciam ao corpo e à mente alto nível de saúde, força, harmonia e eficiência funcionais.

Sobram razões aos terapeutas vitalistas para afirmar que, antes de uma enfermidade manifestar-se na carne (*somatização*), já está estampada no *corpo prânico*. A saúde e as doenças chegam ao corpo material programadas a partir do corpo *prânico* ou *fluídico*.

PRANAYAMAS

Estamos saudáveis, vigorosos e criativos na medida em que a captação é farta e a distribuição por todo o sistema, franca e perfeita. E enfermos, em caso contrário. Os *pranayamas* oferecem-nos, assim, uma medicina preventiva de especial eficácia.

Consegue-se captar e manobrar a bioenergia por vários procedimentos bastante simples:

- exercícios respiratórios especiais, que você aprenderá no próximo capítulo;
- consumo de alimentos ricos em energia, tais como as sementes, os germes, as folhas verdes, conforme sugerido no capítulo "Dieta para viver feliz";
- *akamana*, prática que ajuda a absorver maior quantidade da energia presente na água que bebemos;
- comportamento, pensamento, imaginação, visualização e emoção adequados a *manobrar* com o *prana*, pois, não obstante seu fantástico poder, a energia é submissa à mente concentrada e lúcida;

Saúde na terceira idade

- *pavanamuktásana*, que consiste em desenferrujar as articulações, abrindo, dessa forma, os *registros* nelas localizados; e alongar os músculos para desobstruir a *tubulação* ou os *naddis*, tudo isto mediante movimentos e posturas estáticas do corpo (*ásanas*), naturalmente acompanhados de respirações apropriadas, concentrações e visualizações mentais. Estude o capítulo "*Pavanamuktásana*";
- automassagens conscientizadas, ensinadas no capítulo "Automassagem"

Respiração e vida

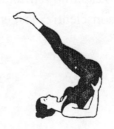

AS TRÊS RESPIRAÇÕES

Nossa respiração — quando completa! — é feita em três níveis: (a) *baixa*, (b) *média* e (c) *alta*. Só assim é que movimentamos todo o volume da esponja pulmonar. Em geral, os modernos atletas ainda desconhecem a respiração completa.

Observando o sono de um bebê, você verá o que é a *respiração baixa*. Ao inspirar, a barriguinha suavemente se eleva, graças ao movimento do diafragma que se expande para baixo. Ao expirar, a barriguinha abaixa, porque o diafragma baixa, retornando à condição anterior. Este movimento diafragmático, provocado pela chamada *respiração baixa*, proporciona suave e natural massagem estimulante sobre órgãos e vísceras abdominais, melhorando-lhes o desempenho. Tal maravilha os adultos em geral já perderam. Que enorme prejuízo!

Saúde na terceira idade

O diafragma de um idoso normalmente se encontra quase imobilizado, seja pela gordura excessiva, seja pela enfermiça dilatação do estômago.

As costelas inferiores, em uma pessoa jovem, são, em parte, cartilaginosas, o que assegura a chamada *respiração média*. À medida que envelhecemos, se não cuidarmos, elas se mineralizam, terminando por imobilizar a caixa torácica e fazendo com que o pulmão fique "enjaulado". E adeus *respiração média*. Há pessoas idosas — coitadas! — que só conseguem a respiração alta ou subclavicular, com enorme perda de "capacidade vital". Um grande detrimento! Você, candidato a uma velhice saudável, tem de fazer alguma coisa para evitar e, se possível, reverter tal deterioração.

O aparelho respiratório é *normalmente* degradado não apenas pela vida *normalmente* sedentária, que deposita banha em torno da cintura, mas também por *normais* transgressões gastronômicas que dilatam o estômago. O estrago pulmonar maior corre por conta do assassino hábito de fumar. O consumo prolongado do cigarro produz uma doença ainda mais torturante que o câncer. É o enfisema pulmonar, que destrói, definitivamente, os delicados alvéolos, onde ocorre a troca dos gases. Destruída grande parte da esponja pulmonar, o pobre enfisematoso passa a viver somente com o pouco que sobrou. Aí está por que o doente padece, permanentemente, a agonia de um afogamento. Sua tábua de salvação está em recuperar pelo menos parte da *respiração baixa* ou diafragmática. Adiante está explicado como. Faça agora sua opção: *viver ou fumar!!!* Não me venha com aquele desgastado slogan — *se fumar eu morro, se não fumar, também*. Não se trata de não morrer, mas de viver ampla, alegre, vitoriosa e saudavelmente.

Descondicionar e recondicionar a respiração

O idoso, em geral, precisa desaprender as técnicas respiratórias que andou aprendendo na juventude. Lembro-me do instrutor comandando: *Inspirando! Peito pra fora! Barriga pra dentro!* Fisiologicamente, uma contravenção. O natural, portanto, o sadio, é exatamente o oposto.

Uma respiração plena engloba a baixa, a média e a alta.

Quando a natureza ainda prevalece, na baixa, inspiramos graças a um discreto avançar do ventre, permitindo ao diafragma descer, o que aumenta o vazio interno; vazio este que é imediata e automaticamente preenchido pelo ar que invade os pulmões. Na expiração, o vazio deixado pelo gás carbônico permite ao diafragma novamente subir.

A respiração média é produzida pelo alargamento seguido do estreitamento horizontal da parte média da caixa torácica, graças à ação dos músculos intercostais.

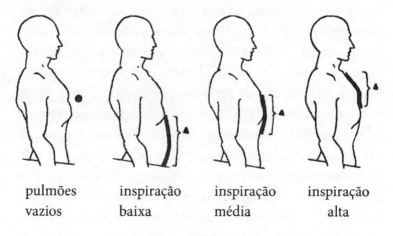

Figura 51

Saúde na terceira idade

A respiração alta resulta da movimentação vertical da caixa torácica — subindo na inspiração e descendo na expiração, graças ao trabalho dos músculos esternocleidos.

Ora, durante muitos anos fomos condicionados à respiração errada! Não importa. É chegada a hora de descondicionar o errado e recondicionar o correto. Topa?

Não é fácil corrigir dezenas de anos de erro. Faça um teste — tente inspirar mediante um discreto avançar do ventre. Certamente, você vai se atrapalhar. Só treinando conseguirá.

Proponho-lhe, a seguir, algumas técnicas. Pratique-as com persistência e paciência. Não ligue para dificuldades iniciais. Acredite que vai conseguir e insista, insista.

RESPIRAÇÃO ABDOMINAL

Você vai resgatar o movimento natural do diafragma; para isto, deite-se sobre as costas relaxado igual a um bebê no berço. Tenha os joelhos altos e juntos, os pés afastados, ambas as mãos pousando pesadas sobre o ventre. Feche os olhos e, para tranquilizar-se, passe a contemplar *passivamente* sua respiração, que agora se acha entregue a si mesma, em seu fluir natural. Não demorará a constatar que, quando o ar penetra, a barriga sobe, para, em seguida, descer, quando o ar sai. Não se espante ao sentir uma calma gostosíssima como há muito não sentia. Esta técnica funciona como poderoso sonífero, o qual, por ser não químico, não intoxica, não cria dependência e nada custa. Se bater sonolência e um convite amável para relaxar ainda mais, ótimo. Mantendo os olhos fechados, simplesmente permita pés e mãos escorregarem para o chão, atingindo assim a postura ideal para um relaxamento profundo.[114] Se você não tiver preconceito contra Deus e, melhor ainda, se Nele depositar sua confiança, ao se largar no relaxamento, entregue-se aos braços cósmicos do *médico dos médicos*, convencido de que, ao encerrar a experiência, terá se tornado uma criatura bem mais feliz e liberta.[115]

Esta técnica faz parte da sessão de hatha yoga como predisponente ao relaxamento.

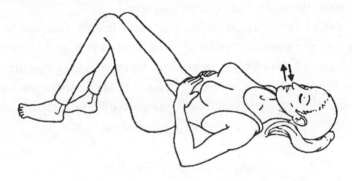

Figura 52

Para maior proveito, estude os capítulos "Sua sessão diária de hatha yoga" e "A sintonia do silêncio".

Consideráveis benefícios incidem sobre órgãos e funções abdominais e torácicos graças à deliciosa massagem natural promovida pelo diafragma subindo e descendo. É um bálsamo sobre o chamado "cérebro abdominal" (o plexo solar), que gerencia importantíssimas funções orgânicas. Os enfisematosos encontram alívio nesta técnica.

ATIVAÇÃO DOS MÚSCULOS RESPIRATÓRIOS

Um idoso que teve vida sedentária respira pouco, porque os músculos responsáveis pela respiração, por falta de exercício, se atrofiaram. Isto danifica a saúde e encurta a sobrevida.

Está na hora de *des-envelhecer* tais músculos.
Quer aprender como?
Há três áreas de músculos a serem exercitados:

- o diafragma, do qual já falamos, responsável pela *respiração baixa*;
- os intercostais, que ligam uma costela à outra, os quais, provocando os movimentos de alargar e estreitar horizontalmente o tórax, asseguram a *respiração média*;
- e os do pescoço (*esternocleidomastoideos*), *os* quais, puxando o tórax para cima, produzem a *inspiração alta*, e, deixando-o baixar, promovem a *expiração alta*, no ápice pulmonar.

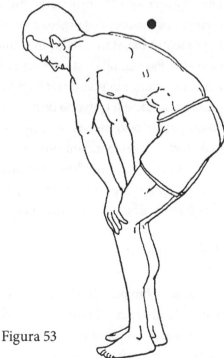

Figura 53

JOSÉ HERMÓGENES

Ativação do diafragma

Execução — Ponha-se na postura mostrada na figura acima, de forma que as mãos se apoiem na face frontal e interna das coxas. Os olhos fechados, para melhor se concentrar. Esvazie ao máximo os pulmões. Mantendo-os vazios, sugue o ventre para cima e para dentro, soltando-o a seguir, para que, pela gravidade, desça. Repita quantas vezes puder, mas sem se fatigar. Quando precisar inspirar, suspenda o exercício e permita a entrada do ar. Relaxe. Pratique três vezes. Com maior tempo de prática, poderá aumentar o aprofundamento do ventre bem como o número de vezes.

Observações — Este procedimento revitaliza o diafragma; melhora as funções dos órgãos e vísceras abdominais; ativa os movimentos peristálticos dos intestinos, combatendo a prisão de ventre. Para ampliar este efeito, pratique pela manhã, quando ainda em jejum e depois de ter bebido um copo d'água. Evite a prática quando em trabalho de digestão, isto é, após a refeição. Deixe passar pelo menos duas horas e meia de uma refeição mais forte. Acrescente um precioso valor psicoterápico. Para tanto, ao inspirar, visualize a entrada de energias de saúde e, na expiração, o expurgo de toxinas, fadiga e tensões. Não tente exceder seus limites. Nada que o deixe esbaforido.

Ativação dos intercostais

Execução — Em pé, olhos fechados, com os pés paralelos e a um palmo de distância. Se for impossível, pode praticar sentado. Coloque as mãos sobre as costelas inferiores, sem pressioná-las. As mãos servem apenas para testemunhar os movimentos de

Saúde na terceira idade

expansão e contração horizontais da caixa torácica, lembrando uma sanfona. Na inspiração, as costelas devem empurrar as mãos, afastando-as. A seguir, expirando, permita que novamente se toquem pelas pontas dos dedos.

Observações — Além de vitalizar os músculos intercostais, melhora o desempenho cardiorrespiratório, retarda a mineralização (envelhecimento) das costelas inferiores. Para que a respiração se torne exclusivamente *média*, imobilize a *respiração baixa*, evitando qualquer expansão do ventre e também a *respiração alta*, bastando inibir a elevação da parte superior do tórax. Tudo isto é facilitado pela concentração mental. Para tanto, conserve os olhos fechados. Faça a mesma visualização recomendada para o exercício anterior. Se vier a sentir pequena tontura, festeje, pois conseguiu um benfazejo aumento de oxigenação no cérebro. Para inspirar mais ampla e facilmente, mantenha o rosto relaxado, sereno, solicitando a entrada do ar com o céu da boca e não franzindo as narinas. Este é um importante segredinho da respiração dos yoguis. Pratique três séries de repetidos ciclos inspiração-expiração. Não se exceda. Nada de fadiga.

Ativação dos músculos esternocleidos

Execução — A posição é igual à do exercício precedente, mas agora os braços relaxados pendem junto ao corpo. Inspire graças exclusivamente à subida do tórax. Expire exclusivamente por relaxar o esforço e deixá-lo descer. São os dois músculos frontais do pescoço que se encarregam de erguer o tórax. Na inspiração, o esforço de puxar para cima o tórax chega até a engrossar o pescoço. Inspire solicitando o ar com o céu da boca. Semblante descontraído.

JOSÉ HERMÓGENES

Observações — Os ápices pulmonares, em geral, são áreas que ficam mais à margem nos movimentos respiratórios normais; por isto, com maior frequência, nessas áreas se acumulam toxinas e germes patogênicos. Este exercício se contrapõe a isto. As funções cardiopulmonares melhoram. Durante a prática, iniba as respirações *baixa* e *média*. Como? Evitando os movimentos do diafragma e dos intercostais. Para maior facilidade, tenha os olhos fechados e concentre-se. Valem as recomendações sobre a tonteira, sobre a visualização e sobre descontrair a face. A dosagem é igual à do exercício anterior. Observe bem: não são os ombros que, na inspiração, devem ser erguidos, mas a caixa torácica inteira. Os ombros, parados, apenas acompanham a elevação do tórax.

Quando seus músculos respiratórios já estiverem *des-envelhecidos* e você já conseguir fazer a *respiração baixa* à custa dos movimentos corretos do diafragma (inspirar mediante discreta projeção do ventre e expirar mediante seu recuo), estará no ponto de aprender a respiração completa.

RESPIRAÇÃO COMPLETA

Conforme o nome sugere, respiração completa é a que engloba a *baixa*, a *média* e a *alta*.

Nela, seja inspirando, seja expirando, não obstante as três fases ou as três manobras, tudo se passa como se fosse um só movimento, harmonioso e uniforme. Quem observa o tórax, o vê como uma harmoniosa ondulação para encher ou para esvaziar os pulmões.

Saúde na terceira idade

Execução — A primeira coisa a fazer é aprender a esvaziar ao máximo os pulmões. Contraindo o tórax, esprema a esponja pulmonar com o propósito de esvaziar tudo. A seguir, sugue o ventre para trás e, simultaneamente, para cima. Esta salutar manobra os yoguis denominam *uddhiana bandha*. Mantenha por alguns segundos o ventre recuado. É natural que o vazio pulmonar solicite a entrada do ar. Agora, basta soltar o ventre, que automaticamente se expande e, com isto, o vazio interno é preenchido. A partir daí, passe a expandir lateralmente o tórax, e maior quantidade de ar penetra. Não pare, e, erguendo o tórax, permita que mais ar invada os ápices pulmonares, completando a inspiração. Para esvaziar, deixe que o tórax desça. Continue, contraindo-o lateralmente e, terminando a expiração, recue o ventre. Aí está uma respiração completa.[116]

Efeitos fisiológicos — Os benefícios fisiológicos são múltiplos. Basta dizer que já não se respirará com apenas um terço, mas com todo o pulmão. Vale uma suave massagem no coração, de grande valor para a recuperação de ex-enfartados. Equilibra o sistema endócrino. Vitaliza o sistema nervoso. Tonifica todo o sistema respiratório. Aumenta a capacidade aeróbica sem necessidade do resfolegar esbaforidamente. Coopera para otimizar o sistema imunológico e a coordenação homeostática. Previne, e até certo ponto corrige, a visceroptose ou queda das vísceras. Emagrece sem fome nem redutores (químicos) do apetite. Segundo Yesudian, previne a tuberculose. Nestes últimos anos a respiração tem sido denunciada como a produtora dos famigerados *radicais livres*, os quais, por sua vez, desencadeiam o envelhecimento e provocam câncer. No entanto, a respiração completa, assim como outras formas de *pranayamas* — a expe-

329

riência multimilenar autoriza afirmar —, atuam exatamente no sentido oposto, isto é, retardam o envelhecimento, propiciando enérgica ação antioxidante.

Efeitos psicológicos — É um dos componentes básicos do método de "treinamento contra o distresse"[117] e do "psicotropismo não químico",[118] que tenho aplicado com bons resultados em dezenas de milhares de pessoas ao longo de mais de quatro décadas. Respirar tão brandamente com os pulmões inteirinhos praticamente triplica a energia psíquica. São dividendos: autoconfiança, autodomínio, entusiasmo, motivação para viver, criar e realizar, finalmente, aquelas qualidades psicossomáticas preciosas, que diminuiriam com o avançar da idade. A respiração completa dos yoguis é um eficiente veículo para avançar no estreito caminho que dá acesso à meta suprema, graças aos grandes benefícios que propicia: a purificação dos condutos sutis (os *naddis*), por onde a bioenergia (o *prana*) flui; a tranquilização da mente; a ativação dos centros de força (os *chakras*) e a otimização das funções orgânicas.

Observações — Tanto a inspiração quanto a expiração devem ser suaves, silenciosas, ritmadas, sem arrancos, sem esforços e tensões. Para maiores benefícios: (a) mantenha-se concentrado; (b) procure conscientizar-se do que se passa nos níveis muscular, energético e psíquico; (c) nas primeiras semanas, contente-se com apenas três respirações, fazendo uma prática matutina e outra vespertina, e, nas semanas subsequentes, acrescente mais uma execução a cada semana, até completar sete; (d) após um ano de prática, para melhor domínio muscular e energético, durante os processos (inspiração e expiração) mantenha con-

Saúde na terceira idade

traída a musculatura do baixo-ventre, a do períneo e o esfíncter anal; (e) evite pressa e esforços desmedidos para não produzir efeitos indesejáveis.

RESPIRAÇÕES PARA EFEITOS ESPECIAIS

As técnicas respiratórias, segundo os yoguis, têm enorme poder terapêutico, porque a respiração deixa de ser uma função apenas fisiológica e bioquímica, para transformar-se em um verdadeiro ritual holístico, envolvendo não somente o corpo, mas também a bioenergia, a mente, o intelecto e até o transcendente, atuando como poderosa sinergia. Existem exercícios vários para obtenção de determinados resultados físicos, mentais, energéticos, intelectuais e mesmo espirituais. Das muitas técnicas, vou lhe ensinar algumas que julgo serem as que mais ajudam a *des-envelhecer*.

Respiração que tonifica os nervos

Execução — A técnica está descrita na página 128. Durante a execução, mantenha uma tensão muscular enérgica em todo o corpo, salvo, é claro, nas fases nas quais os músculos relaxam. Cuidado! Não se exceda!

Observações — Os mestres do yoga dizem que serve para "carregar de energia os nervos". É remédio contra a neurastenia, frequente em pessoas idosas. Nervos depauperados dão lugar a dores, mal-estares, irritação. Em caso de hipertensão, evite a prática. Se sentir necessidade, faça um curto relaxamento após a execução

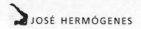
JOSÉ HERMÓGENES

Respiração de limpeza e defesa

Execução — Em pé, faça uma expiração completa. A seguir, inspire. Estando de pulmões cheios, aperte os lábios de encontro aos dentes, fazendo uma fresta com eles. Com movimentos enérgicos, bruscos e curtos, force o ar a escapar aos jatos pela fenda formada pelos lábios.

Efeitos — Combate a toxicidade orgânica e revigora o sistema imunológico. Previne, e em parte combate, males da cabeça e catarros. Muito indicado em épocas de epidemias, quando é recomendado praticar três sessões de cinco repetições diárias. Muito benéfico em casos de envenenamento por gás ou outro tóxico. É eficaz contra a hipocondria, a desconfiança de estar doente.

Sua sessão diária de hatha yoga

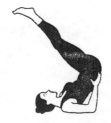

De toda metodologia do treinamento para a saúde na terceira idade, sugerida neste livro, a parte mais eficaz e abrangente é, sem dúvida, sua sessão diária de hatha yoga. Longe de uma simples atividade física (o que já seria excelente), a hatha yoga é uma prática rigorosamente holística, pois age sobre o ser humano todo. Considerando os benefícios terapêuticos, nenhum outro sistema se compara. A cada hora a comunidade médica internacional constata esta verdade.

Para evitar erros e maximizar benefícios, procure compreender corretamente e atender o mais fielmente possível às recomendações gerais feitas no subcapítulo Técnicas posturais.

A fim de tornar tudo mais simples, prático e transparente, ensinarei apenas os *ásanas* (posturas) e *pranayamas* (energização

JOSÉ HERMÓGENES

respiratória) mais simples, mais fáceis e, no entanto, especialmente eficientes. São exercícios exequíveis e apropriados a pessoas já relativamente carentes do vigor e das condições físicas da juventude.[119] Capricharei ao descrever a execução de cada técnica e na elucidação de advertências para tudo dar certo e nada errado. E assim, você, sozinho, poderá praticar com eficiência e absolutamente confiante.

ESQUEMA DA PRÁTICA

A sessão é formada pelas seguintes fases:

(a) Introdução
- sopro *ha*
- postura da prece
- conscientização respiratória
- OM

(b) Energização respiratória (*pranayamas*)

(c) Técnicas posturais (*ásanas*)
- postura da árvore
- flexões laterais
- flexões frontais
- retroflexões
- alongamentos
- torções
- abdominais
- posturas invertidas

Saúde na terceira idade

(d) Tranquilização
- técnicas predisponentes ao relaxamento
- relaxamento

Introdução

A fase introdutória destina-se a nos descondicionar de nosso relacionamento comum com o mundo objetivo e, simultaneamente, nos condicionar para todo treinamento global que se segue. Nós o conseguimos mediante quatro técnicas sucessivas: sopro *ha*, "postura da prece", conscientização respiratória e vibração do OM, cada uma predispondo para a seguinte.

Sopro ha

Oferece bons frutos. Funciona simultaneamente como:

- exercício respiratório;
- captação energética;
- desintoxicação ou catarse;
- movimentação física.

Execução — Em pé, com os pés paralelos, afastados cerca de três palmos. Exalando completamente, incline o tronco para a frente, com os dedos das mãos quase tocando ou tocando o chão, com as pernas não flexionadas, a cabeça pendente entre os braços, olhos fechados. (a) Inicie uma inspiração profunda, larga e gostosa, e, simultaneamente, erga juntos o tronco, a cabeça e os braços, visualizando estar atraindo vigor, saúde, paz, alegria, beleza e vitória. Todo esticado, com braços e mãos no ponto mais alto, sinta-se um filho sendo nutrido pelo

Pai onipotente. (b) Mantenha-se alongado, pulmões repletos de oxigênio, corpo sutil repleto de bioenergia, mente repleta de Deus e o coração, de felicidade. Sinta-se comungando com a vida universal, com todos os seres, portanto. Tenha certeza de que toda abundância de energia, antes atraída pela inspiração, está sendo assimilada, carregando-lhe as baterias. (c) Em movimento rápido, desinibido, relaxado, franco e gostoso, exale pela boca, num jato, o ar retido nos pulmões, deixando explodir o som *ha*, provocado pela ação do ar sobre as cordas vocais; simultaneamente, os braços, o tronco e a cabeça se despejam para baixo. Se não incomodar os de casa e os vizinhos, solte a voz, num descongestionante "grito primal". A atitude mental desta última fase é a de *des-repressão*, catarse e alegria de expurgar tudo que atravanca, fatiga, agride, polui e adoece a própria vida em nós. Como é bom varrer a casa e jogar fora o lixo!

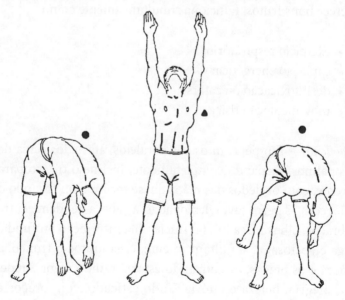

Figura 54

Observações — Três repetições do sopro *ha* devem, invariavelmente, iniciar toda sessão da hatha yoga. Mesmo que, distraído, você praticar como exercício apenas corporal, não deixa de ser útil. Mas é a atividade mental o que lhe proporcionará o melhor. Cada vez que, após um contato com uma dessas infelizes criaturas sempre pessimistas, zangadas, tristes, distímicas, depressivas, queixosas, amargas, chorosas, você se sinta despojado, vampirizado, fatigado ou debilitado, logo que se vir sozinho, pratique três vezes o sopro *ha* para descontaminar-se, e sentirá a mudança.

Postura da prece

Em sânscrito, *prathanásana*. Do ponto de vista físico, é uma técnica imóvel, muito simples, mas nos faz experienciar que a estabilidade e o controle do corpo físico e de nossas emoções e pensamentos são interativos. Em *prathanásana*, equilibramo-nos em pé, imóveis, com todos os músculos relaxados (em *eutonia*),[120] conseguimos o sempre desejado mas difícil controle emocional. Corpo e emoções, em equilíbrio e harmonizados, produzem serenidade e quietude nos pensamentos, em uma vivência psicossomática agradabilíssima e encorajadora.

Execução — Junte os pés (dos artelhos aos calcanhares), para criar um desafio ao equilíbrio. Na altura do peito junte as mãos como em prece. Feche os olhos com suavidade, para tornar mais difícil o equilíbrio. O corpo deve ser mantido em uma postura elegante e desempenada. Por exemplo, não

JOSÉ HERMÓGENES

deixe o queixo inclinar-se nem para o peito nem para cima. A cabeça tem de ficar no prolongamento da coluna. Para vencer a tendência a desequilibrar-se, você precisa relaxar as tensões musculares. Para isto, inspecione atentamente todo o corpo: pés, pernas, coxas, área genital e nádegas, baixo--ventre e região lombar, boca do estômago, tórax (externa e internamente), mãos, antebraços, braços, ombros, nuca e pescoço, face (interna e externamente), cabeça e cérebro. A cada uma das partes dê comandos mentais gentis, mas enérgicos — relaxe, repouse, acalme-se... O equilíbrio será mantido mediante pequenos e quase imperceptíveis reajustes musculares partidos do cérebro, valendo, portanto, como uma delicada mas eficiente ginástica cerebral.

Observações — Capriche em eliminar qualquer rigidez, principalmente no rosto e nas mãos. Reduza a força com que os dentes se opõem. Não deixe os ombros alçados e contraídos. Com a descontração, a respiração diminui tanto que parece parar totalmente, o que indica um estado de repouso profundo do sistema (corpo físico, emoções e pensamentos), durante o qual você desfruta *eutimia* (tranquilidade) e *euforia* (alegria serena e interior). A "postura da prece" é o teste de Romberg, utilizado pelos psiquiatras e neurologistas. Com a continuação da prática diária, vencidos os distúrbios produzidos pelo estresse, conquista-se autodomínio, desenvolvem-se o equilíbrio, a concentração e a autoconfiança.

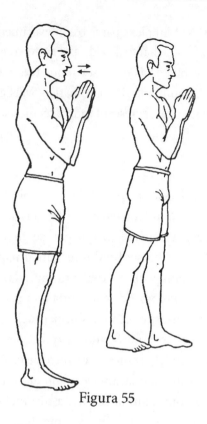

Figura 55

Conscientização respiratória

Todos os proveitos terapêuticos da técnica anterior aumentam quando conscientizamos o calmo fluir da respiração.

Execução — Ainda em *prathanásana*, desfrutando tranquilidade e alegria interior, passe a contemplar sua tênue respiração. Apenas observe. Não interfira. Seduzido por este estado de felicidade, passivamente sinta a entrada e a saída do ar pelas narinas (*entrando, saindo, entrando, saindo...*). Procure manter a mente ali, sem deixá-la vagar... Mas, para isto, de forma alguma se zangue com ela, tentando forçá-la.[121]

JOSÉ HERMÓGENES

Observações — O simples e passivo embevecimento com o suave e livre fluir e refluir do hálito da vida, por certo, o ajudará a descartar ansiedades, turbulências, estresses, inquietudes, aflições, conflitos interiores... É um maná psicossomático. Mas ainda poderá ser melhor e mais eficaz, acrescentando a técnica seguinte — OM.

OM

Se a conscientização respiratória já o isolou de problemas e agitações e o tranquilizou tão bem, chegou a fase de aprofundar ainda mais esta vivência feliz que parece *nirvana*.[122]

Há milênios religiosos hindus recitam um *mantram*, a sílaba *OM*, que chamam *pranava* (palavra sagrada). É o mais curto nome do Ser Supremo. Se você ainda tem resistências a coisas rotuladas religiosas, mesmo assim não deixe de se beneficiar com esta vibração sonora. Se adora explicações científicas, então lhe informo. Em laboratório, por meios eletrônicos, cientistas produziram o que chamaram *white sound* (som branco), o qual, lembrando o som de uma cascata a distância, demonstrou o estranho poder de tranquilizar a mente e mesmo bloquear impulsos nervosos. O *OM* tem a mesma sonoridade do "som branco", e na tela do monitor ambos formam um mesmo desenho, que é também igual ao do som da cascata a distância.

Execução — Ainda degustando a tranquilidade da conscientização respiratória, inspire profundamente. E comece a expirar, emitindo o som, que começa na garganta, rola pela língua e termina nos lábios fechados. Ao inspirar, pense na captação das energias mais puras e sutis. Ao vibrar o som, sinta a sensação de oceanitude, de infinito e eterno, de onipresença, de bem-aventurança.

Saúde na terceira idade

Energização respiratória (*Pranayamas*)

A primeira fase da sessão de hatha yoga serviu para condicionar tudo que daqui em diante se segue. Seu treinamento, agora, prosseguirá com as técnicas de energização através da função respiratória. Chame tais técnicas *pranayama*.

Aqui você porá em prática o que andou aprendendo nos capítulos "A energia da vida" e "Respiração é vida". Sugiro que durante os seis primeiros meses de prática diária ocupe esta fase da sessão recuperando os músculos respiratórios (página 324), visando dar amplitude e correto desempenho aos movimentos de inspiração e expiração, tendo por objetivo a "respiração completa" (página 328). Se, chegado aos seis meses, você ainda não conseguiu, prolongue o treinamento, até ser capaz de fazer a "respiração completa". Nesta fase da sessão, além de praticar respiração completa, você pode beneficiar-se com as técnicas de respiração para efeitos especiais, conforme suas necessidades pessoais.

Técnicas posturais (*Ásanas*)

Ásana significa a parada do corpo em uma pose terapêutica ou meditativa. Nesta terceira fase da sessão de hatha yoga — a de maior duração — o corpo se movimenta somente para atingir uma dada posição na qual vai ficar parado. Ao observador ingênuo parece uma espécie de "atividade física". Puro engano. O que mais importa aqui não é movimentar esta ou aquela parte do corpo, mas estacioná-la em uma determinada posição. A outra grande diferença é que não se pensa em trabalhar exclusivamente o corpo físico. Trabalha-se este, mas também a atenção, os sentimentos, as emoções, os pensamentos, as energias, enfim,

341

JOSÉ HERMÓGENES

todo amplo sistema que o ser humano é. Quanto ao corpo, em cada postura você estará treinando (terapeuticamente) ossos, articulações, músculos, nervos, glândulas, vasos, plexos, condutos energéticos, vísceras... A coluna será distendida, flexionada em várias direções, torcida para a direita e para a esquerda. Não deve ficar qualquer parte da estrutura física que não seja beneficamente mexida. A partir daqui vou descrever as diversas posturas na sequência mais apropriada.

Postura da árvore

A finalidade é quase a mesma da "postura da prece". A diferença está em que, agora, os olhos permanecem abertos, e, mesmo assim, o equilíbrio é ainda mais desafiador.

Execução — Mirando um ponto em frente, à altura do rosto, passe o peso do corpo para a perna direita. Flexione o joelho esquerdo de forma que a mão esquerda possa segurar o pé junto à nádega. O braço direito estende-se para o alto, ficando os dedos da mão juntos e estendidos. Não ligue para a respiração. Mirar o ponto em frente ajuda a estabilizar. Pequenas e imperceptíveis mensagens cerebrais, reajustando os músculos, garantem o equilíbrio, assegurando eficiente exercício cerebral.

Observações — Dificuldades, no início, são normais. O praticante pula desengonçadamente num pé só. Isto indica o quanto lhe é necessário insistir. Para vencer as dificuldades, mesmo fora da sessão de hatha yoga, ao longo do dia, sempre que possível, exercite-se. Não esqueça de que está conquistando uma grande riqueza, que é o controle psicológico e os benefícios psicossomáticos. Na medida em que, por muito tentar, for conseguindo maior permanência na posição, alegre-se — você está superando problemas nervosos e emocionais e melhorando a coordenação psicomotora. Não desanime, achando ser impossível. Que cultive paciência, equanimidade e a firme certeza de que conseguirá. Observe como uma criancinha aprende a difícil arte de andar. Cai. Não liga. Levanta-se. Cai novamente. E novamente não liga. Faça o mesmo. Insista pacientemente, até conseguir.

A Figura 56 mostra a pose em sua versão mais difícil, ao alcance de apenas alguns que, ao longo dos anos, treinaram. Uma outra forma menos difícil consiste em apoiar a sola do pé na parte interna da coxa, mantendo as mãos unidas no alto da cabeça.

Flexões laterais

Duas variedades de flexões laterais farão muito bem aos músculos dos membros superiores, aos intercostais, ao tórax, à coluna e aos órgãos abdominais.

(a) *Execução* — Junte os pés (dos calcanhares aos artelhos). Erga os braços estendidos e enlace os dedos. Esvazie totalmente os pulmões. Inicie uma lenta e profunda inspiração. Enquanto inspira,

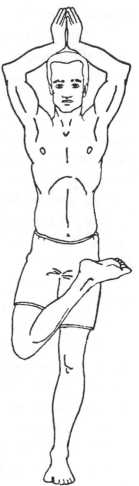

Figura 56

JOSÉ HERMÓGENES

incline o tronco para o lado direito, imprimindo ao corpo a maior flexão lateral possível, podendo, para isto, deslocar o quadril e, com a mão esquerda, puxar a direita, alongando ainda mais o braço e a lateral do tórax. Com os pulmões cheios, mantenha a posição, durante o dobro do tempo que durou a inspiração. Comece a expirar e a desfazer a postura, voltando a verticalizar o tronco. Nesta posição, com os pulmões vazios, estire os braços o quanto puder e sugue o ventre, para trás e, ao mesmo tempo, para cima. Repita, agora para o lado esquerdo. Pratique duas vezes para cada lado. As saudáveis dorezinhas do lado mais alongado cessam logo que se desfaz a flexão. A expansão respiratória e a correção de escoliose são dois benefícios da técnica.

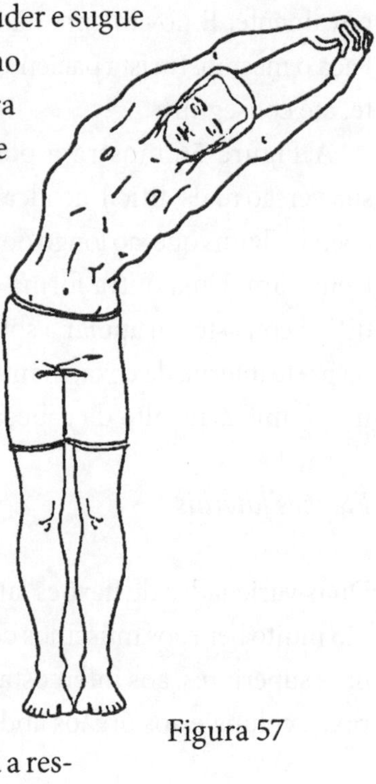

(b) *Execução* — Em pé, com os pés paralelos a três palmos de distância, as mãos abandonadas ao lado das coxas. Estenda para o alto o braço esquerdo. Sem ligar para a respiração, molemente incline o tronco para o lado direito, tentando fazer os dedos da mão direita tocarem o ponto mais baixo da perna correspondente; sem flexioná-la. O braço esquerdo, agora, debruça-se relaxadamente sobre a cabeça, aumentando assim o peso do tronco. Embora

Figura 57

de olhos fechados, a cabeça parece estar olhando para baixo, com o queixo voltado para o ombro. Pode deslocar o quadril para acentuar a flexão. Mantenha a postura até sentir algum desconforto. A respiração é livre.

Observações — A flexão deve ser rigorosamente para o lado, portanto, nada de deixar o tronco cair um pouco para a frente ou para trás e, de forma alguma, deixá-lo torcer. Sentir dores laterais indica que a posição está correta. Permaneça respirando livremente o maior tempo que puder. Aí é só desfazê-la lentamente e tratar de flexionar para o lado complementar. Seus efeitos são muito positivos. Melhora as funções do baço, do pâncreas, do cólon (ascendente e descendente), graças à massagem natural que propicia. Uma variação bastante aconselhável por facilitar a expansão pulmonar é conseguida inspirando enquanto se inclina para o lado. Melhora o tono dos músculos intercostais. Os portadores de

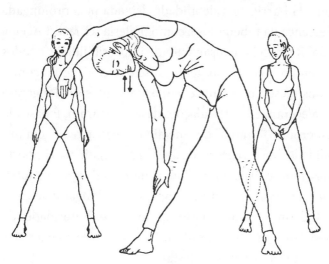

Figura 58

JOSÉ HERMÓGENES

escolioses observem qual dos ombros é o mais baixo e pratiquem a flexão mais vezes para o lado do ombro mais alto. Um outro recurso para correção de escoliose: encoste em uma parede o lado do corpo do ombro mais baixo. Se possível, juntando a lateral do pé no rodapé. Estenda o braço ao longo da parede. Inspire e estique como se quisesse levar a mão encostada na parede até o teto. Permaneça por alguns segundos, mesmo à custa de uma pequena dor. Expirando, desfaça. Repita várias vezes ao dia.

Flexões frontais

Feitas as flexões laterais, é a vez de dobrar-se para a frente. Conheço bem as dificuldades iniciais para quem já tem as juntas enferrujadas, a barriga avantajada e os músculos atrofiados, meu caso no início. Cheguei mesmo a pensar — isto é coisa para jovem e não mais para mim. E tinha apenas 35 anos. Pudera! Com aquela barriga e a debilidade deixada pela prolongada convalescença da tuberculose, como poderia ser fácil?! Aceitei o desafio. Rechacei o pensamento de impossibilidade, e todos os dias, embora gemendo, tentava, tentava... até que, com o passar dos meses, o ventre cedeu, os músculos se alongaram e se fortaleceram e as articulações desemperraram. É baseado em meu próprio "drama" que lhe digo — não acredite em impossibilidades; tenha certeza de que vai conseguir, não importa quando. Treine diariamente. Com firmeza e certeza na vitória.

Pashimotanásana significa imprimir o alongamento máximo a toda musculatura posterior do corpo. Autoridades da moderna "antiginástica" exaltam-lhe os incríveis benefícios psicossomáticos. Isto posso atestar.

346

Execução — Esta descrição é da pose completa, perfeita, geralmente fora do alcance dos principiantes. Adiante sugerirei para os primeiros tempos versões acessíveis e, ainda assim, proveitosas. Deitado, pés unidos, braços ao longo do corpo, palmas das mãos para baixo, pulmões vazios e ventre recuado. Comece a inspirar, e vá, simultaneamente, erguendo o tronco para atingir a posição sentada. Sentado, os pulmões estão cheios. A partir daí, inicie simultaneamente a expiração e a flexão para a frente, enquanto as mãos, deslizando no solo, vão segurar os artelhos. Nesta posição, os pulmões estão vazios, os joelhos, retos, o ventre, recuado e a testa, tocando os joelhos. Permaneça assim o dobro do tempo que durou a flexão. Para desfazer, enquanto inspira, erga o tronco, voltando a sentar. A partir daí, expirando, volte a acomodar as costas no assoalho, e logo que o occipital chegue ao chão, atendendo a uma solicitação natural do corpo, afrouxe todo e bruscamente. Relaxando, os pés quedam separados, com as pontas caídas para os lados. As mãos, em abandono, têm as palmas voltadas para cima, com os dedos nem fechados, nem distendidos. Este relaxamento suprime a fadiga. Sentindo-se repousado, repita. Em cada sessão diária pratique três vezes.

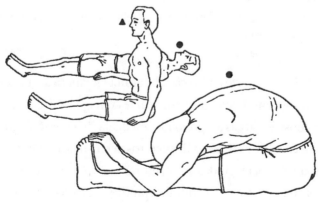

Figura 59

JOSÉ HERMÓGENES

Observações — A pose acima descrita é um objetivo a ser alcançado algum dia. Faça o que puder. Não pretenda ultrapassar seus limites. Isto é contra o espírito do yoga. Por mais imperfeita que seja a postura que conseguir fazer, de alguma forma e em certa medida, lhe será benéfica. Ao longo de meses você observará progressos porque, aos poucos, a barriga irá cedendo, as articulações, desenferrujando, e os músculos, gradativamente, se alongando e ganhando *eutonia*, isto é, o meio-termo entre a flacidez e a rigidez doentias. Sangue, linfa, energias e fluxo nervoso irão, progressivamente, vencendo bloqueios e entupimentos, geradores de doenças. No início do treinamento, agarrar os pés é proeza impossível. Não importa. Não podendo alcançar os pés, segure os joelhos. Depois, segurará as canelas, os tornozelos e, algum dia — pronto! —, agarrará os pés. Enquanto não puder manter os joelhos retos, conceda uma discreta flexão. Evite violências contra si mesmo. Persistência, paciência e a certeza da vitória é que valem.

Uma variação ainda mais viável aos principiantes está descrita na página 168. Trata-se de "relaxamento com irrigação cerebral".

Benefícios — A forte contração abdominal melhora as funções de diversos órgãos (baço, rins, pâncreas, estômago, vesícula, fígado e intestinos). Reduz as adiposidades e a dilatação do estômago. Melhora o estado e as funções dos centros nervosos sacrolombares, e, consequentemente, todas as estruturas sob seu controle (genitais, bexiga, reto e próstata). Estimula a produção do suco gástrico, corrigindo distúrbios digestivos. Varre o catarro intestinal e combate a prisão de ventre, graças à ativação dos movimentos peristálticos. É eficaz contra diabetes. Corrige poluções noturnas, por conta de atuar nas gônadas. Equilibra o apetite. Reduz a cintura. Tem enorme capacidade de desfatigar. Estimulando as gônadas (glândulas sexuais), funciona como estimulante natural de considerável poder.[123] Mestres yogues chamam esta técnica de fonte da energia vital. Combate depressão e pessimismo. Como pode ser visto, a "postura da pinça" é um elixir para a terceira idade.

Retroflexões

Depois de uma flexão qualquer é indicado praticar sua complementar. A complementar da "postura da pinça" é, naturalmente, uma retroflexão. Das várias flexões para trás, a "postura da cobra" é a mais acessível aos novatos e aos mais avançados em idade. Vou descrevê-la, primeiro, quando perfeita, e, depois, uma variação mais fácil (Figura 61).

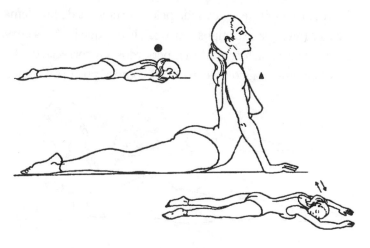

Figura 60

(a) *Execução* — Deitado sobre a barriga, junte os pés estendidos para trás, braços flexionados, antebraços no assoalho, junto ao corpo, palmas das mãos com os dedos ligeiramente avançados em relação à testa, que está tocando o chão, pulmões vazios. Enquanto inspira, vá dobrando para trás, primeiro, a cabeça, depois, a coluna, como se fosse vértebra a vértebra. Para chegar à pose final, os braços ajudam a acentuar a flexão na região lombar, dando ao corpo a aparência de uma cobra armada para dar o bote. Na posição extrema, se sua flexibilidade permitir e não lhe ocorrerem problemas cervicais, procure ficar com a cabeça como se quisesse mirar o zênite.

A versão mais acessível, portanto indicada aos mais idosos e obesos, é a "postura da esfinge".

(b) *Execução* — Repita tudo quanto recomendado na pose completa, fazendo, no entanto, uma curva lombar menos acentuada. Isto é conseguido por continuar com os antebraços apoiados no solo.

Observações — Deve ser evitada pelos portadores de problemas cervicais (na nuca) e os tipos "selados", isto é, que já têm a curva lombar acentuada, formando a hiperlordose. A correção do desvio está em posturas complementares, como a "postura da pinça".

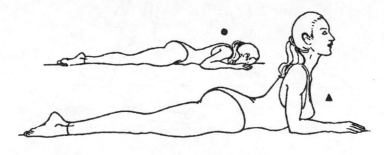

Figura 61

Alongamentos

Ao envelhecer, perdemos altura, devido à redução de substância nos discos intervertebrais. Isto pode ser minorado com a prática diária de *ásanas* que alongam a coluna. A "postura da pinça", conforme vimos, ajuda muito neste aspecto, mas há outras que o fazem.

(a) "Alongamento em pé" — Muitas vezes observei alívio imediato de dores lombares insistentes em pessoas às quais aconselhei esta manobra ultrassimples.

Execução — Encoste-se em uma parede de forma que os calcanhares colem no rodapé, e a maior área possível das costas toque na parede. Os braços estendidos para o alto com as palmas das mãos voltadas à frente. Inspire profundamente estendendo os braços como se tentasse tocar o teto com as pontas dos dedos. Enquanto aguentar (sem exagero), mantenha os pulmões cheios e o corpo inteiro esticado. Para desfazer, expire e relaxe, deixando os braços descerem. É natural sentir uma dorzinha na região lombar. Mas não ligue, porque é um indício de que as coisas estão dando certo. Depois de desfazer a postura, relaxe os músculos, e a dorzinha incômoda deverá sumir. Se possível, repita três vezes.

Observações — Tome cuidado para não descolar os calcanhares do chão, nem um pouquinho. Pode repetir a prática fora das sessões de Hatha Yoga, caso as dores que vinha sentindo não tenham cedido.

(b) "Alongamentos em decúbito dorsal" — Nesta série beneficiamos a coluna, os órgãos da pélvis, a musculatura e as articulações dos membros inferiores. Age como *pavanamuktásana* ou trabalho do "manobreiro", facilitando o fluxo sanguíneo, energético, linfático e nervoso.

Execução — As técnicas já estão ensinadas no capítulo *Pavanamuktásana*. Resta explicar aqui uma variação mais difícil. O procedimento é o mesmo, com a diferença na posição dos pés, que deverão ficar unidos pelas plantas e o mais próximos do períneo, estando os joelhos o mais afastados possível e, se puder, pousados no assoalho, conforme a ilustração.

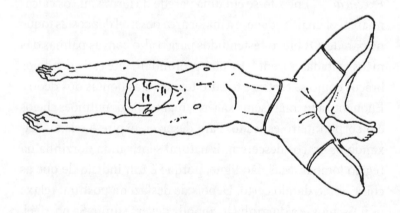

Figura 62

Observações — Enquanto alongado, tendo os pulmões vazios, sugue o ventre ao mesmo tempo para cima e para dentro.[124] Ao longo de meses pratique a variação mais fácil. Só depois de dominar as variações mais fáceis ensaie as mais difíceis. Têm sido observados os seguintes resultados: as glândulas sexuais são

Saúde na terceira idade

vigorosamente estimuladas; os nervos raquidianos, graças ao aumento dos espaços intervertebrais, conquistam maior liberdade para melhor administrar órgãos, glândulas e músculos, com evidentes benefícios para suas respectivas funções fisiológicas.

Torções

Depois que as diversas técnicas acima descritas, durante uma sessão de hatha yoga, já flexionaram a coluna para diversos lados e a distenderam, só está faltando imprimir-lhe uma torção em torno de seu eixo. A torção da coluna é um movimento raro na vida comum e também na denominada "atividade física" (ginástica ou esporte). A hatha yoga lhe dá justificada atenção. As torções se tornam mais fáceis quando precedidas por alongamentos. Com as torções da coluna, a hatha yoga visa atuar nos gânglios do simpático, que se enfileiram à direita e à esquerda da coluna; desta forma age terapeuticamente, buscando o equilíbrio dos sistemas simpático e parassimpático. Neste livro nos contentamos com as torções mais exequíveis; nem por isso menos eficazes. O livro *Autoperfeição com hatha yoga* sugere estas e outras mais difíceis.

(a) "Torção em pé"

Execução — Em pé, os pés paralelos e afastados aproximadamente dois palmos, braços paralelos entre si, estendidos para a frente, à altura dos ombros, as palmas das mãos voltadas para dentro, se olhando. Contando mentalmente, expire e imprima o maior giro possível ao tronco e à cabeça, mantendo, porém, a posição dos pés, dos braços e dos quadris. Para que os braços continuem paralelos, um deles (o de fora) terá de fazer pequena flexão no cotovelo. Na posição final, os pulmões estão vazios, o ventre, recuado, a cabeça, voltada, como se quisesse ver o que está atrás. Demore o dobro do tempo que levou para chegar. Inicie a inspiração desfazendo a torção. Conte mentalmente o mesmo tempo que durou a expiração. Relaxe. Pratique três vezes para cada lado.

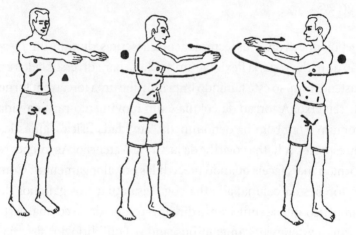

Figura 63

Observações — Uma excelente variação é, na torção, substituir a exalação por uma inspiração ampla. Esta técnica ajuda a corrigir desvios da coluna e anomalias vertebrais. Melhora as funções hepáticas, renais, pancreáticas e suprarrenais. Retarda o envelhecimento. É benéfica em casos de mau funcionamento gastrointestinal e distúrbios neurovegetativos. Acentua o sentido de equilíbrio, autodomínio e segurança. Aumenta o poder da vontade e produz euforia. Se você não puder praticar em pé, experimente sentado. Uma outra variação consiste em mudar a posição dos braços. Em vez de estendidos para a frente, os braços devem posicionar-se de forma que as mãos se apoiem sobre o peito, tocando-se pelas pontas dos dedos.

Saúde na terceira idade

(b) "Torção sentado"

Execução — Sente-se no assoalho de forma que cada perna se apoie sobre o pé da outra. Mãos pousadas sobre os joelhos. Coluna verticalizada. Enquanto inspira, contando mentalmente, gire o tronco e a cabeça para a direita. As mãos, simultaneamente, se deslocam, de forma que a esquerda vá se apoiar no joelho direito, e a direita, pousar no solo, atrás das nádegas, os dedos apontando para trás. Na posição final, que deve durar o dobro do tempo do giro para trás, a mão esquerda, forçando seu apoio no solo, estirando o braço, desempena a coluna. Para desfazer, contando mentalmente o mesmo tempo que durou o giro e restituindo as mãos aos respectivos joelhos, destorça a coluna e a cabeça. Relaxe. Quando se sentir em condições, repita para a esquerda. Em cada sessão, faça três vezes para cada lado.

Sugestões — A torção para trás será expirando e não inspirando. Eis uma boa variação:

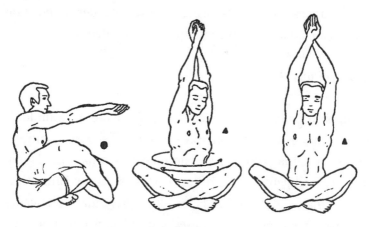

Figura 64

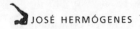

(c) "Torção em chama"

Execução — A partir da mesma posição do exercício anterior, tendo as mãos conforme a Figura 64 mostra, isto é, unidas pelas palmas. A posição inicial é — pulmões vazios, ventre recolhido, tronco inclinado para a frente, com a cabeça, se possível, apoiada nas mãos que estão unidas. Comece a inspirar e, contando mentalmente, erga a cabeça e o tronco, estendendo para cima as mãos, dando assim aos braços e ao tronco o maior alongamento possível. De pulmões cheios, imprima vigorosas torções ao tronco e à cabeça (para a direita-para a esquerda-para a direita...), durante o dobro do tempo contado na inspiração. Comece a esvaziar os pulmões e voltar à pose inicial, vergado para a frente. Sem ar nos pulmões, ventre recolhido, demore o mesmo tempo. Recomece. Pratique três vezes por sessão.

Observações — Só a fase da torção tem duração dobrada. Os efeitos psicossomáticos são semelhantes aos das demais posturas de torção. Pode praticar sentado em uma cadeira.

Abdominais

Reduzir a cintura, a dilatação do estômago e o acúmulo de adiposidades abdominais parece ser um desejo comum a todos. A hatha yoga oferece isto mediante uma série de manobras inteligentes. Melhor que certas estafantes "ginásticas abdominais", contraindicadas ao idoso, preferidas e praticadas exclusivamente por jovens que esbanjam tempo e energia vital.

Saúde na terceira idade

Quando você faz a ativação do diafragma, pratica a respiração completa;[125] quando em poses de flexão para a frente, tendo o ventre sugado para dentro e para cima, seguramente está melhorando a saúde dos órgãos abdominais e torácicos, e, de acréscimo, reduzindo a cintura. Ao praticar os "abdominais" os jovens visam quase exclusivamente o desenvolvimento muscular. Este não pode ser o objetivo da hatha yoga. Mesmo assim, há diversas poses que promovem a musculação abdominal. Por favor, não tente forçar nada. Respeite seus limites. Lembre-se de que a hatha yoga deve ser suave e adaptável a seus limites pessoais.

(a) Compressão abdominal

Execução — Pose inicial — deitado sobre as costas, pés unidos, mãos voltadas para o chão à altura das coxas, pulmões vazios, ventre recolhido. Inspirando, erga as duas pernas estendidas. Chegando no alto, expire enquanto flexiona os joelhos para chegar a abraçar as pernas, trazendo os joelhos ao encontro da testa. Para desfazer, enchendo os pulmões, estenda as pernas para o alto, e, exalando, devolva-as ao assoalho. Relaxe. Só recomece após o repouso. Enquanto isto, procure sentir as benéficas reações do corpo. Pratique como puder: uma, duas ou três vezes por sessão.

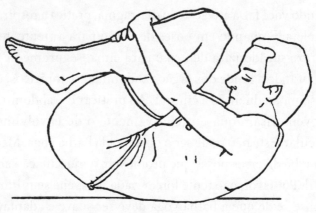

Figura 65

Observações — Com a continuação, as maiores dificuldades iniciais serão vencidas. São elas: o volume abdominal e a fragilidade muscular do abdome e das pernas. Mesmo que nos primeiros meses pareça impossível, não desista. A persistência garante a vitória. Quanto mais conseguir expirar e puxar para dentro o ventre, mais os joelhos se aproximarão da testa. Evite forçar a ultrapassagem de seus limites. Hatha yoga deve ser delicada como o desabrochar de uma flor. Os dois *ásanas* que se seguem devem ser deixados para depois, quando suas condições permitirem.

(b) Esforço de todo o corpo

São duas técnicas que requerem um esforço generalizado dos músculos, sendo a segunda a mais difícil. É aconselhável tentar a primeira versão somente depois de ter praticado diariamente, durante meses, a técnica anterior, isto é, quando a musculatura já tiver sido pelo menos parcialmente recuperada e o ventre, bastante reduzido. As técnicas isotônicas[126] são muito valiosas neste caso. A segunda versão deve ser deixada para muito depois.

Primeiro estágio:

Execução — Deitado sobre as costas, conforme a figura indica, pulmões vazios e ventre recuado, dedos cruzados na nuca. Inspirando, erga do chão as pernas (separadas), as costas e a cabeça. Enquanto puder, de pulmões cheios, mantenha a postura. Durante todo o tempo, os pés lentamente desenharão grandes círculos. Quando cansado, exalando, desfaça a pose e relaxe todo o corpo, procurando sentir as benéficas reações orgânicas. Só depois de repousado repita.

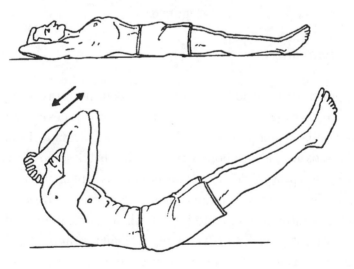

Figura 66

Segundo estágio:

Execução — Sentado, com as pernas estendidas e juntas, palmas das mãos apoiadas no assoalho, ao lado das coxas. Erga as pernas estendidas ao ponto mais alto e durante o tempo que puder. Mantenha-se respirando livremente durante o processo.

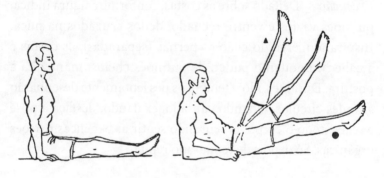

Figura 67

Posturas invertidas

A posição natural do *homo erectus*, apelidada postura ortostática, com a cabeça no alto, a coluna na vertical e os pés embaixo, impõe-nos uma permanente luta contra a gravidade. Dentre todos os animais, embora o mais lúcido e hábil, somos o mais desafiado pela gravidade a puxar-nos ininterruptamente para o chão. Só desfrutamos trégua quando deitados. Mas o dia todo a luta continua. Enquanto jovens, a boa condição muscular nos garante a vitória. Mas o tempo debilita os músculos. Na terceira idade, poucos de nós conseguimos segurar em suas posições sadias as estruturas corporais. Comparado com o dos outros animais, nosso envelhecimento é o mais rápido. Este é o

Saúde na terceira idade

preço que o bicho homem paga por sua verticalidade, que lhe conquistou o pomposo título de *homo erectus*. Por se encontrar encarapitado lá no alto, o cérebro humano sofre uma normal *isquemia* (carência de sangue arterial). As varizes e as hemorroidas, por sua vez, são produzidas pela dificuldade de o sangue venoso voltar ao coração. Você pode experienciar o quanto a coluna verticalizada nos penaliza. Ponha-se "de quatro" como um quadrúpede e, provavelmente, sentirá alívio, tranquilidade, uma sensação boa.

Nossa condição de bípede, que possibilita agir habilmente com as mãos (*homo habilis*) e realizar proezas intelectuais (*homo sapiens*), que nossos primos quadrúpedes não podem, cobra-nos um alto preço.

A única forma de contrapor-nos ao envelhecimento imposto pela terra a nos puxar para baixo consiste em inverter a posição do corpo. Assim, a gravidade passa a trabalhar a nosso favor e não contra. É como se você invertesse uma ampulheta. É como se o tempo desse marcha à ré. As posições invertidas são a única forma de reduzir o grande ônus da nossa verticalidade. Somente a hatha yoga promove este antienvelhecimento. A ptose, ou queda das vísceras, pode vir a ser corrigida; a sobrecarga de bombeamento do coração ao cérebro é aliviada; as varizes são drenadas; finalmente, muitos processos degenerativos são parcialmente revertidos, graças à ação da gravidade. São notáveis os proveitos para as quatro circulações.[127] A maior irrigação sanguínea no cérebro previne a perda de lucidez dos velhos, a famosa aterosclerose cerebral. A mente se desanuvia. Juntamente com o cérebro, os centros nervosos mais importantes e as glândulas endócrinas (hipófise, epífise, tireoides e paratireoides)[128] recebem uma enxurrada de sangue arterial cuja qualidade a respiração yóguica, por seu turno, melhorou.

JOSÉ HERMÓGENES

É por isto e ainda por muitos outros benefícios que você precisa praticar as posturas invertidas, mas sempre respeitando qualquer contraindicação recomendada por seu médico. Enquanto durarem hipertensão, glaucoma e qualquer inflamação na face e na cabeça, não as pratique. Só depois de sanar tais problemas.

(a) *Pranali*
Volte às páginas 170 e 172 e informe-se.

(b) Relaxamento com irrigação cerebral
Volte à página 168 e informe-se.

(c) A postura do delfim

Execução — Ajoelhe-se, e inclinando-se para a frente, coloque os cotovelos no assoalho, juntinho aos joelhos. As mãos ficam de dedos trançados para que os antebraços, pousados no chão, formem um triângulo regular. Apoie o cocuruto da cabeça dentro do triângulo da base. Esta é a posição inicial. Agora, sem ligar para a respiração, fixando as pontas dos pés, estire as pernas, o tronco se verticalizará e a cabeça passará a sentir parte do peso do tronco. Respirando livremente, procure relaxar, mantendo a postura pelo tempo que puder. Para desfazer, flexione os joelhos, posando novamente as nádegas sobre os calcanhares. Permaneça ainda com a cabeça no chão. Ao levantá-la, proceda muito lentamente. *Muito lentamente.*

Saúde na terceira idade

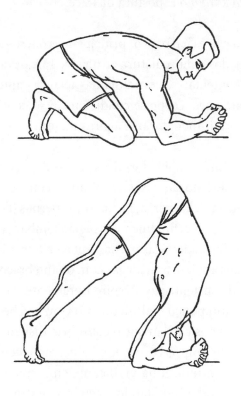

Figura 68: *Postura do delfim*

Observações — São semelhantes às da técnica anterior. Esta pose é o início da inversão mais perfeita, porém mais difícil — *shirshásana* (a "bananeira" ou "pouso sobre a cabeça"). No livro *Autoperfeição com hatha yoga* você encontrará as informações necessárias. Por motivos óbvios, não incluí neste manual, destinado a pessoas menos jovens.

JOSÉ HERMÓGENES

(d) *Viparita karani* ou "postura da foice"

Esta técnica não é fácil para os principiantes obesos, de estômagos avantajados e musculatura atrofiada. Tais pessoas devem, no início, contentar-se com uma das técnicas anteriormente descritas, até que o corpo se condicione. É só continuar pontualmente praticando durante alguns meses.

Execução — Em decúbito dorsal, os pés unidos, as mãos apoiadas no chão, ao lado das coxas. Inspirando, com as mãos fazendo força contra o chão, erga, primeiro, as pernas (flexionadas), depois, as nádegas e, finalmente, a região lombar. Mantenha o ângulo reto formado pelas pernas (retas) e o tronco. Na pose final, as mãos apoiam as nádegas com os antebraços servindo de estacas de sustentação. Respire livremente. Leve os pés a ultrapassar um pouco o alinhamento com a cabeça, e aí encontrará uma posição em que o equilíbrio dispensa qualquer esforço. Neste ponto, você relaxa e permanece respirando livremente, sentindo uma vivificante enxurrada de sangue arterial fresquinho inundando o cérebro, sentindo alívio nas varizes que estão sendo drenadas. Não precisa praticar mais de uma vez, desde que permaneça durante dois ou três minutos. Ao desfazer, evite desabar e, aproveitando o peso das pernas, sentar-se repentinamente. Não se esqueça de que o cérebro está cheio de sangue e seu esvaziamento brusco, no momento de sentar-se, pode ser prejudicial. Proceda de forma a manter o controle da descida do tronco e das pernas (flexionadas). Primeiro, acomode as costas, e só depois as pernas. Então, desfrute um gostoso relaxamento.

Saúde na terceira idade

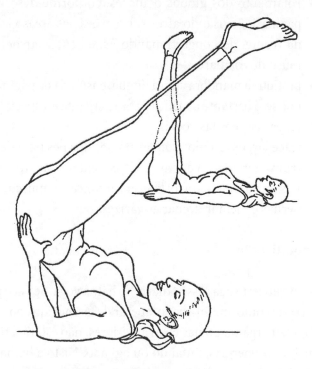

Figura 69: Viparita karani

Observações — Não se aborreça caso nos primeiros ensaios não consiga fazer conforme aqui descrito. Procure, então, chegar à posição final encurvando as costas, abraçando as pernas contra o peito e dando forte impulso com os pés contra o chão. As costas, curvas, rolando, apoiadas no assoalho, ajudam a atingir a posição. Quanto menor a distância entre os cotovelos, melhor estes suportarão o peso do tronco e das pernas. É importante distribuir o peso sobre as omoplatas, a nuca e os antebraços.

Aproveitando a abundante irrigação da face e da cabeça, durante a postura invertida, pratique as seguintes manobras:

JOSÉ HERMÓGENES

- rolamento dos globos oculares, conforme descrito na página 152, visando afrouxar tensões nas áreas vizinhas da fronte, descongestionando-as, e beneficiar nervos e músculos oculares;
- pratique a manobra com a língua, ensinada na página 154, que será bastante benéfica para a garganta e, especialmente, para as cordas vocais;
- trace largos círculos com as pontas dos pés para desobstruir a circulação energética frequentemente dificultada nos tornozelos, para fortalecer e tonificar os músculos das pernas e melhor drenar as varizes.

Tranquilização

Esta fase encerra sua sessão diária de hatha yoga. Se você praticou a série conforme ensinado, apesar de ter mexido com quase todo o seu organismo nas fases anteriores, não estará fatigado, exaurido de energias, bufando ou agitado. Nisto a hatha yoga é admiravelmente diferente de todas as demais formas de treinamento. Embora esteja se sentindo renovado, vigoroso e bem-disposto, a sessão ainda tem a lhe oferecer uma espécie de "apoteose", um aprofundamento da *euforia* (alegria serena e autossuficiente), *eurritmia* (otimização fisiológica) e *eutimia* (serenidade, calma e sedação), que, juntas, constituem o que se pode denominar "saúde plena". Aqui você experienciará a grande eficiência do que tenho proposto como "psicotropismo não químico", que lhe propicia os efeitos prometidos pelos medicamentos para os nervos, sem no entanto intoxicá-lo e sem empurrá-lo para uma enfermidade chamada dependência, e tudo isto sem despesa.

Técnicas predisponentes ao relaxamento

Vou ensinar aqui técnicas holísticas ensinadas em *Yoga para nervosos* que, antecedendo o relaxamento, tornam-no mais fácil, mais rápido e mais profundo. Com isto, ninguém, nem mesmo você, poderá dizer *não consigo relaxar*.

(a) A "dança do elefantinho"

Deitado e imóvel, relaxar é certamente mais fácil. Mas é conveniente também aprender a fazê-lo quando não podemos ficar imóveis, sentados ou deitados. Esta técnica relaxa agradavelmente o corpo inteiro, embora não estando deitados e imóveis. Tomei-a emprestada do livro *Ver melhor sem óculos*, do Dr. Bates.

Execução — Em pé, pés paralelos a pouco mais de um palmo, os braços relaxados pendem dos ombros como se fossem mangas de paletó vazias. Olhos

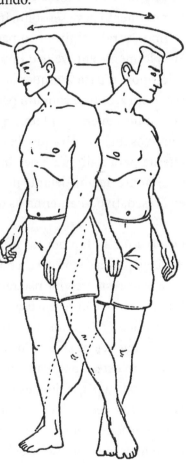

Figura 70:
"Dança do elefantinho"

fechados e descontraídos. Respiração livre. Na mente, uma indução ao repouso e à calma. Inicie uma semitorção do corpo para a direita. A perna esquerda será levada a uma suave flexão no joelho, enquanto o calcanhar se levanta um pouco do chão. A torção arrastará os braços para a direita. O movimento deve ser solto, frouxo, descontraído. Atingido o fim natural do giro, não pare, não force, nem o acentue. Simplesmente aproveite o impulso para girar, agora no sentido oposto, para a esquerda. A mudança de direção deve ser como acontece com um pêndulo, que, ao atingir o limite de seu movimento, já tem o impulso para retornar. Calma e graciosamente, girando da direita para a esquerda, da esquerda para a direita, você imitará o gingado pachorrento e calmante de um elefante no zoológico. Para aprofundar o efeito sedativo, mantenha os olhos fechados.

Observações — Em poucos minutos a serenidade e a sedação evoluem para a sonolência, a ponto de, às vezes, fazer cochilar. Alcança-se este efeito se não restarem contraturas musculares. Seus membros não devem ficar duros feito os de um "soldadinho de chumbo". Não imprima movimento aos braços. Largue-os e deixe que sejam arrastados pela semitorção. Evite dar uma parada no extremo de cada movimento. Repare se não estará flexionando a perna do mesmo lado para o qual está girando. Isto indica a necessidade de praticar a técnica de "equilibração dos hemisférios cerebrais".[129] Erros superados, os movimentos ficam mais harmoniosos e belos, e o efeito sonífero se amplia. Em incontáveis casos constatei que a "dança do elefantinho" pode substituir vantajosamente as drogas hipnóticas. Na condução de uma turma de praticantes, antes que iniciem a técnica,

Saúde na terceira idade

costumo sugerir que os que vierem a se sentir quase cochilando mantenham os olhos cerrados e amoleçam para trás, a fim de deitar-se em *shavásana* ("postura do cadáver"), para um relaxamento profundo, agora bastante viável.

(b) Respiração abdominal

Esta técnica pode substituir a "dança do elefantinho". Produzem, ambas, os mesmos efeitos. Você pode optar por uma delas. Pode também alterná-las semanalmente.

Execução — Consulte a página 323.

Observações — Em caso de uma neurose complicada e renitente, que maltrata com ansiedades, agitação, fobias, insônias, angústias, perturbações funcionais etc., é preciso aumentar a dose deste tranquilizante. Basta praticar, primeiro, a "dança do elefantinho" e, a seguir, a "respiração abdominal". É dose dupla. Se, ainda assim, não resolver, estude e pratique o livro *Yoga para nervosos*, do autor. A ação sedativa não deve sofrer interrupção. Assim, quando, após poucos minutos na pose sugerida na Figura 52, sentir o corpo pedindo para aprofundar o abandono, deixe que pernas e braços pesadamente escorreguem para o chão. Isto é o bastante para atingir a "postura do cadáver" (*shavásana*), a mais propícia para a doce imersão no abandono pleno, no qual nada resta de cuidados, lutas, brigas, medos, tensões, ansiedades, preocupações, mágoas, aflições...

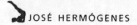
JOSÉ HERMÓGENES

Relaxamento

(*Shavásana* ou "postura do cadáver")

O fundamento teórico e a prática você encontra no capítulo Tensão e distensão. O ato final de toda sessão de hatha yoga deve ser um sincero agradecimento amoroso por todos os frutos colhidos durante quase uma hora de autotreinamento. Os benefícios maiores são colhidos pelos que conseguirem seguir o esquema — introdução, trabalho respiratório, exercícios posturais e tranquilização final —, passando de uma fase à seguinte de forma contínua, harmoniosa, sem interrupção nem saltos, pois cada fase condiciona a seguinte. Faça de sua sessão diária de hatha yoga uma hora de arte, de cultivo e culto, envolvendo todo o seu ser.

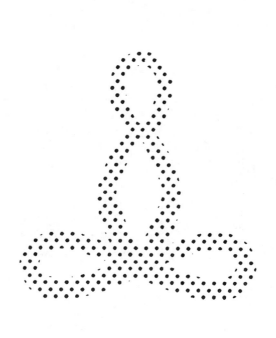

PARTE 6

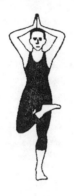

Para terminar

Sugestões para um dia feliz e positivo

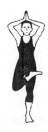

Agora já temos como conversar sobre o treinamento ao longo de um dia. Para início de conversa — BOM DIA! Não me agrada determinar ditatorialmente o que você deve fazer e deve evitar. Foi por isto que me estendi tanto procurando explicar *para que e por que* dos muitos procedimentos. Peço que leve isto em conta, e não me veja a ditar regras a serem irrefletidamente obedecidas. Está bem?

Que seu primeiro pensamento no leito, ao despertar, seja um sincero e jubiloso louvor a Deus pela oportunidade de mais um dia.

A madrugada é um momento mágico, espiritual, lindíssimo. Mesmo que o corpo peça para continuar ocioso em um cochilo malandro, não se renda. Faça-o ver que é um simples instrumento, devendo obediência a você. Ainda deitado, espiche todos

JOSÉ HERMÓGENES

os membros e, depois, encolha-se todo, abraçando os joelhos contra o peito. Nas primeiras tentativas é possível que doa um pouco. Mas insista. Isto é uma ação de "manobreiro" abrindo o fluxo dos condutos de *prana*, sangue, linfa e correntes nervosas e produz imediato bem-estar.

No banheiro, bocheche, fazendo *akamana* (página 318). Lembra-se? Ainda sentado no sanitário, massageie os músculos (capítulo Automassagem). Logo depois, faça exercícios isotônicos e isométricos (capítulo Remusculação). Se tudo já estiver bem com a função intestinal, ao terminar esta fase já terá conseguido a primeira desintoxicação do dia. Parabéns!

Debaixo do chuveiro, pratique: reequilibração dos hemisférios cerebrais (página 152), ativação do timo (página 155) e, mais uma vez, *akamana*. Expresse sua alegria cantando, como um bom "tenor de banheiro". Use sabonete neutro, mas somente para a área perineal (órgãos genitais e ânus). Friccione o restante do corpo de preferência com bucha vegetal. Para enxugar-se, friccione a pele com toalha áspera, a fim de limpar os poros e remover células mortas. Enxugue muito bem a cabeça para não deixar os cabelos úmidos. Não saia do banheiro sem antes limpar a garganta (página 151).

Terminado o ritual de limpeza, vá para seu aposento e sente-se para meditar, conforme as instruções no capítulo A Sintonia do silêncio. Terminando, já beneficiado pela meditação, faça suas orações como ensina o capítulo A sintonia da palavra. Pode também inverter a ordem: primeiro, as orações e, depois, meditação. Se esta dupla fase (sintonia com o Supremo) for praticada ainda no escuro da madrugada, enquanto os outros dormem, os resultados serão melhores. Se possível, não desperdice a doce magia da madrugada.

Saúde na terceira idade

A esta altura, já bem-condicionado, comece sua sessão de hatha yoga, como aprendeu no capítulo do mesmo nome.

Desde o despertar até o término da hatha yoga você terá despendido mais ou menos uma hora e meia. Que lhe custa? Somente um modesto esforço para disciplinar-se. E os dividendos? Saúde, vigor, harmonia, boa disposição, alegria, descontração e paz durante toda a jornada. Você sairá lucrando.

Se não optou pelo jejum matinal (página 182), tome sua primeira refeição. Mas não a inicie se ainda não falou com Deus, agradecendo Sua presença em forma de alimento, ali à sua frente, ao seu alcance. Capriche na mastigação, pois que o estômago não tem dentes e é mastigando que você começa a digerir o amido. Certamente, estará muito calmo por conta de todo o belo ritual da madrugada. Para a seleção, escolha, preparo e consumo dos alimentos, valorize o que aprendeu nos capítulos Dieta para viver feliz e Medicina ortomolecular.

A partir daí, ocupe seu dia procurando, na medida do possível, aplicar no pensar, no desejar, no falar e, principalmente, no agir o que andou aprendendo nos capítulos "Positividade", "A alegria e a beleza de viver", "Terapia da retidão", "Sexo e amor" e "*Logoterapia*: a apoteose".

É claro que somente você tem condições para saber como distribuir as horas de seu dia. Sugiro que, se possível, inclua no programa: caminhada (capítulo Caminhada), atividades assistenciais, recreativas, culturais, cívicas, sociais e profissionais. Até quando possa, mantenha seu trabalho profissional. Lembre-se de que está apenas aposentado, não morto. Além do mais, o que andou acumulando de sabedoria e experiência ao longo da vida, e, recentemente, graças a seu autotreinamento em

JOSÉ HERMÓGENES

saúde, vigor e equilíbrio, deve servir não somente a você (seria egoísmo), mas também à família, à comunidade, em especial às novas gerações.

Se em seu dia você incluir atividades ao ar livre — caminhada, banho de mar ou piscina —, evite o período das 9 até as 16 horas. Proteja-se com um filtro solar, prevenindo-se contra o câncer de pele.

Agora que aprendeu a relaxar, aproveite os grandes benefícios de uma sesta. À medida que seu relaxar for se aperfeiçoando, constatará que cinco a dez minutos de sesta depois do almoço valerão por horas de sono.

A refeição da noite nunca deve ser pesada, mas, ao contrário, simples e frugal (chá de ervas ou suco de frutas, torrada de pão integral, sopa de legumes e frutas, secas ou não). Nada de bebidas excitantes (café, mate, chá preto, refrigerante à base de coca).

Evite dormir tarde, e, principalmente, assistir a filmes degradantes, aterradores e pornográficos, e noticiários preocupantes. Prefira leitura espiritualizante ou escutar a música dos grandes clássicos.

Procure encerrar seu dia com meditação e prece. Antes de orar, procure lembrar-se do que andou fazendo durante o dia. Peça lucidez para ver o que deve mudar e força bastante para não repetir erros e omissões. Por último, relaxe para adormecer, entregando-se a Deus, confiando-se a Ele, dispondo-se a receber o que lhe chegar e agradecendo sincera e profundamente. Deste modo, todos os seus dias serão santos.

Clube da saúde na terceira idade

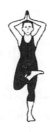

Não será estranho que esteja se desenhando em seu coração um generoso desejo de passar adiante o que andou aqui aprendendo. É possível que, percebendo em seu corpo, em seus pensamentos e em sua disposição os benefícios iniciais dessa tão auspiciosa mudança, generosamente esteja desejando partilhar com muitos outros idosos. É bastante natural que deseje convidar amigos para o mesmo caminho. É como um projeto para democratizar a boa saúde, a alegria, a vitalidade, a paz interior, finalmente, a sabedoria prática que ajuda a enfrentar a inevitável extinção futura deste nosso equipamento chamado corpo. É compreensível que, derrubando os antigos paredões do egoísmo, você esteja querendo avançar junto com muitos outros, ajudando-se mutuamente. Aqui está a esperança de uma sociedade mais sábia, justa e sadia, com a qual todos sonhamos.

É inspirado neste pensamento que encerro nossa conversa, sugerindo: reúna companheiros e companheiras para que, juntos, organizem e façam funcionar uma agremiação pioneira, digamos, um "Clube da saúde na terceira idade", cuja finalidade seria estudar e praticar, em comunidade, um novo estilo de viver, uma autorreeducação. Em comunidade, mais facilmente se *compreende*, mais proveitosamente se *desfruta*, mais decisivamente se *dignifica*, se *santifica* e se *renova* a graça da existência, até que ela, pela lei sábia da natureza, venha serenamente extinguir-se. O "Clube" será uma bênção para você, para os outros e, principalmente, para a comunidade como um todo.

Felizmente, as tentativas iniciais de beneficiar pessoas da terceira idade hoje se multiplicam por toda parte com o nobre objetivo de propiciar atividades recreativas, culturais e ginásticas. Os "Clubes da saúde na terceira idade", devotados à conquista e manutenção da *saúde plena*, promoverão as mesmas atividades, mas, indo além, desenvolverão todas as demais capazes de aprimorar simultaneamente o corpo material, a estrutura energética, o relacionamento social, a conduta psicológica e espiritual do ser humano.

As atividades recreativas tão benéficas, no "Clube da saúde", acham-se incluídas na proposta mais ampla da *esteticoterapia* (capítulo "A alegria e a beleza de viver"). As atividades culturais, hoje em prática, continuariam, conforme a proposta *logoterápica* (capítulo "*Logoterapia*: a apoteose"). A ginástica ou "cultura física" se ampliaria e aprofundaria com a hatha yoga, associando ainda a automassagem, *pavanamuktásana*, *pranayama* e relaxamento. O *curriculum* do "Clube" naturalmente incluiria culinária, psicologia, filosofia, ética, estética e todas as disciplinas

Saúde na terceira idade

afins e as matérias integrantes do currículo dos educandários oficiais. Contaria com biblioteca, coral e departamentos de arte, de filantropia, de turismo e recreação, finalmente, todos os órgãos imprescindíveis ao objetivo de ampliar, aprofundar e melhorar a proposta de geriatria holística, que este livro, com humildade, apenas delineia. A assessoria de um competente professor de yoga e de um médico já familiarizado com o espírito do método me parece indispensável.

Os primeiros passos podem se reduzir, digamos, a reuniões semanais de um "círculo de estudos", constituído de amigos e amigas de terceira idade, a fim de estudar os diversos aspectos e propostas do autotreinamento. Escolha-se uma liderança, consiga-se um local (escola, clube...) e, com o firme propósito de, controlando os normais impulsos do egoísmo (adversário de cada um e de todos), e com humildade e empenho, buscar a melhor compreensão das diversas lições e o aperfeiçoamento das técnicas individuais e coletivas. O núcleo-semente, na prática da convivência e desenvolvendo a criatividade, poderá discutir e planejar novos passos que promovam a ampliação das atividades até, algum dia, ser instalado um "Clube da saúde na terceira idade".

Eu, pessoalmente, gostaria de ver funcionando pelo menos uma unidade pioneira.

Para tanto, volto-me para Deus e, de todo coração, Lhe digo:

entrego,
confio,
aceito e
já agradeço.

Glossário

A

Abhyasa — Concentração mental, prática espiritual.

Adharma — Contrário ao *dharma*; é o agir contrariamente à natureza.

Adrenalina — Um dos hormônios do estresse produzido pelas glândulas suprarrenais.

Advaita — Não dualismo.

Ahamkara — Noção do ego (egoísmo).

Ahimsa — Não violência; pacifismo; não reação; benevolência, brandura.

Ajna — *Chakra* ou centro de energia na fronte (terceiro olho).

Akarpanya — Ausência de egoísmo.

Amatsarya — Não ter ciúme.

Anahata — *Chakra* ou centro de energia no coração.

Anahata-nada — Som interno no coração; também chamado *Brahmkanda*.

Anamayokosha — Corpo físico, corpo feito de alimentos.

JOSÉ HERMÓGENES

Anasya — Ausência de inveja.

Anemia — Insuficiência de glóbulos vermelhos no sangue.

Anestésico — Agente que suspende a sensibilidade.

Angas — Partes ou membro de um todo; partes de um sistema.

Antidepressivo — Agente neuroanaléptico, que combate a depressão.

Aparigraha — Não cobiçar. Sinônimo de *aspruha*.

Arogya — Saúde tranquila e positiva.

Arohanásana — Um *ásana* (postura) de esforço.

Artrite reumatoide — Doença caracterizada por inflamações nas articulações com dores, inchaço, endurecimento e deformidade. É mais ou menos crônica.

Ásana — Postura terapêutica ou psicotrópica.

Asanga — Controle da sensualidade.

Ascese — Métodos de vida de disciplina austera, de ascensão espiritual.

Asmita — Egoísmo, egocentrismo, narcisismo.

Astanga Yoga — Yoga dos oito componentes. (*Asta*: oito; *anga*: membro.) Ensinada por Patanjali, também chamada raja yoga

Aswini-mudra — Contração voluntária do esfíncter (músculo) anal.

Ataraxia (grego) — Estado de tranquilidade profunda.

Atarásico — Agente gerador de ataraxia.

Atman — Alma universal; essência única de toda forma de existência.

Atman-vichara — Busca do conhecimento de Deus.

Atrofia — Diminuição de órgão ou função.

Autognose (grego) — Conhecimento de si mesmo. Equivale ao termo sânscrito *jnana*.

Saúde na terceira idade

Autoimunização — Imunização de si mesmo.

Automação — Estado em que o homem não tem consciência da maior parte de seu comportamento, vivendo como autômato; fenômeno geral na humanidade de hoje, demasiadamente parecida com máquina.

Autoterapia — Tratamento de si mesmo.

Avarana — Embotamento, ignorância.

Avataras purushas — Encarnações da Divindade.

Avidya — Ignorância, responsável pelo mal (*adharma*).

B

Bandha — Automassagem em estruturas internas do organismo.

Bhagavad Gita — Um dos livros fundamentais do yoga. A Bíblia dos yoguis. Significa *Canção do Senhor*.

Bhakti — Amor devocional.

Bhâvana — Concepção metafísica.

Bhujangásana — Pose de cobra (*ásana*).

Bradicardia — Ritmo cardíaco com 60 (ou menos) batimentos por minuto.

Brahma — O absoluto; Deus transcendente.

Brahmacharya — Literalmente, *Caminho do asoluto*, sublimação do sexo; castidade.

Brahm-kala — *Hora de Deus* (madrugada); a melhor para as práticas espirituais.

Buda — Um ser, como o príncipe Sidharta, que alcançou a iluminação.

Buddhi — Iluminação; intuição.

C

Catarse (grego) — Purgação; purificação; eliminação de conteúdos nocivos.

Chandrásana — Postura da lua (*ásana*).

Chanti — Paz.

Chit — Consciência Suprema.

Chitta — Substância mental.

Ciática — Dor aguda na região sacrolombar (final das costas) e atrás das coxas e pernas, ao longo da rota do nervo ciático. É associada com a inflamação do mesmo nervo.

Cortisona — Hormônio anti-inflamatório produzido pelo córtex suprarrenal.

D

Daya — Compaixão.

Dependência — Termo aplicado à relação de um indivíduo a outro, ao ambiente, a um agente terapêutico, a um cargo, a um agente condicionante qualquer, de onde recebe ajuda ou segurança, que não pode dispensar.

Dhakshina — Lado esquerdo.

Dhârana — Concentração da mente; atenção voluntária e prolongada sobre um mesmo objeto.

Dhyana — Meditação.

Diagnóstico — Identificação de algo, doença ou estado psíquico.

Diastáltico (grego) — Estilo musicoterapêutico da Grécia Antiga, que induzia às ações heroicas.

Saúde na terceira idade

E

Ekagraha — Estado de quietude e concentração da mente.

Eletrocardiograma — Registro dos impulsos elétricos do coração.

Eletroencefalograma — Registro dos impulsos elétricos do cérebro.

Encéfalo — Cérebro.

Endócrinas — Glândulas que segregam seus produtos, os hormônios, diretamente na corrente sanguínea.

Epigástrio — Área entre o ângulo formado pelas costelas, acima do umbigo e abaixo da ponta do esterno; *boca do estômago*.

Epinefrina — O mesmo que adrenalina.

Eretismo — Estado de tensão demasiada nos tecidos, nas funções ou no psiquismo.

Ergoterapia — O mesmo que terapia ocupacional; tratamento pelo trabalho.

Esclerose — Endurecimento dos tecidos, com depósito de tecido fibroso. A arteriosclerose é a esclerose das artérias.

Esfíncter — Músculo em forma de anel que controla o abrir e fechar de um dos orifícios do corpo.

Estresse — Estado em que o corpo se vê obrigado a defender-se de qualquer ameaça seja vinda do ambiente, seja do próprio corpo (lesão, alterações funcionais, desgaste, degeneres-cência...), seja da mente.

Estressor — Todo agente, externo ou interno, físico ou mental, que detona *estresse*.

Etos (grego) — Estilo musicoterapêutico da Grécia Antiga, com virtudes equilibrantes; ética.

Euforia — Bem-estar, fortaleza, otimismo, alegria.

JOSÉ HERMÓGENES

Eurritmia — Na medicina estrutural, é a harmonia entre as várias partes do corpo.

Eutimia — Calma, serenidade, tranquilidade de espírito.

F

Fagocitose — Processo de defesa orgânica em que os glóbulos brancos do sangue (fagócitos) devoram as bactérias, vírus ou corpos estranhos.

Fármaco — Droga (produto quimioterapêutico).

Farmacoterapia — Tratamento com drogas.

Fisiologia — Estudo das funções orgânicas.

Fisioterapia — Tratamento que usa agentes físicos (calor, pressão, radiação, massagens, água...).

Flatos — Gases nos intestinos.

G

Gânglios — Grupos de células nervosas localizadas fora do sistema nervoso central.

Geriatria — Especialidade médica que trata das doenças de pessoas idosas.

Ghatasya Yoga — Yoga fisiológica e fisioterapêutica.

Gheranda Samhita — Texto clássico da hatha yoga.

Ginecologia — Ramo da Medicina que trata das doenças femininas, em especial as dos órgãos reprodutores.

Gita — Nome abreviado do Bhagavad Gita.

Gnose (grego) — Conhecimento.

Gônadas — Glândulas que produzem os hormônios sexuais.

Gunas — Atributos da natureza manifesta (*Prakriti*).

Guru — Mestre espiritual.

H

Ha — Simboliza a polaridade positiva (sol) da manifestação universal.

Hatha Yoga — Yoga da harmonia e unificação das polaridades universais: *ha* (solar) e *tha* (lunar).

Hérnia — Ruptura em um tecido.

Hesicasta (grego) — Monge cristão silencioso.

Hesicástico (grego) — Estilo da musicoterapia clássica dos gregos conduzente ao equilíbrio espiritual.

Hinisa — Violência, ódio, agressão.

Hiper (grego) — Prefixo indicativo de superioridade, nível acima do normal.

Hipertonia — Tono forte.

Hipnagógico — Relativo a sonhos.

Hipnótico — Agente que induz ao sono.

Hipo — Prefixo grego indicativo de inferioridade, nível inferior, carência, insuficiência.

Hipocondríaco — Neurótico com preocupação mórbida com sintomas e doenças.

Hipófise — Glândula também chamada pituitária; acha-se na base do cérebro.

Hipotonia — Tono fraco.

Histeria — Estado de extremo nervosismo dos neuróticos onde os estados mentais se convertem em sintomas físicos (somatização).

Homeostase — Tendência de o organismo manter equilíbrio fisiológico estável, quaisquer que sejam as alterações exteriores ou agentes estressores.

Hormônio — Agente químico produzido pelas glândulas endócrinas que o lança diretamente na corrente sanguínea.

I

Iccha — Desejo.

Ida — Nervo sutil (*naddi*) do corpo prânico, com polaridade lunar (-), começa no *chakra* raiz e termina na narina esquerda.

Impotência — Incapacidade de ter relações sexuais, isto é, de conseguir e manter ereção.

Imunização — Processo de proteção contra a doença, proteção contra a suscetibilidade às moléstias contagiosas.

Indigestão — Dispepsia, digestão perturbada.

Indriyas — Os sentidos.

Infarto — Área de tecido privada de irrigação sanguínea; modificação ocasionada por um coágulo dentro da artéria.

Infecção — Presença e ação de bactérias, vírus e parasitas dentro do corpo.

Insulina — Hormônio antidiabético produzido pelo pâncreas.

Ionização — Processo de produção de átomos com cargas elétricas positivas ou negativas (íons).

Ishwara — Cristo interno, o Senhor supremo.

Ishwrapranidhana — Entregar-se aos desígnios da providência; total doação a Deus.

Isquemia — Falta de sangue em um órgão ou área, devido a espasmo ou fechamento da artéria supridora.

J

Jalandhara bandha — Pressão do queixo sobre o esterno.

Japa — Salmo, ladainha, jaculatória, repetição rítmica de um *mantram*.

Jatru — Ombro.

Jiva — Alma individual em experiência evolutiva.

K

Karma (lei) — Lei universal de causa e efeito, pela qual cada ser humano padece ou goza as consequências de seu agir no mundo como um ser livre e responsável que é.
Karma Yoga — Método de yoga pela ação.
Karman — Ação.
Koshas — Vaso, recipiente, estojo, vestidura, corpo, revestimento.
Krishna — A principal encarnação de *Vishnu* (Deus); personagem central do Bhagavad Gita; a suprema personalidade de Deus.
Kriyá — Exercício, prática.
Ksham — Perdão, misericórdia.
Kumbhaka — Pulmões cheios (apneia).
Kundalini — Força enrascada ou espiralada e comprimida em estado de latência no *chakra* raiz.

L

Lesão — Alteração na estrutura de um tecido, em virtude de ferimento ou enfermidade. Úlceras, tumores, abscessos... são lesões.
Ludoterapia — Tratamento pelo recreio, jogo, divertimento. Exemplo: risoterapia.
Lumbago — Dor lombar (final das costas); termo genérico de toda condição dolorosa nas costas.

M

Makarásana — Postura de relaxamento, deitado sobre o ventre; postura do crocodilo.

Mala — Impureza mental.

Mala — Rosário de 108 contas, com o qual o hinduísta pratica *japa*.

Manas — Mente.

Manomayakosha — Corpo mental.

Mantram — Palavra de força ou significado transcendente, cuja repetição (*japa*) propicia grandes proveitos psíquicos e espirituais.

Matsyásanas — Pose (*ásana*) do peixe.

Maya — Mundo fenomênico, ilusório e manifestado.

Menopausa — Mudança psicossomática profunda na mulher, quando os ovários começam a reduzir sua produção em decorrência da idade.

Merudanda — Canal raquidiano, coluna vertebral.

Metafísica — Conhecimento filosófico da essência, da *causa primeira* e *fim último* das coisas.

Mudrá — Símbolo ou expressão somatopsíquica.

Muktá — O que se libertou; o redento.

Mukti — Libertação, redenção.

Muladhara — *Chakra* raiz, correspondente ao períneo.

N

Naddi — Nervo sutil.

Namastê — Saudação indiana, feita com a junção das palmas das mãos à altura do peito, como que a dizer: Deus em mim saúda Deus em você.

Narcisismo — Estado psíquico, atitude pela qual o homem se elege a si mesmo como objeto de seu amor, não os outros.

Nasagra dristi — Exercícios para os olhos (*tratak*). Olhos fixados em um ponto entre as sobrancelhas (*ajna chakra*, terceiro olho).

Nervosismo — Termo geral leigo indicando a desproporção sintomática entre o estímulo e a reação; caracteriza-se por intranquilidade, disforia e mal-estar.

Neurastenia — Fraqueza (astenia) dos nervos.

Neurite — Nervos inflamados.

Neuroanelepsia — Elevação do tono nervoso.

Neurolepsia — Abaixamento do tono nervoso.

Neurose — Desordem nervosa. Este termo está em desuso na Psiquiatria. As neuroses são classificadas, hoje, como transtornos de personalidade. Contudo, é de uso corrente ainda entre os psicólogos e leigos.

Neurótico — Indivíduo de comportamento nervoso anômalo, aquele que padece de uma neurose.

Niilismo — Descrença, pessimismo, negatividade, que leva o neurótico ao estado de depressão e apatia.

Nishkama karma — Comportamento inegoístico.

Nispandabhava — Exercício de atenção voluntária para um som e de efeito tranquilizante.

O

Ojas shakti — Potencial criativo do Espírito.

Orfeu (grego) — Deus da mitologia grega; corresponderia a *Naradha* da tradição hindu; conta-se que andou pelo mundo com sua *vina*, tocando, cantando e ensinando a sabedoria, as ciências e estabelecendo a verdade.

P

Pâncreas — Glândula endócrina. Segrega enzimas nos intestinos para a digestão dos alimentos e fabrica a insulina, a qual lança diretamente no sangue.

Parabrahm — O imanifestado (transcendente ao mundo fenomênico).

Partha — Um dos apelidos de Arjuna.

Períneo — Zona entre o ânus e os órgãos genitais.

Pineal — Glândula epífise.

Pingala — Um dos *naddis* (nervos sutis), corre do lado direito da coluna vertebral.

Pituitária — Glândula hipófise.

Placebo — Medicamento quimicamente neutro, age por sugestão.

Plexos — Enovelamento de nervos com gânglios e vasos.

Prakriti — Natureza material do Universo.

Prana — Energia biopsíquica, princípio vital.

Pranayama — Exercício que permite maior aproveitamento e canalização voluntária do *prana*.

Pranamayakoska — Corpo prânico.

Prathanásana — Pose da prece (*ásana*); tranquilizante.

Pratyahara — Retração dos sentidos dos objetos externos.

Prema — Amor transcendente ao Divino.

Profilático — Preventivo.

Proteínas — Substâncias alimentícias à base de azoto, que fornecem material para a construção das células e para o funcionamento dos órgãos.

Psicanálise — Método psicoterápico através da análise da experiência passada e do conteúdo do inconsciente. Aplicável no tratamento da psicose e da neurose bem como das repercussões orgânicas que determinam.

Psicastenia — Debilidade das funções psíquicas.

Psicocibernética — Ciência que estuda a mente e o cérebro como máquina cibernética.

Psicodélico — Agentes que transtornam a percepção, ampliando-a e levando-a a um estado de fantasia. Também chamados de alucinógenos. Criam psicoses. O mais conhecido é o ácido lisérgico.

Psicodisléptico — Agentes euforizantes, esquizofrenizantes e psicodélicos.

Psicógena — Doença criada pelas condições perturbadas da vida mental.

Psicoterapia — Tratamento a partir da normalização e harmonização da vida mental.

Psicotônico — Agente que tonifica o psiquismo.

Psicotrópicos — Agentes que inclinam a mente (psiquismo) para determinada direção; largamente usados na farmacoterapia psiquiátrica. Dividem-se em: psicolépticos, psicanalépticos e psicodislépticos. Seu uso indiscriminado por pessoas viciadas se torna hoje preocupação da Organização Mundial de Saúde.

Puraka — Inspiração.

Puranas — Textos sagrados do Hinduísmo.

Purnásana — Pose de torção da coluna.

Purusha — Princípio espiritual do Universo.

R

Racionalização — Operação pela qual a mente engendra uma desculpa ou explicação aceitável para um comportamento irracional, neurótico e antiético.

JOSÉ HERMÓGENES

Raga — Concupiscência, desejo sôfrego.

Raja yoga — Unificação pela conquista e aperfeiçoamento da mente. Também denominado Astanga yoga.

Rajas — Um dos *gunas* — o princípio da atividade, vontade, luta, sofreguidão.

Rechaka — Expiração.

Rishis — Sábios e videntes que apreenderam e ensinaram a Verdade Suprema.

Recidiva — Recaída.

S

Sâdhaka — O discípulo que segue ou realiza o *sádhana*.

Sádhana — Caminho ou método para a realização espiritual, para a iluminação, para a libertação, para o yoga ou união com Deus. Disciplina espiritual.

Sadhu — Anacoreta indiano, meditando no ermo; santo, sábio.

Saguna — O transcendente, o imanifestado, o sem atributos.

Sahasrara — Lótus de mil pétalas; *chakra* no alto da cabeça.

Sakama-kama — Autogratificação.

Sakshi — Testemunha silente.

Samadhi — Êxtase.

Samkalpayama — Controle da imaginação.

Samsara — O processo do mundo fenomênico, o ciclo dos nascimentos e mortes.

Samskara — Representação introjetada na subconsciência ou no inconsciente.

Sanâtana-dharma — Caminho da pureza; lei moral transcendente e eterna. É a essência única de todas as religiões.

Sanga — Servidão aos sentidos; escravidão à sensualidade.

Sanyasin — Renunciante.
Santosha — Contentamento.
Satsanga — Companhia de gente santa; reunião de culto.
Sattva — Um dos *gunas* — o princípio de sabedoria, serenidade, santidade.
Sattvico — O que possui a qualidade *sattva*, isto é, onde predomina este *guna*.
Saucha — Limpeza, pureza.
Sedativo — O agente que produz calma.
Seva — Agir em proveito do próximo, oferecendo a Deus os frutos da ação; o mesmo que Karma yoga.
Shakti — O potencial energético universal; aspecto feminino de uma deidade.
Shavásana — Postura própria de relaxamento; pose do cadáver.
Shiva — Deus da trindade, aspecto destruidor da Divindade no Hinduísmo. Aquele que desfaz, no Hinduísmo, as formas velhas para permitir a evolução através de novas formas mais próprias.
Shraddha — Fé.
Siddis — Poderes ou perfeições adquiridas através da ascese yogue.
Simbiose — Vida harmônica, resultante de duas formas diferentes interagindo.
Simpático (sistema nervoso) — Uma das partes autônomas do sistema nervoso. A outra parte é o parassimpático.
Síndrome — Grupo de sintomas e sinais que aparecem juntos.
Sinergia — É a cooperação de energias diferentes para a produção de um mesmo trabalho.
Sistáltico — Estilo musical psicotrópico dos gregos antigos, que suprimia a vontade consciente liberando as paixões.

JOSÉ HERMÓGENES

Sístole — Pulsar do coração, quando se contrai.

Soma (grego) — Corpo.

Somatização — Expressão orgânica de um estado psíquico.

Subconsciente — Nível pouco acessível à consciência, onde estão gravadas *samskaras*, *vásanas* da experiência, bem como estranhos poderes e virtudes.

Suddha — Transcendente, puro, além do universo manifestado.

Sukha-punak — Respiração polarizada.

Sublimação — Termo criado pelos psicanalistas para significar o processo inconsciente de canalização para fins socialmente aceitos ou espirituais, a energia sexual.

Superconsciente — Nível transcendente da mente.

Supta-ardha-gorakshasâna — Uma técnica de vitalização.

Sushumna — Nervo sutil (*naddi*) central, correspondendo à medula.

Swadyaya — Estudo do Ser.

T

Tantras — Certos tratados sobre métodos relativos ao Laya Yoga. "O sistema", diz Wood, "contém as principais fórmulas para a adoração dos deuses... com vistas ao uso de poderes."

Tantrismo — Escola esotérica à base dos tratados *tântricos*.

Tao — Livro básico do taoísmo, do sábio chinês Lao-Tsé.

Tapas — Paciência e tolerância.

Taquicardia — Aceleração do pulsar do coração.

Telencéfalo — Parte frontal do cérebro.

Terapêutica — Terapia, tratamento.

Saúde na terceira idade

Tha — Símbolo da polaridade negativa do Universo.

Thalásana — Pose da palmeira.

Timo — Glândula endócrina localizada pouco acima do coração, desenvolvida na criança, regride no adulto. Sua principal tarefa é "vigilância imunológica".

Tiroxina — Hormônio produzido pela tireoide.

Titiksha — Resistência.

Tono — Grau normal de contração presente em muitos músculos, que os mantém sempre prontos para agir quando necessário. Refere-se, também, aos nervos e, por extensão, aos estados psíquicos.

Tóxico — Veneno.

Toxina — Veneno segregado por germes ou outras formas de vida animal ou vegetal.

Tratak — Fixação dos olhos.

Triguna — Três *gunas* (atributos da natureza).

Trikonásana — Postura (*ásana*) do triângulo.

Trikuti — Ponto entre as sobrancelhas; *olho de Shiva*; *terceiro olho*.

Tyaga — Não se considerar como autor das ações, mas a Divindade.

U

Úlcera — Lesão e inflamação de superfície.

Upásana — Perene adoração do onipotente.

Upanishads — Parte conclusiva dos *Vedas*; fundamento da filosofia *Vedanta*.

V

Vagotonia — Funcionamento excessivo do vago, resultando em funcionamento anômalo dos órgãos abdominais que ele comanda.

Vama — Direita.

Vásanas — Impregnações afetivas introjetadas no subconsciente (inconsciente).

Vedas — Filosofia e Ciência divinas de autoria dos *Rishis* (sábios, videntes).

Vidya — Sabedoria, vivência filosófica que liberta, conhecimento da verdade.

Vijnanamayakosha — Corpo de sabedoria.

Vikshepa — Estado de insegurança e hesitação mental; imaginação.

Viparitá-karani — Uma das posturas invertidas.

Virose — Doença infecciosa gerada por vírus.

Vírus — Agentes vivos, ainda menores que as bactérias, causadores de doenças infecciosas.

Vishuda — *Chakra* (centro sutil de energia) localizado na altura da garganta.

Viveka — Discernimento superior.

Voluntarização — Mecanismo de submeter à vontade comportamentos automáticos; opõe-se à automação.

Vrikásana — *Ásana* (pose) da árvore.

Vrittis — Movimentos, vórtices, fenômenos mentais.

Y

Yama — Preceito ético da astanga yoga; também significa domínio ou controle.

Saúde na terceira idade

Yang — Símbolo da polaridade negativa universal segundo o *taoísmo* chinês.

Yoga — Síntese, unificação, união; método prático de redenção da alma humana.

Yoga-Brahma-Vidya — Ciência sintética do Absoluto.

Yoganidra — Estado de sono de tecidos orgânicos.

Yoga-mudra — Símbolo do yoga: técnica psicossomática.

Yogui — Sábio, santo, que, realizando o yoga (união ou comunhão com a Divindade), redimiu-se de *samsara*.

Yoguin — O praticante e aspirante da união. O *yoguin* está a caminho. *O yogui* já chegou.

Notas

1 Encontre a explicação para este termo, bem como para outros de origem sânscrita, no Glossário ao final deste livro. (*N. do E.*)

2 *Autoperfección com Hatha Yoga.* Ed. Kier, Buenos Aires.

3 "Eu vim para que tenham vida, e a tenham em abundância" (Jo 10:10), anunciou Jesus, o grande médico.

4 Complete este estudo sobre o processo de envelhecimento com o livro *Autoperfeição com hatha yoga*, do mesmo autor.

5 Neste contexto, considere: *intoxicação* = envenenamento, poluição do meio interno; *imunodepressão* = redução em nossa capacidade defensiva (veja o capítulo Imunoterapia); *homeostase* = a capacidade de o organismo se manter estável embora inserido em ambiente instável, ou mesmo agressivo, estressante, e *oxidação* = a ação destrutiva sobre as células, exercida pelos chamados *radicais livres* (átomos desequilibrados, veja o capítulo Medicina ortomolecular).

6 Esta hipótese foi defendida por mim em *Autoperfeição com hatha yoga*.

JOSÉ HERMÓGENES

7 *Sinergia* é um sistema de energias que interagem, que cooperam.

8 Ver o capítulo Entropia.

9 Segundo o Hinduísmo, por compaixão e para salvar a justiça, algumas vezes Deus já nasceu e viveu como homem para ajudá-lo. Esta descida é o que se denomina *Avatar*.

10 A palavra paciente é aplicada àquele que, em qualquer tratamento, se entrega *passivamente* ao profissional que dele cuida.

11 Morbígeno é tudo quanto gera doença ou morbidez.

12 Aos 35 anos, convalescendo de um prolongado tratamento de tuberculose grave, eu estava balofo, com uma cintura talvez de uns 90cm. Não tivesse praticado yoga, hoje, aos 82, provavelmente, estaria imenso, mas felizmente consegui trocar adiposidades por músculos. Neste aspecto, *des-envelheci*.

13 Veja o Glossário, ao final deste livro. E também os capítulos A energia da vida e Recuperação da capacidade respiratória.

14 Veja em *Saúde plena: yogaterapia*, do mesmo autor, a citação de dois casos de cura de diabetes em idosos e aposentados.

15 A maioria dos casos relatados em *Saúde plena: yogaterapia* inclui recuperação de problemas cardiovasculares.

16 *Praxiterapia*: conquista e manutenção da saúde mediante fazer (atuar, praticar, agir...) por si mesmo e em si mesmo; *holística*: processo que envolve a totalidade (*holos*) do ser humano (físico, energético, psíquico, social e espiritual).

17 *Eutonia* é a condição sadia entre os extremos doentios: a *hipertonia* (endurecimento) e a *hipotonia* (frouxidão, lassidão).

Saúde na terceira idade

18 *Visceroptose* é a queda das vísceras.

19 *Naturopatia*: a etimologia sugere que o objetivo em vista é *pathos* (do grego, doença, sofrimento).

20 Veja *Saúde plena: yogaterapia*, do mesmo autor (Ed. Nova Era).

21 A palavra grega de onde se derivou a palavra "física" designava a Natureza em sua totalidade, incluindo, portanto, o que designamos como natural e sobrenatural, englobando todo o *holos* ou totalidade, e não somente o nível material como hoje se entende.

22 Veja o capítulo Mais, muito mais.

23 Veja o capítulo Medicina ortomolecular.

24 É a queda da eficiência defensiva do organismo.

25 Calma, serenidade, harmonia, paz, sossego.

26 A convite, o autor aplicou hatha yoga em pré e pós-operatório nos internos da 32ª Enfermaria da Santa Casa de Misericórdia do Rio de Janeiro, um dos maiores hospitais do Estado do Rio.

27 Segundo o *New York Times*, pesquisadores da Escola de Medicina da Universidade de Tampa (EUA) constataram que as pessoas cuja pressão baixava mais em decorrência de tratamento corriam maior risco de sofrer ataques do coração.

28 Há alguns anos um número crescente de psiquiatras, neurologistas e médicos de outras especialidades vêm indicando em seus receituários os livros *Yoga para nervosos*, *Autoperfeição com hatha yoga*, *Saúde plena: yogaterapia*, *Mergulho na paz*, *Superação* e outros nos quais já puderam observar o poder de cooperar com sua estratégica terapêutica.

JOSÉ HERMÓGENES

29 São átomos ou grupos de átomos e moléculas com um elétron não emparelhado, tornados, assim, muito reativos. Em busca de sua própria estabilidade, precisam ceder o elétron desequilibrado. Para tanto, atacam as células, lesionando-as. A isto se chama *oxidação*. Este processo resulta da respiração, desde que esta encontre um meio interno em más condições geradas por estresse, fadiga, alimentação errônea, fumo, álcool, medicação "adoidada", enfim, por todas as leviandades que o homem "normal" comete em seu antinatural estilo de viver.

30 São determinados metais que têm grande influência sobre as funções orgânicas, os quais não podem faltar ou sobrar no organismo. São eles: zinco, manganês, cromo, selênio e cobre.

31 A *oxidação*, produzida pelos *radicais livres*, é o que produz o ranço no feijão, o mofo nas frutas, a ferrugem no ferro... e resulta dos *radicais livres* em excesso.

32 Comer o alimento imediatamente ao sair do forno produz radicais livres. Deve-se deixar passar, no mínimo, cinco minutos.

33 Veja o capítulo O normal e o natural.

34 *Yoga para nervosos*, do autor, ensina como administrar o estresse.

35 *Emunctórios* são subsistemas do corpo responsáveis pela eliminação dos tóxicos (impurezas): intestinos, aparelho urinário, pele e pulmões. Quando funcionam precariamente, aumentam a poluição do meio interno, causa de quase todas as doenças.

36 *Homeostase* significa, na terminologia médica, a perfeita coordenação das funções indispensáveis à saúde, a qual é exercida pelo sistema neuroendócrino.

Saúde na terceira idade

37 *Eutonia* muscular é a condição saudável do músculo, entre a hipertonia (tensão excessiva ou endurecimento) e a hipotonia (baixa tensão, flacidez).

38 É um subsistema cuja função é manter a estabilidade interior do sistema orgânico, que a situação estressante desestabilizou.

39 *Euforia* é alegria serena e autossuficiente. *Eutimia* é tranquilidade, calma, harmonia. *Eurritmia* é o funcionamento perfeito de todo o organismo. *Eustresse* também é sinônimo de *saúde plena*.

40 Ainda mais devastadoras que o câncer, igualmente evitáveis pela yogaterapia, são as doenças cardiovasculares, a depressão, as injustamente chamadas doenças do estresse.

41 Estude o capítulo Positividade.

42 Veja página 170 e seguintes.

43 Evite praticá-las se estiver com pressão baixa.

44 Atua nas causas e não diretamente nos sintomas das doenças, embora, neste caso, não estejamos interessados em doenças. Estamos nos referindo às causas de uma importantíssima entidade — a *saúde*.

45 Não somente a sanguínea, mas também a linfática, energética e nervosa.

46 Veja o capítulo Nutrição.

47 Veja o capítulo A energia da vida.

48 Veja A "Paquera" na página 295.

49 Veja o capítulo A sintonia do silêncio.

50 Veja o capítulo A alegria e a beleza de viver.

51 Veja o capítulo A sintonia da palavra.

JOSÉ HERMÓGENES

52 Foi assim que o exercício me foi ensinado pelo Dr. Goel, ortopedista indiano de competência internacionalmente reconhecida. E, como se vê, além de cientista, um devoto.

53 É uma das técnicas integrantes da penúltima fase da sessão de hatha yoga.

54 Reflita sobre as informações e sugestões do capítulo A alegria e a beleza de viver.

55 Cardiologistas pesquisando o estresse denominaram tais pessoas "tipo A" e descobriram nelas propensão para crises cardiovasculares. A estes tipos, antes mesmo de tais pesquisas, eu os classifiquei como *rajásicos*, isto é, dominados por *rajas*, a qualidade da paixão, agitação, agressividade.

56 Estude bem o capítulo A sintonia da palavra.

57 Onde brasileiros milionários ou autoridades públicas estiveram fazendo cirurgia de ponte de safena.

58 Este método, amplificado e enriquecido com outras ainda mais eficientes frentes de atuação (psíquica, ética, estética e espiritual), é a yogaterapia, que este autor ensina neste livro e que, ao longo de mais de trinta anos, constatou ter dado certo com milhares de pessoas.

59 A reunião anual (1994) da Assembleia Mundial de Saúde, órgão deliberativo da OMS, demonstrou que, em todo o mundo, diariamente morrem 33 mil pessoas de doenças cardiovasculares, 13 mil de câncer, 5 mil contraem o vírus HIV, da Aids... Como se vê, as doenças cardiovasculares, somadas ao câncer, matam 41 mil pessoas por dia, oito vezes mais que a Aids. Qual o problema maior?

60 Patogênico é tudo o que gera *pathos*, isto é, doença, sofrimento, dor.

61 Higeogênico é tudo que gera saúde (*higea*).

Saúde na terceira idade

62 Veja o capítulo Medicina ortomolecular.
63 Veja o capítulo Desintoxicação.
64 Veja o capítulo A sintonia da palavra.
65 *Sinergia* é a interação de diferentes energias que mutuamente se complementam e reforçam.
66 Eis um preceito sapientíssimo de Hipócrates: *primo no noscere* (antes de tudo, não contrarie os processos da Natureza).
67 Veja, do autor, *Autoperfeição com hatha yoga* e aprenda mais sobre o jejum e outros procedimentos de purificação orgânica (lavagem estomacal, limpeza mecânica do nariz e outras purificações).
68 Estética é a teoria das condições do belo. Chamamos sentimento estético o sentimento do belo.
69 Veja do autor *Yoga para nervosos*, Parte 2 (capítulo A "Coisa").
70 Timo é a glândula endócrina de importante papel na "vigilância imunológica" e controladora do fluxo da energia. Um verdadeiro elo entre o corpo e a mente. Quando vigoroso, eleva a eficiência imunológica.
71 Ler no capítulo Diversas técnicas como estimular o timo.
72 Estude bem o capítulo A defesa da vida.
73 O que os hindus conhecem como *prana* os taoístas chineses denominam *chi*. É a mesma energia biológica.
74 Mantak Chia; *Sistemas taoístas para transformar el stress en vitalidad*, Editorial Sirius, Málaga.
75 Esta foi a parte dominante na estratégia aplicada pela minha aluna, profa. Marlene Franco, na recuperação dos internados no Abrigo São Francisco (Itabuna, Bahia), conforme você constatará relendo o capítulo Funciona mesmo!
76 Veja o capítulo A sintonia do silêncio.

JOSÉ HERMÓGENES

77 Laborterapia ou terapia promovida pelo trabalho tem por sinônimos ergoterapia e praxiterapia.

78 O capítulo A sintonia do silêncio se propõe a ensiná-lo a meditar.

79 *Pandêmica* é a doença ao mesmo tempo *epidêmica* (grassa durante algum tempo) e *endêmica* (grassa em uma mesma região). *Pandemia* ocorre o tempo todo e em toda parte.

80 Veja o capítulo Clube da saúde na terceira idade.

81 Ver capítulo Caminhada.

82 *Thanato*, do grego, significa morte. Tanatologia é a ciência que estuda a morte.

83 Veja o que é dito sobre pecado na página 256 e seguintes.

84 Veja o Glossário, ao final deste livro.

85 Veja o capítulo A sintonia da palavra.

86 Veja, do autor, *Convite à não violência*, Ed. Nova Era.

87 Sai Baba lembra que uma carta sem as indicações do remetente e do destinatário acaba na posta-restante, isto é, perdida. A humanidade é um imenso depósito de homens perdidos, por desconhecerem de onde vieram e para onde vão.

88 Veja o livro *Setas no caminho de volta*, Ed. Nova Era.

89 Veja o capítulo Desintoxicação.

90 Veja página 235.

91 Veja página 246.

92 *Climatério* é a chamada *idade crítica*, quando o organismo passa a reduzir a produção dos hormônios sexuais. No homem, a *testosterona*, e na mulher, o *estrogênio*. A carência hormonal produz o envelhecimento.

93 A OMS catalogou como doença a compulsão sexual.

94 Veja do autor *O essencial da vida*, Ed. Nova Era.

Saúde na terceira idade

95 Tântalo: filho de Júpiter. Por castigo, foi condenado a padecer fome e sede eternas. Mergulhado em um lago até os joelhos, não podia beber, pois a água fria fugia-lhe dos lábios; os frutos das árvores próximas escapavam-lhe das mãos ao tentar apanhá-los. (*Dicionário de mitologia greco-romana*, Abril Editora).

96 Mentecapto é o enfermo cuja mente se encontra capturada por uma única ideia. No caso, o sexo. *Aquele que só pensa naquilo.*

97 O *normótico* entende por liberdade fazer tudo que deseja fazer. Para o sábio, verdadeira liberdade é poder evitar fazer o que decidiu não fazer. Que diferença!!!

98 Veja o capítulo Terapia da retidão.

99 Veja o capítulo Terapia da retidão.

100 Ver o capítulo *Logoterapia*: a apoteose.

101 Veja o capítulo Dieta para viver feliz.

102 Veja páginas 367, 360, 320 e 118, respectivamente.

103 Veja o capítulo Terapia da retidão.

104 Veja o capítulo Caminhada.

105 Veja nas páginas 256 e 239 o que devemos entender por pecado e perdão.

106 Leia o Salmo 23 de Davi.

107 Veja o conceito de *entropia* na página 32.

108 Veja Amplificação psicoespiritual, no capítulo Caminhada.

109 Veja *Yoga para nervosos.*

110 Estude o capítulo A alegria e a beleza de viver.

111 *Eu vim para que tenham vida, e a tenham em abundância* (Jo 10:10).

112 *Yama* significa administrar, manobrar, gerenciar, disciplinar, dirigir.

JOSÉ HERMÓGENES

113 Na acupuntura estão relacionados com os *meridianos*.

114 É *shavásana* ou "postura do cadáver", apropriada ao relaxamento mais completo.

115 Esta é uma parte importantíssima da *logoterapia* ou terapia polivalente e de alcance ilimitado exercida por Deus onipresente, onipotente e onisciente.

116 Quem desejar saber mais sobre respiração (*pranayama*) consulte *Autoperfeição com hatha yoga, Yoga para nervosos* e *Saúde plena: yogaterapia*, do autor.

117 O estresse não é o vilão. Quando inteligentemente administrado, não se transforma em *distresse*. Não é o *estresse* que acelera a produção de *radicais livres* destruidores, mas o *distresse*, que é doença, sofrimento e desastre psicossomático, e que ocorre quando o estresse é inabilmente administrado.

118 O tratamento normal dos chamados nervosos ou neuróticos tem sido feito com drogas, chamadas psicotrópicos, que tantos inconvenientes têm evidenciado. O autor vem propondo, inclusive em congressos de Psiquiatria, substituir os psicotrópicos químicos pelos não químicos.

119 Os desejosos de maiores dosagens, desafios e efeitos sigam o livro *Autoperfeição com hatha yoga*, do autor.

120 *Eutonia* muscular é a condição ideal entre a *hipertonia* (músculos retesados) e a *hipotonia* (músculos lassos, frouxos). Hatha yoga é o processo ideal para atingir tal condição. Em *hipertonia*, os músculos permanecem engatilhados, prontos para detonar. Em *hipotonia*, desligados, dificultando a ação. Só em *eutonia* eles são eficientes, tanto no repouso como na ação inteligente e eficaz.

121 Veja o capítulo A sintonia do silêncio.

Saúde na terceira idade

122 Na filosofia budista, *nirvana* é a bem-aventurança desfrutada pelo sábio.

123 Para ampliar ainda mais este efeito é recomendado praticar, quando o tronco estiver flexionado para a frente, a técnica *aswini mudra* (contração do esfíncter anal).

124 Havendo uma hérnia inguinal, evite.

125 Veja páginas 322 e 326.

126 Ver capítulo Remusculação.

127 Sanguínea, linfática, energética e nervosa.

128 Sugiro que consulte *Autoperfeição com hatha yoga* e informe-se sobre vinte benefícios psicossomáticos que as posturas invertidas lhe oferecem.

129 Veja página 152.

Bibliografia

Alfonso, Dr. Eduardo. *Curso de medicina natural en 40 lecciones.* Buenos Aires: Kier.

Alvin, Juliette. *Musicoterapia.* Buenos Aires: Paidós.

Andrade, Hernani Guimarães. *Morte, renascimento, evolução: Uma biologia transcendental.* São Paulo: Pensamento.

Atreya, B. L. & Litt M. A., D. *Yogavasistha & Modern Thought.* Varanasi (Índia): The Indian Book Shop.

Bach, Edward. *Medicina floral.* São Paulo: Arte e Cultura.

Bahá'u'llah. *As palavras ocultas.* Rio de Janeiro: Bahà'í.

Balasingham, C. *Sai Baba and Hindu Theory of Evolution.* Nova Déli: The Macmilan Company of India Limited.

Barnard, Dr. Christian, Parkinson, C. Northcote & Rustoniji, M. K. *All About Good Health.* Bombaim (Índia): Indian Book House Put. Ltd.

Barnard, Christian. *A máquina humana.* Rio de Janeiro: J.B.

Bastos, Sohaku R. C. *O livro do shiatsu.* Rio de Janeiro: Ground.

Bentov, Itzahak. *A espreita do pêndulo cósmico: A mecânica da consciência.* São Paulo: Pensamento/Cultrix.

JOSÉ HERMÓGENES

_____. *Um livro cósmico sobre a mecânica da criação*. São Paulo: Cultrix. Berkeley, Holistic Health Center. *The Holistic Health Handbook*. Berkeley Holistic Health Center.

Bertherat, Thérèse & Bernstein, Carol. *Dê saúde ao seu corpo: A saúde pela antiginástica*. Mem Martins (Portugal): Publicações Europa América.

Besant, Annie. *A sabedoria antiga*. Rio de Janeiro: Record.

_____. *O caminho do discipulado*. São Paulo: Pensamento.

Blay, Antonio. *Energia personal*. Barcelona (Espanha): Editorial Ibéria.

Bontempo, Dr. Mareio. *Relatório Orion*. Porto Alegre: L & PM.

Boon, Henri & Davrou, Yves. *Relax pela sofrologia*. São Paulo: Brasiliense.

Brodsky, Greg. *From Eden to Aquarius: The Book of Natural Healing*. Nova York: Bantam Books.

Brouwer, Louis de. *A arte de permanecer jovem*. Rio de Janeiro: Record.

Caballero, Oscar. *Las Medicinas Marginadas*. Madri: Guadarrama.

Cady, H. Emile. *Lições sobre a verdade*. São Paulo: Unidade.

Capra, Fritjof. *O ponto de mutação*. São Paulo: Cultrix.

_____. *O Tao da física*. São Paulo: Cultrix.

Caribé, Dr. José & Campos, Dr. José Maria. *Plantas que ajudam o homem*. São Paulo: Pensamento/Cultrix.

Carlson, Richard, Ph.D. *Curar, curar-se*. São Paulo: Cultrix.

Chan, Pedro. *Finger Acupressure*. Nova York: Ballantine Books.

Chauchard, Dr. Paul. *A educação da vontade: Teoria e prática do controle cerebral*. São Paulo: Loyola.

_____. *A medicina psicossomática*. Mem Martins (Portugal): Publicações Europa-América.

Chaves, Mario M. *Saúde: Uma estratégia de mudança*. Rio de Janeiro: *Guanabara Dois*.

_____. *Saúde e sistemas*. Rio de Janeiro: FGV.

Chinmayananda, Swami. *The Holy Geeta*. Bombaim (Índia): Central Chinmaya Mission Trust.

Chopra, Dr. Deepak. *A cura quântica*. São Paulo: Best Seller.

Claxton, Dr. Ernest & McKay, Dr. H. A. C. *Medicine, Morais & Man*. Londres: Blandford Press.

Cramer, Malinda E. *Divine Science and Healing*. Denver (EUA): Divine Science Federation International.

Crema, Roberto. *Introdução à visão holística*. São Paulo: Summus Editorial.

Cunha, Bruno Carlos de Almeida. *Medicamentos: Fator de saúde!* São Paulo: Artpress.

Das, Bhagavan. *The Essential Unity of All Religions*. Madras (Índia): A Quest Book.

Datey, Dr. K. K., Gharote, Dr. M. L. & PAVRI, Soli. *Yoga and your Heart*. Bombaim (Índia): Ashwin J. Shah.

Davidoff, Linda L. *Introdução à psicologia*. São Paulo: McGraw-Hill.

Deshpanda, D. Y. *El Autentico Yoga*. Buenos Aires: Kier.

Diamond, Dr. John. *Seu corpo não mente*. Rio de Janeiro: Record.

Dufty, William. *Sugar Blues*. Rio de Janeiro: Ground.

Eliade, Mircéa. *Patanjali y el Yoga*. México: Paidós.

Esteves, Beatriz. *Yoga para a terceira idade*. São Paulo: Ícone Editora.

JOSÉ HERMÓGENES

Fernandes, Nilda. *Yogaterapia: O caminho da saúde física e mental*. Rio de Janeiro: Ground.

Franco, Divaldo P. *O homem integral*. Salvador: Livraria Espírita Alvorada.

Franco, Divaldo P. & Miranda, Manoel P. de. *Loucura e obsessão*. Rio de Janeiro: Federação Espírita Brasileira.

Frankl, Viktor E. M.D., Ph.D. *The Doctor and The Soul: From Psychotherapy to Logotherapy*. Nova York: Bantam Books.

Funderbuk, James. Ph.D. *Science Studies Yoga: A Review of Physiological Data*. Nova Déli: Himalayan International Institute.

Galilea, Segundo. *Sabedoria do deserto*. São Paulo: Paulinas.

Galton, Lawrence. *Quantos anos terei de vida?* Rio de Janeiro: Record.

Gandhi, Mahatma. *A roca e o calmo pensar*. São Paulo: Palas Athena.

Garde, Dr. R. K. *Biodynamics of Shadanga Yoga*. Bombaim (Índia): D.B. Taraporevala Sons & Co. Put. Ltd.

_____. *Principles and Practice of Yoga-Therapy*. Bombaim (Índia): D.B. Tanaporevala Sons & Co. Put. Ltd.

Glasser, Dr. William. *Saúde mental ou doença mental?* Rio de Janeiro: s.e.

Goel, B. S. *Psycho Analysis and Meditation*. Haryaanaa (Índia): Third Eye Foundation of India.

_____. *Third Eye and Kundalini*. Haryaanaa (Índia): Third Eye Foundation of India.

_____. *Shrimad Bhagavad Gretaa*. Haryaanaa (Índia): Third Eye Foundation of India.

Gowda, Rudra. *Yoga Darshana*. Rishkeshi (Índia): Divine Life Society Publication.

Grof, Stanislav. *Psicologia transpersonal*. Barcelona (Espanha): Kairos.

Grof, Stanislav & Cristina. *Emergência espiritual — crise e transformação espiritual*. São Paulo: Cultrix.

Gubret, André & Oudinot, Pierre. *O homem e os imponderáveis*. São Paulo: Pensamento.

Haich, Elisabeth. *Energia sexual e yoga*. Rio de Janeiro: Nova Era.

Hermógenes. *Canção universal*. Rio de Janeiro: Nova Era.

_____. *Convite à não violência*. Rio de Janeiro: Nova Era.

_____. *Deus investe em você*. Rio de Janeiro: Nova Era.

_____. *O essencial da vida*. Rio de Janeiro: Nova Era.

_____. *Iniciação ao yoga*. Rio de Janeiro: Nova Era.

_____. *Mergulho na paz*. Rio de Janeiro: Nova Era.

_____. *Paz, amor e saúde*. Rio de Janeiro: Nova Era.

_____. *Saúde plena: yogaterapia*. Rio de Janeiro: Nova Era.

_____. *Superação*. Rio de Janeiro: Nova Era.

_____. *Viver em Deus*. Rio de Janeiro: Nova Era.

_____. *Yoga: caminho para Deus*. Rio de Janeiro: Nova Era.

_____. *Yoga: paz com a vida*. Rio de Janeiro: Nova Era.

Hervèjezic, Dr. *A sofrologia: O corpo e a alma*. Rio de Janeiro: Record.

Hill, Ann. *Guia das medicinas alternativas*. São Paulo: Hemus.

Huibers, Jaap. *Plantas medicinais contra o "stress"*; São Paulo: Hemus.

Joshi, Dr. K. S., M.Sc. M.A., Ph.D. *Yogic Pranayama*. Nova Déli: Orient Paperbacks.

Kasturi, N. *Pathway to Peace: Prasanthi*. Prasanthi Nilajan (Índia): Sri Sathya Sai Books and Publications Trust.

Kelder, Peter. *A fonte da juventude*. São Paulo: Best Seller.

Kirschner, M. J. *Yoga, Método de Rejuvenecimiento para Occidentales*. Barcelona (Espanha): Editorial Hospano Europea.

Köhnlechner, Manfred. *Tratamento para rejuvenescer*. Rio de Janeiro: Ediouro.

Krishna, Gopi. *Kundalini: O caminho da autoiluminação para a Nova Era*. Rio de Janeiro: Nova Era.

Kugler, Hans J. Ph.D. *Slowing Down the Aging Process*. Nova York: Piramid Book.

Kulkarini, S. D. *Shri Satya Sai: The Yugavatara*. Bombaim (Índia): Shri Bhagawana Vedavyasa.

Kyokal, Bukkyo Dendo. *A doutrina de Buda*. Tóquio: Kosaido Printing Co. Ltd.

Land, George & Jarman, Beth. *Ponto de ruptura e transformação*. São Paulo: Cultrix.

Landmann, Jayme. *Evitando a saúde e promovendo a doença*. Rio de Janeiro: Achiamé.

_____. *A outra face da medicina: Um estudo das ideologias médicas*. Rio de Janeiro: Salamandra.

_____. *Medicina não é saúde*. Rio de Janeiro: Nova Fronteira.

Leater, Dr. John. *The Care and Cure of Modern Man and Society*. Londres: Grosvenor Books.

Le Shan, Lawrence. *Meditação transcendental*. Rio de Janeiro: Record.

Saúde na terceira idade

Lima dos Santos, Antonio. *Rumo à felicidade através da yoga.* Porto Alegre: FEEU.

Lonchi, Dr. Artêmio. *Como evitar o câncer — Uma abordagem parapsicanalítica.* São Paulo: Cedas.

Luiz, André. *Evolução em dois mundos.* Rio de Janeiro: Federação Espírita Brasileira.

Machado, Antonio. *Saúde, sua maior riqueza.* São Paulo: Alvorada.

Mac Nutt, Iather Francis. *Healing.* Notre Dame, Indiana (EUA): Ave Maria Press.

Maharishi, Sri Ramana. *Adwaita Bodha Deepika.* Tiruvanamalai (Índia): Sri Ramanasramam.

Mariotavia. *Yoga: Passagem para o não tempo.* s.e., s.d.

McAlister, Roberto. *Perdão: O segredo da cura total.* Rio de Janeiro: Carisma.

Meek, George W. *Healers and The Healing Process.* Londres: The Theosophical Publishing House.

Mesters, Frei Carlos. *Paraíso terrestre: Saudade ou esperança?* Petrópolis: Vozes.

Militz, A. Rix. *Lições elementares sobre vida cristã e cura.* São Paulo: Gráfica e Editora Edigraf S.A.

Montesó, José O. Ávila. *Personas de edad sin achaques.* Barcelona (Espanha): Ediciones Cedel.

Mood, Dr. Raymond A. *Risa después de la risa.* Madri: Edaf.

Moraes, Vamberto. *A meditação pela yoga: guia para a prática diária.* São Paulo: Ibrasa.

Motoyama, Hiroshi. *Teoria dos chakras: Ponte para a consciência superior.* São Paulo: Pensamento.

421

JOSÉ HERMÓGENES

O'Donnell, Ken. *A última fronteira*. São Paulo: Gente.

Orasad, N. S. *Science and Sankara in Search of Highest Truth*. Bombaim (Índia): Bharatiya Vidya Bhavan.

Ordem Rosacruz — AMORC. *O homem alfa e ômega da criação*. Curitiba: Grande Loja do Brasil.

Owen, Bob. *Roger conseguiu curar-se da Aids*. São Paulo: Paulinas.

Pandey, U. P. *Vedic Cult: Applied Science to Human Health, Happiness and Longevity*. Varanasi (Índia): Bhaskar Publications.

Panikkar, Raimundo. *The Vedic Experience: Mantramanjari*. Berkley, Los Angeles (EUA): University of California Press.

Peale, Norman Vincent. *A solução está na fé*. Rio de Janeiro: Record.

Pelletier, Kenneth R. *Holistic Medicine*. São Francisco (EUA): A Merloyd Lawrence Book.

Pinto, Sônia Engel. *Efeitos de técnicas de ioga integral sobre o nível de ansiedade: Traço em estudantes da Universidade de Juiz de Fora*. (*Dissertação de Mestrado*)

Prabhupada, A. C. Bhaktivedanta Swami. *Srimad Bhagavatam*. São Paulo: The Bhaktivedanta Book Trust.

Prasad, N. S. *Science and Hindu Philosophy*. Bangalore (Índia): Indological Publishers and Distribuitors.

Raghavan, Sant Kausalyarani. *Guide to Indian Culture and Spirituality*. Madras (Índia): United Printer Syndicate.

Ramacháraca, Yogue. *A ciência da cura psíquica*. Porto (Portugal): Brasília Editora.

Reich, Wilhelm. *A função do orgasmo*. São Paulo: Brasiliense.

Ricker, Hans Ulrich. *The Yoga of Light*. Londres: George Allen & Unwin Ltd.

Rohden, Huberto. *Eu sou a luz do mundo; vós sois a luz do mundo.* Lisboa: Cosmo-Servir.

Row, B. Govinda. *Hinduism and Other World Religions.* Tirupati (Índia): Tirumala Tirupati Devasthanams.

Ruett, Claudine Brelet. *As medicinas tradicionais e sagradas.* Lisboa: Edições 70.

Russel, Edward. *Projeto para o destino.* São Paulo: Pensamento.

Ruyer, Raymond. *A gnose de Princeton.* São Paulo: Cultrix.

Sai Baba, Sathya. *Unity is Divinity.* Asti (Itália): Sri Sathya Sai Books and Publications.

_____. *Indian Culture and Spirituality.* Prasanthi Nilayam (Índia): Sri Sathya Sai Books and Publications.

_____. *Sathya Sai Speaks.* Prasanthi Nilayama (Índia): Sri Sathya Sai Books and Publications (11 volumes).

_____. *Toda Série de Vahinis.* Prasanthi Nilayam (Índia): Sri Sathya Sai Books and Publications.

Sandweiss, Samuel H., M.D. *Spirit and the Mind.* Books and Publications.

Sankaracarya, Sri. *Päucikaranam.* Calcutá (Índia): Advaita Ashrama.

_____. *Tattawabodhah.* Calcutá (Índia): Advaita Ashrama.

Schembri, Dr. José. *Conheça a homeopatia.* Belo Horizonte: Comunicação.

Scolnik, Dr. Jaime. *Cura pela medicina naturalista.* São Paulo: Cultrix.

Selye, Dr. Hans. "Que se entende por stress". *In: Consejos para viver con salud.* Cedel, Barcelona: OMS, nº 155.

Simeons, A. T. W. *La Psychosomatique, Médicine de Demain.* Paris: Marabout Université.

JOSÉ HERMÓGENES

Sinch, T. D. & Gomatan, Ravi. *Synthesis of Science and Religion*. Bombaim (Índia): The Bhaktivedanta Institute.

Smith, Harry Douglas. *O segredo da cura instantânea*. Rio de Janeiro: Record.

Sobel, David S. *Ways of Health*. Nova York (EUA): Harcourt Brad Jovanovich.

Sportelli, Louis, D. C. *Introduction to Chiropractic*. Washington (EUA): International Chiropractors Association.

Stapleton, Ruth Carter. *A cura pela fé*. Rio de Janeiro: Record.

Steiner, Rudoll & Wegman, Ita. *Elementos fundamentais para uma aplicação da arte de curar*. São Paulo: Associação Beneficente Tobias.

Stewart, Clifford e Fehr, Lawrence A. *Vendendo saúde*. São Paulo: Best Seller.

St. Nicodimos of The Holy Mountain. *The Philokalia*. Londres: Faber and Faber.

Study Group. *Spirituality and Science*. Bombaim (Índia): Sri Sathya Sai Trust.

Tagore, Rabindranat. *A religião do homem*. Rio de Janeiro: Record.

Tapscoot, Betty. *Cura interior*. Venda Nova: Betânia.

Tinôco, Carlos Alberto. *O modelo organizador biológico*. Curitiba: Gráfica Veja.

Totman, Richard. *Causas sociais da doença*. São Paulo: Ibrasa.

Udupa, K. N. *Stress and its Management by Yoga*. Nova Déli: Motilal Banarsidass.

Vander, Dr. *Reumatismo: Sua cura*. Rio de Janeiro: Mestre Jou.
Venkatesananda, Swami. *The Supreme Yoga: Yoga Vaistha*. Western Austrália: The Chiltern Yoga Trust.
Veret, Dr. Patricki. *A medicina energética*. Rio de Janeiro: Record.
Vinekar, Dr. S. L. & Kuvalayabanda, Swami. *Yoga Therapy*. Déli: Central Health Education Bureau/Ministry of Health.
Volin, Michaek e Phelan Nancy: *Yoga Over 40*. Pelham Books. Londres.

Walter, Benjamim. *Encyclopedia of Metaphysical Medicine*. Londres: Routledge & Keganpaul.
Weber, Renée. *Diálogos com cientistas e sábios*. São Paulo: Cultrix.
Weil, Pierre. *Holistica: Uma nova visão e abordagem do real*. São Paulo: Palas Athena.
_____. *A consciência cósmica: Introdução à psicologia. Transpessoal*. Petrópolis: Vozes.
_____. *A neurose do paraíso perdido*. Rio de Janeiro: Espaço e Tempo/CEPA.
Wheeler, Ruth H. *Educación Física para la Recuperación*. Barcelona (Espanha): Jirus.
Who. *Maha Yoga*. Rio de Janeiro: Record.

Yogananda, Paramahansa. *Scientific Healing Affirmations*. Los Angeles (EUA): Self-Realization Fellow-Ship.

Zukav, Gary. *A dança dos mestres Wu Li: Uma visão geral da nova física*. São Paulo: ECE Editora.

O autor

José Hermógenes de Andrade, conhecido como professor Hermógenes, foi o pioneiro em medicina holística no Brasil. Nascido em 1921, dedicou-se ao crescimento espiritual dos seres humanos, dividindo seu tempo no trabalho na Academia Hermógenes, na publicação de livros terapêuticos e de poesia, na produção de artigos para a imprensa, na ministração de cursos, seminários e teses para congressos científicos. Foi criador do Treinamento antidistresse, do método Yoga para nervosos, colaborador (com Yogaterapia) da 32ª Enfermaria da Santa Casa (RJ), professor de filosofia, além de exercer as atividades de conferencista, poeta e ensaísta.

Entre as premiações e os títulos a ele concedidos pelo belo trabalho em prol da evolução da humanidade, destacamos alguns:

- Medalha de Integração Nacional de Ciências da Saúde;
- Doutor em Yogaterapia, concedido pelo World Development Parliament (Índia);

JOSÉ HERMÓGENES

- Diploma D'Onore no IX Congresso Internacional de Parapsicologia, Psicotrônica e Psiquiatria (Milão, 1977);
- Medalha Pedro Ernesto (Câmara de Vereadores do Rio de Janeiro);
- Cidadão da Paz, do Rio de Janeiro (1988);
- Medalha Tiradentes (Assembleia Legislativa do Rio de Janeiro, 2000), pela contribuição na área de saúde;
- Título Doutor Honoris Causa concedido pela Open International University for Complementary Medicine, do Sri Lanka (Colégio Brasileiro de Cirurgiões, RJ, 2000), pela vida dedicada à saúde de seus semelhantes e pelo conjunto de sua obra literária.

CONHEÇA AS OBRAS DE HERMÓGENES

Livros científicos e técnicos que promovem a saúde, o bem-estar, a longevidade e o engrandecimento pessoal:

AUTOPERFEIÇÃO COM HATHA YOGA
448 págs.

O QUE É YOGA
240 págs.

SAÚDE NA TERCEIRA IDADE
416 págs.

SAÚDE PLENA COM YOGATERAPIA
400 págs.

YOGA PARA NERVOSOS
496 págs

*Livros poéticos e filosóficos que sensibilizam
a alma e o coração:*

CANÇÃO UNIVERSAL
208 págs.

JOSÉ HERMÓGENES

Cintilações 1, Cintilações 2
140 e 192 págs.

Convite à não violência
208 págs.

Dê uma chance a Deus
126 págs.

Deus investe em você
208 págs.

O essencial da vida
240 págs.

Mergulho na paz
264 págs.

Sabedoria: prefácios de Hermógenes
192 págs.

Setas no caminho de volta
160 págs.

Superação
252 págs.

Viver em Deus
184 págs.

Este livro foi composto na tipografia Minion
Pro, em corpo 11,5/15,5, e impresso em papel
off-white 70g/m² no Sistema Digital Instant Duplex
da Divisão Gráfica da Distribuidora Record.

Saúde na terceira idade

Yoga: caminho para Deus
224 págs.

Yoga: paz com a vida
252 págs.